最先端外科手術の麻酔管理

[編集]
稲垣 喜三
鳥取大学教授

克誠堂出版

執筆者一覧 （執筆順）

岩井	与幸	国立循環器病研究センター麻酔科
吉谷	健司	国立循環器病研究センター麻酔科
石川	真士	日本医科大学麻酔科学教室
林	浩伸	奈良県立医科大学麻酔科学教室
川口	昌彦	奈良県立医科大学麻酔科学教室
上田	要	日本大学医学部麻酔科学系麻酔科学分野
鈴木	孝浩	日本大学医学部麻酔科学系麻酔科学分野
稲垣	喜三	鳥取大学医学部器官制御外科学講座麻酔・集中治療医学分野
増田	美奈	鹿児島大学医学部歯学部附属病院麻酔科
上村	裕一	鹿児島大学医学部歯学部附属病院麻酔科
荻原	幸彦	東京医科大学麻酔科学分野
宮田	和人	ニューハートワタナベ国際病院麻酔科
重松	明香	ニューハートワタナベ国際病院麻酔科
森山	直樹	鳥取大学医学部附属病院高次集中治療部
佐藤	哲文	国立がん研究センター中央病院麻酔・集中治療科
木下	貴之	国立がん研究センター中央病院乳腺外科
溝田	敏幸	京都大学医学部附属病院麻酔科
大西	佳彦	国立循環器病研究センター麻酔科
蜷川	純	東京大学大学院医学系研究科外科学専攻生体管理医学講座麻酔学教室
原	哲也	長崎大学医学部麻酔学教室
岩崎	達雄	岡山大学小児医療センター小児麻酔科
森松	博史	岡山大学大学院医歯薬学総合研究科麻酔・蘇生学分野
佐藤	威仁	名古屋大学大学院医学系研究科麻酔・蘇生医学
西脇	公俊	名古屋大学大学院医学系研究科麻酔・蘇生医学
杉本	健太郎	岡山大学病院麻酔科蘇生科
興津	賢太	大阪大学大学院医学系研究科生体統御医学講座麻酔・集中治療医学講座
清野	雄介	東京女子医科大学麻酔科学教室
野村	実	東京女子医科大学麻酔科学教室
秋山	正慶	公立西知多総合病院集中治療部・麻酔科
新美	太祐	公立西知多総合病院集中治療部・麻酔科
西田	修	藤田保健衛生大学医学部麻酔・侵襲制御医学講座
内田	篤治郎	東京医科歯科大学大学院医歯学総合研究科心肺統御麻酔学分野
須賀	美華	藤田保健衛生大学医学部麻酔・侵襲制御医学講座
山下	千鶴	藤田保健衛生大学医学部麻酔・侵襲制御医学講座
江間	義朗	静岡県立静岡がんセンター麻酔科

玉井	直	静岡県立静岡がんセンター麻酔科
大地	嘉史	大分大学医学部麻酔科学講座
北野	敬明	大分大学医学部麻酔科学講座
西川	精宣	大阪市立大学大学院医学研究科麻酔科学講座
井上	荘一郎	聖マリアンナ医科大学麻酔学教室
岩﨑	雅江	日本医科大学麻酔科学教室
坂本	篤裕	日本医科大学麻酔科学教室
大瀧	千代	大阪大学大学院医学系研究科生体統御医学講座麻酔・集中治療医学講座
沖田	綾乃	東京医科大学麻酔科学分野
板東	瑞樹	京都府立医科大学麻酔科学教室
佐和	貞治	京都府立医科大学麻酔科学教室
木下	真央	京都府立医科大学麻酔科学教室
清川	聖代	東京医科大学麻酔科学分野
内野	博之	東京医科大学麻酔科学分野
金子	恒樹	東京医科大学麻酔科学分野
田中	暢洋	北海道大学病院麻酔科
相川	勝洋	北海道大学病院麻酔科
森本	裕二	北海道大学病院麻酔科

"最先端外科手術の麻酔管理"に寄せて

　近年の外科手術手技の進歩には，目を見張るものがある。手術手技や手術器械の進展は，患者に手術の低侵襲性と迅速な術後回復，早期の退院という福音をもたらしている。外科手術の低侵襲性の確立には，画像による病変へのナビゲーションと解析および内視鏡の使用が不可欠となっている。特に内視鏡は，外科医に患部の詳細な画像を明視するとともに，精緻な手術手技への澪標となる。同時に，腹腔鏡や胸腔鏡は，直視よりも広い視野を外科医に提供することで，より安全で確実な手術を創出している。一方で，内視鏡下の手術は，より患者に負担の大きい体位や患者の呼吸機能や循環動態を大きく変化させる生体内環境を求める。そのため，これらの内視鏡手術の負の部分を可能なかぎり小さくし，長所を生かすための麻酔管理が求められるようになった。麻酔科医は，この外科側からの要請に応じて，手術手技を完遂させるための綿密な周術期管理の戦略を構築する責務を担うことになった。

　本書は，このような現況を鑑みて，先進医療Aあるいは Bに分類される先進的な手術と，先進医療には認定されていないが自費診療で実施されている高度で挑戦的な手術に関する周術期管理の提要を示すことを目的に企画された。現時点では先進的かつ挑戦的な手術手技であっても，いずれは標準的な手術手技となり，麻酔科医が日常的に関わる手術手技となるのは明らかである。そのようなときに，本書は，麻酔科医に的確な周術期管理の情報を伝えることができるものと確信している。この目的を達成するために，本書では，最先端の手術の周術期管理を実践している医療施設の卓越した麻酔科医に執筆を依頼した。その内容は，編者の期待をはるかに超えるものであり，現在の最先端外科手術の周術期管理の到達点を示しているといっても過言ではない。また，本書の特徴は，先進的手術手技を駆使して手術を遂行している外科医から麻酔科医への要望を掲載していることである。先進的かつ挑戦的手術の成功には，チーム医療が必須の条件である。外科医の要望を，麻酔科医のみならず手術に関わる医療スタッフが理解し共有することで，より洗練された手術となり，より満足度の高い術後を患者に提供できると思われる。

　本書が，最先端外科手術の周術期管理に携わる麻酔科医と，近い将来に携わるかもしれない麻酔科医に的確な知識と情報を提供でき，最先端手術の周術期管理を実践することの一助となれば，編者にとって望外の喜びとするところである。

2016年4月吉日

新緑の大山の寓居にて
稲垣　喜三

目次

I 脳神経外科・頭頸部外科領域

脳血管内手術　岩井与幸／吉谷健司……3
はじめに…3　疾患と手術の概要…3　術前管理…5　術中管理…5　術後管理…7
まとめ：留意すべき重要ポイント…8　外科医からの要望（佐藤　徹）…8

内視鏡併用下垂体切除術　石川真士……10
はじめに…10　疾患と手術の概要…10　術前管理…11　術中管理…13　術後管理…14
まとめ：留意すべき重要ポイント…15　外科医からの要望（田原重志）…15

覚醒下脳手術　林　浩伸／川口昌彦……17
はじめに…17　疾患と手術の概要…17　術前管理…18　術中管理…19　術後管理…23
まとめ：留意すべき重要ポイント…23　外科医からの要望（松田良介）…23

頭蓋内刺激電極挿入術　上田　要／鈴木孝浩……25
はじめに…25　疾患と手術の概要…25　術前管理…26　術中管理…27　術後管理…29
まとめ：留意すべき重要ポイント…29　外科医からの要望（渡辺　充）…29

内視鏡下鼻内副鼻腔手術　稲垣喜三……31
はじめに…31　疾患と手術の概要…31　術前管理…32　術中管理…33　術後管理…34
まとめ：留意すべき重要ポイント…35　外科医からの要望（中村陽祐）…35

喉頭フレームワーク手術　稲垣喜三……37
はじめに…37　疾患と手術の概要…37　術前管理…39　術中管理…39　術後管理…41
まとめ：留意すべき重要ポイント…41　外科医からの要望（福原隆宏）…41

内視鏡下甲状腺手術　増田美奈／上村裕一……43
はじめに…43　疾患と手術の概要…43　術前管理…45　術中管理…46　術後管理…49
まとめ：留意すべき重要ポイント…51　外科医からの要望（中条哲浩）…51

ロボット支援咽喉頭切除術　荻原幸彦……53
はじめに…53　疾患と手術の概要…53　術前管理…54　術中管理…55　術後管理…56
まとめ：留意すべき重要ポイント…57　外科医からの要望（清水　顕）…58

ロボット支援甲状腺摘出術　宮田和人／重松明香……59
はじめに…59　疾患と手術の概要…59　術前管理…60　術中管理…61　術後管理…62
まとめ：留意すべき重要ポイント…63　外科医からの要望（石川紀彦）…63

II 胸部外科領域

ロボット支援胸腔鏡下前縦隔腫瘍摘出術　稲垣喜三……67
はじめに…67　疾患と手術の概要…67　術前管理…68　術中管理…70　術後管理…72
まとめ：留意すべき重要ポイント…73　外科医からの要望（谷口雄司，中村廣繁）…73

■ ロボット支援胸腔鏡下後縦隔腫瘍摘出術　稲垣喜三……74
　　はじめに…74　疾患と手術の概要…74　術前管理…75　術中管理…75　術後管理…77
　　まとめ：留意すべき重要ポイント…78　外科医からの要望（谷口雄司, 中村廣繁）…78

■ ロボット支援胸腔鏡下肺切除術　森山直樹／稲垣喜三……80
　　はじめに…80　疾患と手術の概要…80　術前管理…81　術中管理…81　術後管理…83
　　まとめ：留意すべき重要ポイント…83　外科医からの要望（谷口雄司, 中村廣繁）…83

■ 経皮的乳がんラジオ波焼灼療法　佐藤哲文／木下貴之……85
　　はじめに…85　疾患と手術の概要…85　術前管理…87　術中管理…87　術後管理…89
　　まとめ：留意すべき重要ポイント…90　外科医からの要望（木下貴之）…90

■ 肺移植術：脳死および生体肺移植　溝田敏幸……91
　　はじめに…91　疾患と手術の概要…91　術前管理…92　術中管理…93　術後管理…94
　　まとめ：留意すべき重要ポイント…95　外科医からの要望（陳　豊史）…96

III 心臓血管外科領域

■ 経皮的大動脈弁置換術　大西佳彦……99
　　はじめに…99　疾患と手術の概要…99　術前管理…100　術中管理…100　術後管理…104
　　まとめ：留意すべき重要ポイント…104　外科医からの要望（島原佑介）…105

■ 補助人工心臓植え込み術　蜷川　純……106
　　はじめに…106　疾患と手術の概要…106　術前管理…107　術中管理…107　術後管理…110
　　まとめ：留意すべき重要ポイント…111　外科医からの要望（縄田　寛）…111

■ 低侵襲心臓手術　原　哲也……113
　　はじめに…113　疾患と手術の概要…113　術前管理…114　術中管理…115　術後管理…118
　　まとめ：留意すべき重要ポイント…118　外科医からの要望（松隈誠司）…119

■ 成人先天性心疾患手術　岩崎達雄／森松博史……120
　　はじめに…120　疾患と手術の概要…120　術前管理…121　術中管理…122　術後管理…124
　　まとめ：留意すべき重要ポイント…124　外科医からの要望（笠原真悟）…124

■ 胸部大動脈瘤ステント留置術　佐藤威仁／西脇公俊……126
　　はじめに…126　疾患と手術の概要…126　術前管理…127　術中管理…129　術後管理…132
　　まとめ：留意すべき重要ポイント…132　外科医からの要望（古森公浩）…133

■ 経皮的心腔内遺残物摘出術　杉本健太郎／森松博史……134
　　はじめに…134　疾患と手術の概要…134　術前管理…135　術中管理…136　術後管理…138
　　まとめ：留意すべき重要ポイント…139　外科医からの要望（西井伸洋）…139

■ ロボット支援心臓外科手術　大西佳彦……140
　　はじめに…140　疾患と手術の概要…141　術前管理…141　術中管理…142　術後管理…144
　　まとめ：留意すべき重要ポイント…144　外科医からの要望（藤田知之）…144

- 心筋シートを用いた心筋再生手術　興津賢太……146
    はじめに…146　疾患と手術の概要…146　術前管理…147　術中管理…148　術後管理…150
    まとめ：留意すべき重要ポイント…150　外科医からの要望（堂前圭太郎）…150
- 心臓移植術　清野雄介／野村　実……152
    はじめに…152　疾患と手術の概要…152　術前管理…155　術中管理…155　術後管理…159
    まとめ：留意すべき重要ポイント…160　外科医からの要望（津久井宏行）…160

IV 消化器外科領域

- 胸腔鏡補助下食道悪性腫瘍手術　稲垣喜三……165
    はじめに…165　疾患と手術の概要…165　術前管理…166　術中管理…166　術後管理…168
    まとめ：留意すべき重要ポイント…169　外科医からの要望（福本陽二，齊藤博昭）…169
- 腹腔鏡下上部消化管手術　秋山正慶／新美太祐／西田　修……170
    はじめに…170　疾患と手術の概要…170　術前管理…170　術中管理…171　術後管理…173
    まとめ：留意すべき重要ポイント…174　外科医からの要望（青野景也）…174
- 腹腔鏡下肝臓手術　内田篤治郎……176
    はじめに…176　疾患と手術の概要…176　術前管理…177　術中管理…178　術後管理…180
    まとめ：留意すべき重要ポイント…181　外科医からの要望（伴　大輔）…181
- ロボット支援腹腔鏡下胃切除術　須賀美華／山下千鶴／西田　修……183
    はじめに…183　疾患と手術の概要…183　術前管理…184　術中管理…184　術後管理…187
    まとめ：留意すべき重要ポイント…187　外科医からの要望（石田善敬）…188
- ロボット支援腹腔鏡下大腸・直腸切除術　江間義朗／玉井　直……189
    はじめに…189　疾患と手術の概要…189　術前管理…190　術中管理…191　術後管理…195
    まとめ：留意すべき重要ポイント…196　外科医からの要望（絹笠祐介）…196
- 経口内視鏡的筋層切開術　大地嘉史／北野敬明……199
    はじめに…199　疾患と手術の概要…199　術前管理…200　術中管理…201　術後管理…202
    まとめ：留意すべき重要ポイント…203　術者からの要望（小川　竜，村上和成）…203
- 経頸静脈肝内門脈大循環短絡術　西川精宣……205
    はじめに…205　疾患と手術の概要…205　術前管理…207　術中管理…208　術後管理…209
    まとめ：留意すべき重要ポイント…210　外科医からの要望（羽室雅夫）…210

Ⅴ 婦人科・泌尿器科領域

高周波切除器を用いた子宮腺筋症核出術　井上荘一郎……215
はじめに…215　疾患と手術の概要…215　術前管理…216　術中管理…216　術後管理…218
まとめ：留意すべき重要ポイント…219　外科医からの要望（近藤春裕，鈴木　直）…219

腹腔鏡下仙骨腟固定術　岩﨑雅江／坂本篤裕……221
はじめに…221　疾患と手術の概要…221　術前管理…222　術中管理…222　術後管理…222
まとめ：留意すべき重要ポイント…223　外科医からの要望（市川雅男）…223

腹腔鏡下広汎子宮全摘術　大瀧千代……225
はじめに…225　疾患と手術の概要…225　術前管理…226　術中管理…226　術後管理…227
まとめ：留意すべき重要ポイント…227　外科医からの要望（小林栄仁）…227

ロボット支援腹腔鏡下婦人科手術　沖田綾乃……229
はじめに…229　疾患と手術の概要…229　術前管理…230　術中管理…230　術後管理…232
まとめ：留意すべき重要ポイント…233　外科医からの要望（伊東宏絵）…233

腹腔鏡下膀胱尿管逆流防止術　板東瑞樹／佐和貞治……235
はじめに…235　疾患と手術の概要…235　術前管理…236　術中管理…237　術後管理…238
まとめ：留意すべき重要ポイント…239　外科医からの要望（内藤泰行）…239

後腹膜リンパ節転移に対する腹腔鏡リンパ節郭清術　木下真央／佐和貞治……241
はじめに…241　疾患と手術の概要…241　術前管理…242　術中管理…242　術後管理…244
まとめ：留意すべき重要ポイント…244　外科医からの要望（中村晃和）…244

ロボット支援腹腔鏡下前立腺切除術　清川聖代／内野博之……246
はじめに…246　疾患と手術の概要…246　術前管理…247　術中管理…248　術後管理…250
まとめ：留意すべき重要ポイント…250　外科医からの要望（大堀　理）…251

ロボット支援腹腔鏡下腎部分切除術　金子恒樹／内野博之……252
はじめに…252　疾患と手術の概要…252　術前管理…253　術中管理…254　術後管理…257
まとめ：留意すべき重要ポイント…257　外科医からの要望（並木一典）…257

ロボット支援腹腔鏡下膀胱全摘術　森山直樹／稲垣喜三……259
はじめに…259　疾患と手術の概要…259　術前管理…260　術中管理…260　術後管理…262
まとめ：留意すべき重要ポイント…263　外科医からの要望（岩本秀人，武中　篤）…263

Ⅵ 整形外科・形成外科領域

自己皮下脂肪組織由来細胞移植を用いた乳房再建術　稲垣喜三……267
はじめに…267　疾患と手術の概要…267　術前管理…269　術中管理…269　術後管理…270
まとめ：留意すべき重要ポイント…270　外科医からの要望（陶山淑子）…270

■ 最小侵襲椎体椎間板掻爬洗浄術　田中暢洋／相川勝洋／森本裕二……272
　　はじめに…272　疾患と手術の概要…272　術前管理…273　術中管理…273　術後管理…274
　　まとめ：留意すべき重要ポイント…275　外科医からの要望（高畑雅彦）…275

索　引 ……………………………………………………………………………………277

I 脳神経外科・頭頸部外科領域

- 脳血管内手術
- 内視鏡併用下垂体切除術
- 覚醒下脳手術
- 頭蓋内刺激電極挿入術
- 内視鏡下鼻内副鼻腔手術
- 喉頭フレームワーク手術
- 内視鏡下甲状腺手術
- ロボット支援咽喉頭切除術
- ロボット支援甲状腺摘出術

I 脳神経外科・頭頸部外科領域

脳血管内手術

はじめに

　脳血管内手術（脳血管内治療）とは，主に頭蓋内の病変に対して皮膚切開や開頭を行わずに血管の中からアプローチする，比較的新しい治療法である。脳血管造影から発展した治療法で，カテーテルを介してコイルや塞栓物質あるはステントなどを病変部に誘導する。かつては，脳血管は細く走行も複雑なため血管内治療に向かないとされてきたが，デバイスの改良や技術の進歩により1990年代以降急速に広まってきている。

　この治療法のメリットは，一般的な外科手術に比べ低侵襲であること，直達手術では困難な部位へのアプローチが可能であること，入院期間が短いことなどが挙げられる。

　ここでは，当院で主に行われている脳動脈瘤に対するコイル塞栓術，脳動静脈奇形および硬膜動静脈瘻（内頸動脈海綿静脈洞瘻）に対する塞栓術，頸動脈狭窄症に対するステント留置術に関して述べる。

疾患と手術の概要

脳動脈瘤に対するコイル塞栓術

　脳動脈瘤は有病率約3％で，そのほとんどが無症状のまま一生を終えるが，ひとたび脳動脈瘤が破裂するとくも膜下出血を起こす。くも膜下出血は患者の約1/3が死亡し，さらに約1/3に後遺症が残る重篤な疾患である。直径5mmの未破裂脳動脈瘤が1年間で破裂する確率は1％程度とされており，現在日本では脳ドックなどの普及により未破裂脳動脈瘤と診断される患者が増えている。

　治療方法は従来からある直達術によるクリッピングと血管内治療であるコイル塞栓術に大別される。コイル塞栓術では鼠径部アプローチでマイクロカテーテルを瘤内に挿入し，

プラチナコイルを留置・充填することで動脈瘤が血栓化する。コイル塞栓術は根治性（再開通）や長期予後がいまだに明らかでない点でクリッピングに劣るとされるが，形態が塞栓術に適した瘤であればほぼすべての部位で施行できること，低侵襲で入院期間が短いことから症例数が増加傾向にある[1,2]。

また，近年ではneckが乏しく塞栓術に向かないとされてきた動脈瘤に対してもバルーンカテーテルを併用しコイルを正常血管に突出させずに密に詰める方法や，ステントサポート下に正常血管の血流を確保しながら塞栓する方法が開発され，その適用が広がってきている。

脳動静脈奇形および硬膜動静脈瘻に対する塞栓術

脳動静脈奇形（arteriovenous malformation：AVM）は脳の一部で動脈が毛細血管を介さずに直接静脈に短絡している状態の先天性の疾患である。異常血管の塊はnidusと呼ばれ血管壁が薄く血流速度が速いため出血を起こしやすい。AVMは約10万人に1人の割合で発生し，1年間で出血を起こす確率は2〜3%とされる。周囲の脳に供給される血液が盗血されることによりしびれや麻痺などの脳虚血症状を呈する場合もある。

AVMの治療法は開頭による摘出術，血管内治療（塞栓術），ガンマナイフ（定位放射線療法）がある。塞栓術は鼠径部アプローチでマイクロカテーテルを流入血管に誘導し，コイルや塞栓物質を用いて閉塞する。塞栓術のみで根治できるAVMは少なく，摘出術や放射線療法の前処置として血流コントロールあるいはAVMそのものを小さくする目的で行われることが多い。

硬膜動静脈瘻は本来は直接のつながりがない硬膜動脈と硬膜静脈洞との間に動静脈短絡が生じる後天性の疾患である。わが国では年間10万に0.3人の割合で発症する比較的まれな疾患であるが，欧米と比較して約2倍の発症率となっている。日本人では海綿静脈洞部の硬膜動静脈瘻がもっとも多く症状としては耳鳴り，眼球突出，複視や視力障害を呈し重度の場合は出血を起こす。頭蓋内硬膜動静脈瘻の年間出血率は1.8%とされている。治療の多くは血管内治療で行われており経動脈あるいは経静脈的に病変に到達し，コイルや塞栓物質で短絡を閉塞する。もともとまれな疾患であり，開頭による異常血管の摘出あるいは遮断を必要とする症例は少数となってきている[3,4]。

頸動脈狭窄症に対するステント留置術（carotid artery stenting：CAS）

頸動脈分岐部は動脈硬化性変化の好発部位である。頸動脈狭窄症はこの部位に狭窄を来し，脳血流低下や一過性脳虚血発作を引き起こす。また狭窄部位の血栓や粥腫によって脳梗塞の原因となる。面積狭窄率で50%を超える頸動脈狭窄症の頻度は国内では男性で7.9%，女性で1.9%と報告されている[5]。

頸動脈狭窄症に対する外科的治療法は頸動脈内膜剝離術（carotid endarterectomy：CEA）およびCASがある。わが国ではCASの適用は頸動脈狭窄症の患者のうちCEAの危険因子（うっ血性心不全，冠危動脈疾患，開胸手術が必要な心臓疾患，重篤な呼吸器疾患，対側頸動脈閉塞，対側喉頭，頸部直達手術または頸部放射線治療の既往，CEA再狭窄例，80歳以上）を持つ症例とされており，基準を満たした施設および医師に限定して保険承認となっている[6]。

術前管理

当院で通常行われている予定手術に関して述べる。

脳血管内治療の麻酔に関する術前管理で特別な事項は少ない。その侵襲性の低さから高齢者や合併症を有する患者が対象となることが多いことに留意する。

通常の術前診察および術前検査（心電図，胸部X線写真，血算生化学・凝固検査）に加えて画像検査により病変の部位や大きさ，虚血などの症状の有無をチェックする。必要に応じて呼吸機能検査や心エコーを追加する。

特に頸動脈狭窄症は全身の動脈硬化性病変の一部であり，高血圧，糖尿病，脂質異常症などを伴う場合が多く，また高率に冠動脈疾患を有することに注意する。

脳虚血が問題となる症例では脳循環予備能および術後の過灌流のリスク評価のためにシングルフォトンECT（single-photon emission computed tomography：SPECT）などを行う[7]。

経口摂取に関して各施設のルールに準じればよいが，特に絶飲食期間が長い場合には入室前から輸液を行い脱水にならないよう配慮が必要である。

常用薬の中止・継続の指示に関しては，通常と同じだが本項の患者のほとんどは血栓塞栓症予防の目的で周術期に抗血小板薬を内服しており，これは通常の手術と異なり中止してはならない。

術中管理

脳血管内治療の創部はカテーテル刺入部のみであることがほとんどであり，局所麻酔で施行することも可能であるが，当院では比較的長時間にわたる手術での患者の不動化，安定した血行動態の管理を目的として全身麻酔で行っている。

ライン類およびモニター

麻酔中のモニターは心電図・（SpO_2）・非観血式血圧計に加えて動脈圧ラインを通常留置する。近赤外線分光法（near-infrared spectroscopy：NIRS）を用いた組織酸素飽和度モニターは術中の脳血流の低下の検出に有用である。

脳血管内治療は大量輸液が必要となる可能性は低いが，術中に患者に近づくことが困難であり，ライントラブルの可能性も考慮して静脈ラインは2本確保するようにしている。同様に術中に気道トラブルが生じても覆布と透視装置があるため患者の頭部へのアクセスは容易ではないので，気管チューブおよび蛇管の固定・接続は確実に行うようにする。

術中に抗血小板薬を追加投与する可能性がある症例では胃管を挿入するが，鼻出血の可能性を考慮し経鼻ではなく経口で挿入する。

麻酔薬の選択

　予定手術の多くの場合，手術終了後に速やかに患者を覚醒させ意識レベルや麻痺の有無を確認することを脳外科医に望まれる。このことから麻酔維持には麻酔深度の調節性に優れるプロポフォールを用いた全静脈麻酔（total intravenous anesthesia：TIVA）か，覚醒の比較的早いセボフルランなどの吸入麻酔薬に，蓄積性のないレミフェンタニルを用いる場合が多い。なお，亜酸化窒素はカテーテルに付着したマイクロバブルの体積を増加させ脳塞栓の原因となりうるため，使用を避けるべきである。

　プロポフォールあるいは吸入麻酔薬の選択に関してはいくつかの意見がある。

　吸入麻酔薬は脳代謝を低下させるが脳血管拡張作用を持ち，脳血流を減らさないため頸動脈狭窄症のような脳虚血が問題となる病態で用いるのは妥当と思われる。セボフルランはイソフルランより軽度の脳血管拡張作用と，より強い脳代謝抑制作用を持ち，覚醒も比較的早いため好ましい。また，デスフルランは脳血管拡張，脳代謝抑制作用はイソフルランに似るが，血液／ガス分配係数が小さくより覚醒が早い点で有利かもしれないが，デスフルランは頭蓋内圧増加作用が強いので注意が必要である。吸入麻酔薬は一方で，脳の予備能が低下し血管の自己調節が拡張方向にシフトしているような場合には盗血減少を引き起こしうるという意見もある。

　プロポフォールは脳血流および脳代謝を低下させ，その脳血流抑制作用がCAS後の過灌流症候群が懸念される場合やAVM治療後のうっ血や脳腫脹に対しては好ましいと考えられる。しかし，プロポフォールは脳血流低下作用がより強く虚血を呈する症例では不利となる可能性がある。これらの点に関して現段階で明確なコンセンサスは得られていないが，実際の臨床では各麻酔科医が使い慣れた方法を用いて血行動態の変化を避けるように管理することが重要である[8)9)]。

術中の麻酔管理

　麻酔中は脳血流の変化を避けるため低換気や過換気を避け，血液ガスを定期的にチェックしPa_{CO_2}を正常範囲に保つ。また，極端な低血圧あるいは高血圧は避ける。

　制限輸液は脳外科領域において脳浮腫予防のために古くから行われてきたが，脳の血行動態を保つには全身の血行動態のコントロールが必要であり，それは十分な心臓の前負荷に基づいている。さらに血管内治療は大量の造影剤を使用し，尿量確保・腎保護のためにも脱水は避けるべきである。

　脳血管内治療は侵襲の小さい手術ではあるが，体動を防ぎクリアな造影画像を得るため，十分な麻酔深度と筋弛緩状態を保つようにする。

　CASの場合は狭窄部をバルーン拡張する際に反射性の徐脈・低血圧が起こる。アトロピンやエフェドリンのワンショットで対応可能であるが，大動脈弁狭窄症や冠動脈疾患を合併した症例では特に注意が必要である。徐脈が高度で遷延する場合にはペーシングが必要となる場合もある。

　シースを留置した後にヘパリンを5,000単位もしくは100単位/kgを投与し，活性凝固時間（ACT）をコントロールの2倍もしくは250～300秒程度に維持する。術中にカテー

テルやコイルが穿破を起こした場合には術者と相談しプロタミン投与でヘパリンをリバースし血圧上昇を避けるように管理する。

　脳血管内治療は，例えば開腹術のように術野から直接体温が奪われることはないが，手技が長時間に及ぶ場合も多く普通に全身麻酔を行うと体温低下は必発である。低体温は覚醒遅延の原因の一つとなる。施設により条件は異なるが，可能であれば温風式加温装置，輸液の加温やアミノ酸製剤などを用いて体温低下をを可能なかぎり避ける。

　トラブルが起こった際に，血管造影室は麻酔科医が普段慣れている手術室と異なり薬剤，緊急カートや物品の配置が違ったり，あるいはない場合がある。また応援の麻酔科医を呼ぶ必要があっても，手術室から物理的に離れていたり時間がかかる可能性があり注意を要する[7)10)]。

術後管理

抜管する場合

　脳血管内治療の創は基本的には大腿のシース刺入部のみで，術後痛は軽度である。術後疼痛対策としては少量のオピオイド，アセトアミノフェンやフルルビプロフェンアキセチルのような静注薬あるいは術野での局所浸潤麻酔のいずれかで十分である。

　前述のように手術終了後，多くの場合は患者をすぐに覚醒させ神経学的評価を行うことが望まれる。レミフェンタニル以外の麻薬は投与量に注意が必要である。術中だけでなく前投薬としてのベンゾジアゼピン系薬剤やアトロピンでも覚醒遅延が起こりうる。筋弛緩薬の残存は当然避け，低体温や低血糖，電解質異常も覚醒遅延の原因となるため手術終了までに補正する事が望ましい。

抜管しない場合

　短絡量の多いAVMでは塞栓後に周囲の脳の血流が増加し脳浮腫や重度の場合，脳出血を起こす危険性がある。また，CASの術後では約10%の患者で過度の脳血流増加が出現することが知られている。脳血管の自動調節能が破綻した状態に虚血，再灌流が加わることで痙攣や脳浮腫，頭蓋内出血を起こす場合があり過灌流症候群（hyperperfusion syndrome）と呼ばれる。

　上記のような懸念がある場合には，患者を覚醒させずに鎮静を継続する。帰室後は血圧を厳格に管理し，翌日以降出血の評価をした後に覚醒させる[7)]。

I 脳神経外科・頭頸部外科領域

まとめ：留意すべき重要ポイント

- 術前評価では心血管系の合併症（特に高齢者／頸動脈狭窄症の患者）および脳虚血のリスクに注意する。また周術期を通して抗血小板薬を内服していることに留意する。
- 術中は患者に直接アクセスすることは困難となるので，ライン類および気道関係の整理／固定を確実にする。
- 血行動態を安定させ低灌流を避ける。脳血流のバランスを保つため低換気，過換気にしない。周術期を通して脱水は避ける。
- 特にCASのバルーン拡張の際の低血圧や徐脈には，アトロピン，エフェドリンを準備しておく。症状が高度で遷延する場合には，ペーシングやカテコールアミンが必要となる可能性がある。
- 基本的には手術終了後の迅速な抜管を目指して麻酔管理を行う。
- 過灌流が懸念される場合には，抜管せずに血圧を厳格に管理する必要があるため外科医とよく確認する。

外科医からの要望

国立循環器病研究センター脳神経外科　佐藤　徹

　脳血管内治療には，脳動脈瘤，AVMや硬膜動静脈瘻（dural arterio-venous fistula：dural AVF）などの出血性脳血管障害に対する塞栓術と頸動脈ステント留置術や急性期脳梗塞での血栓回収などの虚血性脳血管障害に対する治療があり，デバイスと技術の発展により近年急速に普及してきている。

　疼痛は少ないため局所麻酔でも可能であるが，全身麻酔により達成される無動は，長さ1m50cmのマイクロカテーテルを用いたミリ単位の細かな操作を安全に行ううえで非常に役立っている。また，AVMやdural AVFでの液体塞栓物質使用時における血圧コントロール（意図的な降圧）が行いやすいのも利点である。

　アーチファクトを最小限にするための1回換気量の設定（400ml程度），撮影時の無呼吸状態の作製や，抗血栓療法の併用が多いので出血性トラブルを防ぐため経鼻ではなく経口胃管とする，などの細かいことも含め麻酔科の皆様に実践していただいていることが，当科の安定した治療成績につながっていることは間違いない。

● 参考文献

1) The UCAS Japan Investigators. The natural course of unruptured cerebral aneurysms in a Japanese cohort. N Engl J Med 2012 ; 366 : 2474-82.
2) 森本康裕，鶴田俊介，坂部健史. 脳動脈瘤手術の麻酔. 日臨麻会誌 2005 ; 25 : 378-86.
3) Matsumaru Y. Endovascular treatment for brain arteriovenous malformation and dural arteriovenous fistula . Jpn J Neurosurg 2013 ; 22 : 911-6.

4）Kurita K, Oigawa H, Takeda R, et al. Surgical strategies of cerebral arteriovenous malformations and dural arteriovenous fistulas. Jpn J Neurosurg 2013 ; 22 : 904-10.
5）Mannami T, Konishi M, Baba S. Prevalence of asymptomatic carotid atherosclerotic lesions detected by high-resolution ultrasonography and its relation to cardiovascular risk factors in the general population of the Japanese city. Stroke 1997 ; 28 : 518-25.
6）豊田一則．頸動脈狭窄への最新の内科治療．Jpn J Neurosurg 2013 ; 22 : 666-70.
7）辻本真範，吉村紳一．脳血管障害．松谷雅生編．脳神経外科周術期管理のすべて．東京：メジカルビュー；2014. p.143-52.
8）Patel P, Drummond J. 脳生理と麻酔薬．Miller RD 編．ミラー麻酔科学．東京：メディカル・サイエンスインターナショナル；2005. p.639-73.
9）吉谷健司．麻酔および術中の基本管理．遠藤俊朗，永田　泉編．頸動脈内膜剥離術プラクティス．大阪：メディカ出版；2013. p.97-101.
10）遠藤英徳，松本康史，近藤竜史ほか．脳神経血管内治療に必要な知識．脳神経外科 2012 ; 40 : 1107-18.

岩井　与幸，吉谷　健司

I 脳神経外科・頭頸部外科領域

内視鏡併用下垂体切除術

はじめに

　下垂体部腫瘍に対する手術法は，開頭術から始まり，顕微鏡を使用した経蝶形骨手術へと低侵襲なものとなった．さらに，内視鏡や周辺機器の技術進歩により，内視鏡併用下垂体切除術が広く行われるようになった．この最大の利点は低侵襲であるにもかかわらず合併症が少なく[1]，死亡率が1％以下と安全な手術[2)3)]であり，かつ視野が確保できる点である．
　本項では，内視鏡併用下垂体切除術の概要と麻酔管理のポイントについてまとめる．

疾患と手術の概要

疾患概要

　下垂体腺腫は原発性脳腫瘍としては比較的頻度が高い．下垂体腺腫はホルモン過剰産生による症状が主となる機能性腺腫と，ホルモン過剰産生がなく圧迫症状を主とする非機能性腺腫に大別される．機能性腺腫には先端巨大症，プロラクチン産生腫瘍，クッシング病，甲状腺刺激ホルモン産生腫瘍がある．この内，プロラクチン産生腫瘍を除いて手術療法が第一選択となる．

手術概要

　内視鏡併用下垂体切除術は，トルコ鞍を中心に，頸動脈隆起，視神経隆起，頸動脈視神経陥凹，斜台を同一視野に観察するとともに，さまざまな視野角の硬性鏡を用いることで，鞍上部への伸展，海綿静脈洞浸潤部といった摘出範囲の拡大も可能である．さらに，neuronavigation systemを併用することにより，蝶形骨洞内の隔壁が複雑な症例，両側内頸

動脈間距離が狭い症例，再手術により正常な正中構造が分からない症例でも安全に施行が可能となる。

■術中体位

術者は患者右側に立つ。上体を20〜30度挙上し，患者頭部を馬蹄に置き，術者側へ顔を傾ける。麻酔導入，気管挿管後に麻酔器は患者左側の足元へ下がる。患者術操作スペースに干渉しないよう，挿管チューブは左口角固定とする。また，バイトブロックは鼻腔へアプローチしにくくなるので用いない。腫瘍摘出後の充填物として右腹部あるいは大腿部より脂肪採取をするため，点滴ラインや心電図などのモニターケーブルは患者左側でまとめる。

■トルコ鞍開窓から腫瘍摘出

蝶形骨洞へのアプローチ方法は複数ある。一側の鼻腔あるいは両側鼻腔から，鼻鏡を用いる場合，用いない場合とある。それぞれ腫瘍の大きさや状態，鼻腔形状など術野スペースや術者の好みにより用いられている。

トルコ鞍開窓は前後はトルコ鞍の折れ返りまで，左右は内頸動脈隆起の内側まで行う。この際の注意点として硬膜損傷と，トルコ鞍前後方向にある海綿静脈洞からの出血が挙げられる。

メスで腫瘍に切開を加え，リングキュレットで一部をかき出す。盲目的操作による後葉損傷，予期せぬ髄液漏を起こす可能性があるため，吸引管による緩徐な吸引摘出を併用する。髄液漏出例や摘出腔が大きい場合には脂肪充填を行う。

■閉　創

硬膜縫合，鼻骨やセラミックプレートで鞍底形成をし，フィブリン糊を塗布する。これにより髄液鼻漏を防ぐ。その後，鼻粘膜の縫合をし，手術終了となる。

術前管理

下垂体腺腫の約60％は，ホルモン過剰分泌による各種機能亢進を起こす。一方で，圧迫症状に起因する下垂体機能不全を起こすことは少ない。下垂体卒中，転移性腫瘍，リンパ性下垂体炎，サルコイドなど浸潤性疾患や，非常にまれだが下垂体がんでは下垂体機能不全を起こしうる。

下垂体機能亢進

成長ホルモン分泌腫瘍による先端巨大症，副腎皮質刺激ホルモン（adrenocorticotropic hormone：ACTH）分泌腫瘍による副腎機能亢進症，甲状腺刺激ホルモン（thyroid stimulating hormone：TSH）分泌腫瘍による甲状腺機能亢進症は，以下のように術前評価，加療が重要である。

■先端巨大症

　先端巨大症では解剖学的異常によるマスク換気，気管挿管困難のリスクがある。鼻甲介肥大，声門下腔狭小化により通常よりも細い気管チューブしか入らない。抜管後の気道浮腫で気道狭窄症状を呈することもある。気道評価として，問診，視診に加え，喉頭ファイバー，側頭頸部X線写真や頸部CTにより舌や下顎骨，喉頭蓋，声帯の肥大を確認する。

　また，過剰な成長ホルモンはナトリウムとカリウムの貯留，アテローム性動脈硬化，心肥大，インスリン感受性の低下をもたらす。ほかにも，脊柱後側彎による心不全，呼吸不全から労作性呼吸困難を引き起こすことがある。そのため，術前検査で高血圧，虚血性心疾患，心筋症，うっ血性心不全，不整脈，呼吸器疾患，糖尿病の検索が必要である。有意な疾患を認めた際には，各種ガイドラインに準じ専門家の評価，加療を要する。

■副腎機能亢進症（クッシング病）

　下垂体腺腫に伴うクッシング病は，満月様顔貌，中心性肥満，筋委縮といった特徴的な形態異常を起こす。また，体液うっ滞とインスリン抵抗性により高血圧，糖尿病を合併する。クッシング病術前管理での注意点は循環血液量と電解質の異常である。これらは過剰なグルココルチコイドのミネラルコルチコイド活性によるものなので，アルドステロン拮抗薬投与によりカリウム喪失抑制，利尿を図る。

■甲状腺機能亢進症

　甲状腺機能亢進症の主要症状は体重減少，筋力低下，下痢，精神症状，頻脈，不整脈，心不全などである。もっとも問題となるのは心血管系合併症である。ソマトスタチンアナログ投与によるTSH分泌抑制，抗甲状腺薬であるチアマゾール，プロピルチオウラシル投与によりT3とT4の合成抑制をするとともに，T4からT3への変換抑制と心血管合併症に対しβ受容体遮断薬を使用する。甲状腺機能亢進症合併下での手術は甲状腺クリーゼを引き起こすため，術前に十分管理する。

下垂体機能不全

■前葉機能低下

　下垂体病変が進展し圧迫することにより正常下垂体の機能低下が生じる。それはゴナドトロピン，成長ホルモン，ACTH，TSHの順で低下する。下垂体機能不全による副腎機能低下，甲状腺機能低下に注意が必要である。副腎機能低下症では術前ステロイド内服を継続するとともに，周術期のグルココルチコイド補充を行う。甲状腺機能低下症では代謝低下に対する麻酔薬の調整が必要となる。ただし，レボチロキシンの血中半減期は約7日と長いため，術前に加療されていれば術中の補充は不要である。

　急性下垂体機能不全症は下垂体卒中，つまり下垂体腫瘍の出血によってしばしば起こる。急性の頭痛，視力障害，悪心・嘔吐，眼神経麻痺，意識混濁，発熱，めまい，片麻痺が見られる。この場合，グルココルチコイドを含む補充療法と頭蓋内圧亢進の治療とともに，早急な外科的治療が必要となる。

■後葉機能低下

　抗利尿ホルモンは視床下部の視索上核で合成され，視索上核下垂体路を経て下垂体後葉に貯留される．下垂体腫瘍により抗利尿ホルモンの分泌低下が起こると中枢性尿崩症となる．電解質，特に血清ナトリウム値，循環血液量，血漿浸透圧，尿量，尿浸透圧を注意深くモニタリングし，輸液管理する．

術中管理

　麻酔方法は，吸入麻酔薬，静脈麻酔薬と選択は各施設，担当麻酔科医の判断で構わない．頭蓋内に占める下垂体の割合は小さく，その腫瘍が直接的に頭蓋内圧亢進を引き起こすことはない．しかし，鞍上部伸展すると水頭症を生じ，頭蓋内圧亢進症状を呈することがあるため，この場合は麻酔方法に留意が必要である．

　気道管理は体位が固定され，ドレープで覆われると気管チューブへアクセスが困難となるため，その固定には十分に注意する．術中二酸化炭素管理に対する考え方はさまざまである．反射抑制，脳容積を減らし鞍内へのくも膜膨隆を最小限にするために低二酸化炭素の維持を依頼される場合もある．

　術中モニタリングは動脈圧ラインの準備は必須ではない．しかし，尿崩症を合併し電解質，循環血液量補正が必要な症例，腫瘍と周囲血管（頸動脈，海綿静脈洞）の位置関係から出血が予想される症例には必要となる．

　術後は視力障害評価をするためにも十分な覚醒は重要である．繰り返す咳嗽，嘔吐は脳脊髄液漏出を再開通させ，髄膜炎のリスクを上げるため避ける．

併存症の術中管理

■先端巨大症

　先端巨大症はマスク換気，気管挿管困難の頻度が高い疾患である．その60～70%には睡眠時無呼吸症候群を合併[4]し，挿管困難も10%に認める[5]．cannot ventilation cannot intubation（CVCI）の原因となる解剖学的な異常は，下顎骨の過剰発育（骨端線閉鎖前に発症した症例では下顎体，閉鎖後では下顎枝の過剰発育）に加え，鼻翼や咽頭周囲軟部組織の肥大である．

　前述の術前評価をするとともに，日本麻酔科学会気道管理ガイドライン2014[6]に基づく気道管理戦略を立て，担当・指導麻酔科医，看護師などスタッフ間で情報共有を図る．

■クッシング病

　クッシング病を有する患者は，体液貯留による中心静脈圧上昇と組織脆弱性により易出血性を呈する傾向にある．そのため，特に海綿静脈洞からの出血リスクが上がる．頭高位することや術中の過剰輸液への注意が必要である．

■中枢性尿崩症

術前より中枢性尿崩症を呈している場合，手術直前までデスモプレシン経鼻投与を継続する。術中は動脈圧ラインを挿入し，定期的に電解質，血漿浸透圧を測定し，輸液投与量と輸液製剤を決定する。

■ステロイドカバー

副腎機能低下を来している症例は，周術期侵襲に適したグルココルチコイド分泌が得られない。これにより周術期心血管系合併症の原因となるとともに，まれではあるが急性副腎不全から致死的状態に陥る可能性がある。ステロイドカバーに関しては，一定のコンセンサスが得られていない。しかし，その副作用に比べ得られる利点が大きいと考え，過去の報告[7]を参考にわれわれは通常，ヒドロコルチゾン 100 mg を投与している。

術操作による術中合併症管理

■出血，空気塞栓

トルコ鞍は前後方向では海綿静脈洞に，左右方向は頸動脈に囲まれている。海綿静脈洞は圧迫止血や頭高位によりコントロールが可能となることが多い。ただし，静脈系の出血のため頭高位を契機にまれに空気塞栓を起こすことがある。

頸動脈からの出血では，出血量がきわめて多く止血困難となりうる。その場合は，最終手段として前頭開頭術が行われる。

■三叉神経-心臓反射

三叉神経-心臓反射は，三叉神経を中枢性あるいは末梢性に刺激した際に徐脈，心静止，低血圧，呼吸停止，腸管運動亢進を主症状にする反射である。経蝶形骨洞手術では10%の症例で徐脈・低血圧が発生すると報告されている[8]。Schaller ら[9]によると海面静脈洞周囲の操作時に発生しており，原因として三叉神経第一枝もしくは第二枝への刺激が考えられている。治療は手術操作の中止とアトロピンの投与が挙げられる。また，誘因として高二酸化炭素血症，低酸素血症，浅麻酔が挙げられており，可能なかぎり避ける[8]。

術後管理

内視鏡併用下垂体切除術の術後合併症は，一過性尿崩症 4.6%，永続的尿崩症 0.8%，鼻出血 0.8%，髄液漏修復 0.4%，髄膜炎 0.8%，嗅覚障害 0.4%，術後出血による一過性の視神経機能低下 0.8%，外転神経麻痺 0.54% であり，死亡症例はなかったと報告されている[10]。合併症は非常に少ないものの，その観察は必要である。

術直後には鼻出血，また，術操作による損傷，過剰な脂肪充填，下垂体の術後出血による圧迫から視神経症状を起こしうる。視力，瞳孔径，対光反射，眼瞼下垂の確認が必要である。

術後髄液漏は術数日後に生じることが多く，水溶性の鼻漏により発見される。術後髄液

漏は持続しやすく，髄膜炎の原因となるため症状の変化に注意が必要である。

下垂体機能低下による問題は，副腎機能低下と中枢性尿崩症が挙げられる。副腎機能低下症例については術中よりステロイドカバーを継続し，漸減調整する。下垂体後葉は温存されることが多く，たとえ切除される場合でも抗利尿ホルモンが経路断端から放出されるため，永続的な尿崩症にはなりにくい。しかし，一過性の尿崩症は発生しうる。通常，術後4～12時間後に生じ，術中に発症することはまれである。血清浸透圧上昇を伴う多尿には注意し，循環血液量と電解質の補正に努めながら，デスモプレシンを投与する。

まとめ：留意すべき重要ポイント

- **術前評価：機能性腺腫の確認**
  術前管理の重要な点は，治療対象の機能性下垂体腺腫による症状である。どのホルモンが過剰分泌されているかにより症状や術前管理は大きく異なる。特に先端巨大症は麻酔導入から管理に難渋することが予想されるため，注意が必要である。
- **術中管理**
  安全性の高い手術ではあるが，出血など重篤な術中トラブルのリスクがある。さまざまな手術支援機器のため，麻酔科医が患者へアプローチしにくい。事前よりスタッフ間で術中急変に対する対応を検討する必要がある。
- **術後合併症**
  術後早期合併症として物理的圧迫による視神経障害が挙げられる。十分な覚醒を得て評価する必要がある。

外科医からの要望

日本医科大学脳神経学科　田原　重志

内視鏡下経鼻的下垂体腫瘍摘出術は，脳外科手術の中でも鼻腔経由で行う特殊な術式である。そのため，通常の術式と異なる注意点が存在する。通常左右の鼻腔に内視鏡・手術機器を挿入するため，操作の邪魔にならぬように気管チューブを左口角固定し，テープは鼻溝部にかからないようにお願いしている。またバイトブロックも手術操作の妨げとなる。

一方，内分泌臓器への手術という側面もある。特に下垂体機能低下症がある患者についてはヒドロコルチゾンの投与が必須である。特に大手術の場合には，通常術中の血中コルチゾール値は40 μg/dlにまで達するといわれている。また先端巨大症の場合，巨舌など軟部組織の肥厚により気管挿管が困難な場合があり，気管支ファイバーなどの準備をお願いしている。

また，下垂体の両側には海綿静脈洞が存在するため，腫瘍摘出時に同部位からの出血を認めることがある。これは静脈性出血のため，圧迫で対応可能であるが，時にhead upをお願いすることがある。この際，まれではあるが空気塞栓の可能性が示唆されている。

● 参考文献

1) Cappabianca P, Cavallo LM, Colao A, et al. Surgical complications associated with the endoscopic endonasal transsphenoidal approach for pituitary adenomas. J Neurosurg 2002 ; 97 : 293-8.
2) Ciric I, Ragin A, Baumgartner C, et al. Complications of transsphenoidal surgery: results of a national survey, review of the literature, and personal experience. Neurosurgery 1997 ; 40 : 225-36.
3) 寺本 明. 経蝶形骨下垂体手術の合併症. Neurol Surg 2003 ; 31 : 1165-1176.
4) Grunstein RR, Ho KY, Sullivan CE. Sleep apnea in acromegaly. Ann Intern Med. 1991 ; 115 : 527-32.
5) Schmitt H, Buchfelder M, Radespiel-Tröger M, et al. Difficult intubation in acromegalic patients: incidence and predictability. Anesthesiology 2000 ; 93 : 110-4.
6) Japanese Society of Anesthesiologists. JSA airway management guideline 2014: to improve the safety of induction of anesthesia. J Anesth 2014 ; 28 : 482-93.
7) Coursin DB, Wood KE. Corticosteroid supplementation for adrenal insufficiency. JAMA 2002 ; 287 : 236-40.
8) Schaller B, Cornelius JF, Prabhakar H, et al. Trigemino-Cardiac Reflex Examination Group (TCREG). The trigemino-cardiac reflex: an update of the current knowledge. J Neurosurg Anesthesiol 2009 ; 21 : 187-95.
9) Schaller B. Trigemino-cardiac reflex during transsphenoidal surgery for pituitary adenomas. Clin Neurol Neurosurg 2005 ; 107 : 468-74.
10) 田原重志, 喜多村孝幸, 石井雄道ほか. 下垂体部腫瘍における内視鏡単独での経鼻的手術の治療成績とその限界点 顕微鏡手術との比較から. 日本内分泌学会雑誌 2006 ; 82 : 23-6.

石川 真士

I 脳神経外科・頭頸部外科領域

覚醒下脳手術

はじめに

　脳神経外科手術後の脳機能障害を未然に回避，または最小限にとどめるための対策を講じることはわれわれの責務である．運動，体性感覚，視覚，聴覚などの脳機能は，全身麻酔下であっても誘発電位などの脳モニターによって術中評価が可能である．しかし，言語機能に関しては全身麻酔下での評価が不可能であるため覚醒下で評価しながら脳腫瘍切除が行われる．さらに覚醒下では高次運動機能や詳細な視機能評価も行うことができる．一方で，脳腫瘍の切除率と生命予後には相関関係があることから，脳機能を温存しながらも可能なかぎり腫瘍の切除率を上げることが求められる．近年，調節性のよい短時間作用の鎮静薬や鎮痛薬の出現によって，覚醒下脳手術の麻酔管理を安全に行うことが可能になった．

疾患と手術の概要

対象疾患と予後

　歴史的には，Penfield がてんかん手術のために覚醒下で皮質刺激による脳機能マッピングを行い，皮質における脳機能の詳細を明らかにしたことが覚醒下脳手術の起源である．近年では言語野や運動野など，いわゆる eloquent area 近傍に存在する grade ⅡからⅣの神経膠腫のような浸潤性の高い脳腫瘍や，髄膜腫や海綿状血管腫のような境界が明瞭で比較的安全に摘出できる脳腫瘍を対象に覚醒下脳手術が行われている．術直後の脳機能障害の発生率は，全身麻酔下での脳腫瘍切除術では 23% であったのに対して，覚醒下脳手術で 7% と低率であった[1]．永続的な脳機能障害は，神経膠腫切除術を覚醒下で行うことでわずかに 5.9% であった[2]．eloquent area 近傍の腫瘍切除において全摘出または亜全摘出の達成率は，全身麻酔下では 40% であったのに対し覚醒下では 82% と高かった[3]．さら

に術後80カ月での生存率も全身麻酔と比較して覚醒下手術のほうが有意に高くなった[3]。

覚醒下脳手術の概要

　覚醒下脳手術は，リアルタイムに脳機能を確認することで脳機能を温存しながらも最大限の腫瘍摘出が可能となる優れた手法である。その一方で，患者にとって覚醒中は肉体的かつ精神的なストレスが大きいため，限られた時間内で皮質刺激による脳機能マッピング，それに続いて病巣摘出を行わなければならない。全身麻酔下で開頭，硬膜切開を行うが，運動野を同定する必要がある場合は体性感覚誘発電位を用いて中心溝の同定も行っておく。覚醒下に弱い電気で皮質刺激を行うことによって言語や運動機能のマッピングを行う。言語機能タスクは物品呼称，数唱などを組み合わせて行う。電気刺激で一時的に言語や運動機能が障害されることによって脳機能マッピングを行う。このとき皮質電気刺激によるafter-dischargeや痙攣の誘発に注意を払う。深部の脳機能評価に関しては，diffusion-tensor tractographyによって線維を描出しておくと病巣との位置関係を把握することができる。また，ナビゲーションシステムを使用することもできる。施設によっては術中磁気共鳴画像（magnetic resonance imaging：MRI）撮影によって病巣摘出率と深部摘出の確認を行っている。

術前管理

覚醒下脳手術の適用

　絶対条件として患者自身が覚醒下脳手術をやり遂げるという強い目的意識と術中脳機能タスク実行への協力が必要になる。相対的な除外基準として精神疾患，低コンプライアンス，情緒不安定，高度肥満，気道確保困難，胃食道逆流症などが挙げられる。術中の呼吸トラブルは重大な問題になるので慎重に適用を決定する必要がある。

インフォームドコンセント

　通常の全身麻酔下手術と管理方法が異なるので，患者の精神面を配慮し丁寧な術前説明をすべきである。術中に覚醒すること，覚醒中に疼痛，嘔気・嘔吐，痙攣が起こる可能性があるが速やかに対応して苦痛を取り除くこと，覚醒中に脳機能タスクに協力してもらうことを説明しておく。患者は"タスクをきちんとできるか""頭を動かしてしまうのではないか"など不安を持っている。術前に複数回の患者訪問を行うことで患者の不安も緩和され，信頼関係を築くことができる。

気道評価

　術中の呼吸トラブルの発生率は少なくないため，術前の気道評価は重要である。多くの

表1 STOP質問表

- **S**noring
  大きないびきをかきますか？……………………………………………（はい／いいえ）
- **T**ired
  日中に疲労感，眠気を感じますか？……………………………………（はい／いいえ）
- **O**bserved
  寝ているときに呼吸が止まっていると指摘されたことがありますか？……（はい／いいえ）
- **P**ressure
  高血圧，または高血圧で服薬していますか？…………………………（はい／いいえ）

"はい"が2つ以上で睡眠時無呼吸の高リスク　"はい"が1つ以下で睡眠時無呼吸の低リスク

気道確保困難を予測するテストが存在するが，複数のテストを組み合わせることで気道確保困難予測の精度が上がる。マスク換気困難を予測するテストとしてupper lip bite testが有用である[4]。また，睡眠時無呼吸の有無も確認しておくとよい。睡眠時無呼吸のスクリーニングテストとして，4項目に（はい／いいえ）で答えるだけのSTOP質問表は簡単で信頼度が高く使用しやすい[5,6]（表1）。挿管困難を予測するテストとしては，Mallampati分類とthyromental distanceの組み合わせが高精度とされる[7]。

術前シミュレーション

術前に手術室に入って，実際に手術台で体位をとってもらって術中の雰囲気を体験してもらう。手術室，器材，帽子やマスクをした手術スタッフなどを見ておくと，患者の不安を緩和するのに効果的である。術中にMRI撮影を行う場合は，ガントリー内に収容したときのスペースを確認しておく。

前投薬

基本的に確実な術中覚醒を得るため，鎮静作用が残存する可能性のある前投薬は行わない。やむをえず投与する場合は，拮抗が可能なベンゾジアゼピン系薬剤とする。抗痙攣薬の術前投与は主治医と協議のうえで決定する。術前から薬物治療などにより痙攣発作のコントロールをしておくことは重要である。

術中管理

覚醒下脳手術の普及の背景には，短時間作用で調節性のよいプロポフォールやレミフェンタニルの登場が挙げられる。プロポフォールには鎮静作用に加えて抗痙攣作用，制吐作用があり覚醒下脳手術を管理するうえで好都合である。また，音響信号による呼吸数モニター（Radical-7™，Masimo社）も鎮静下患者の呼吸管理デバイスとして有用である。術中に発生する合併症には，呼吸トラブル，疼痛，嘔気・嘔吐，痙攣，興奮，体位保持困難などがある（表2）。いずれの合併症も発生頻度は少なくないので，適切な患者選択，術中の絶え間ない監視，急変に対する的確な処置が必要である。覚醒中痙攣の予測因子とし

表2　覚醒下脳手術の合併症

疼　痛	誤　嚥
嘔　気	高二酸化炭素血症
嘔　吐	頭蓋内圧亢進
痙　攣	体位保持困難
低酸素血症	興　奮
呼吸抑制，停止	恐　怖

て，若年，痙攣既往，複数の抗痙攣薬使用，前頭葉を含む腫瘍局在，low-grade 神経膠腫とされている[8]。術中痙攣が原因で脳機能タスク継続が困難となり覚醒下脳手術を断念したのは 2.3% と報告されている[8]。全身性の痙攣などが原因で全身麻酔へ移行せざるをえないこともあるため，急変時に速やかに対応できるように十分な準備がなされていなくてはならない。

"asleep-awake-asleep" vs "awake-awake-awake"

通常の麻酔管理は，"asleep-awake-asleep" という3つのフェーズが必要になる。つまり，第1フェーズ（asleep）では声門上気道確保デバイス（laryngeal mask airway：LMA）を使用した全身麻酔下で開頭と硬膜切開を行う。第2フェーズ（awake）では，麻酔薬投与を中止して患者を覚醒させ LMA を抜去する。脳機能タスクを妨げない程度に鎮静薬や鎮痛薬を少量使用することもできるが，基本的には使用しない。覚醒下で言語や運動機能に関するタスクを実行しながら腫瘍を切除する。第3フェーズ（asleep）では，再び全身麻酔下で閉頭を行う。このときは LMA または気管挿管での呼吸管理を行う。"asleep-awake-asleep" は患者の苦痛を最小限にするために脳機能タスク時のみ覚醒してもらって，それ以外の必要のないときには全身麻酔で眠ってもらうというコンセプトである。

これに対し，"awake-awake-awake" という麻酔管理法も行われている。これは，いわゆる monitored anesthesia care（MAC）である。鎮静薬，鎮痛薬を使用するが気道確保デバイスを使用しないため，呼吸抑制，気道閉塞，誤嚥のリスクと隣り合わせである。当然，過鎮静による呼吸抑制が原因での脳腫脹のリスクも高くなる。必要ならば速やかに全身麻酔へ移行する準備が必要である。鎮静，鎮痛，抗不安作用を持つが呼吸抑制がないデクスメデトミジンが "局所麻酔下における非挿管での手術および処置時の鎮静" に使用できるようになったことで，"awake-awake-awake" という麻酔管理法が実践しやすくなったのかもしれない[9)10]。

いずれの麻酔管理法であっても，患者の安全と快適を最大限に考慮されなくてはならない。本項では，"asleep-awake-asleep" の麻酔管理法について説明する。

第1フェーズ

■体　位

術中体位は，仰臥位または側臥位かの選択肢がある。術中に MRI 撮影を行う施設では仰臥位を選択するが，舌根沈下や誤嚥などに対する注意が必要になる。術中に MRI 撮影

図　側臥位での覚醒下脳手術

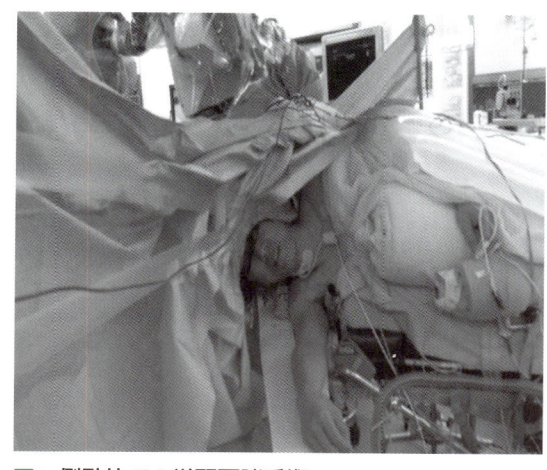

頸部と体幹の回旋がなく，過度の頸部前屈がないように頭部がピン固定されている。舌根沈下や誤嚥が起こりにくく，患者前方に広いスペースが確保されるので麻酔科医や言語療法士に好都合である。

を行わない場合は，側臥位での覚醒下脳手術を推奨する（図）。頸部と体幹の回旋がないためLMAのフィットが良好で気管挿管も容易になる，舌根沈下が起こりにくい，嘔吐時に誤嚥しにくい，患者前方に広いスペースが確保されるので麻酔科医や言語療法士に好都合であるなどの利点がある。

■ 全身麻酔導入

　全身麻酔の導入は，プロポフォール6 μg/mlとレミフェンタニル6 ng/mlで行い，LMAを使って調節呼吸を行う。麻酔維持は，プロポフォール3 μg/mlとレミフェンタニル4 ng/mlで行う。LMAを使用することで十分な鎮静と鎮痛が可能になり，調節呼吸によって血中二酸化炭素分圧のコントロールが容易になるため高二酸化炭素血症による脳腫脹の心配は少ない。プロポフォールはtarget-controlled infusion（TCI）を用いて投与する。吸入ガス麻酔薬は，脳血流増加作用により脳容積増大の可能性があるので使用しない。第2フェーズでの速やかな覚醒を得るためにフェンタニルも基本的には使用しない。

　第1フェーズで気管挿管が推奨されない理由は，第2フェーズでの抜管操作を安全に行うことが困難であるためである。バッキングによって脳出血や頭蓋内圧亢進の報告がある[11]。また嗄声によって言語機能タスクが行えなくなる可能性があるため第1フェーズでの気管挿管は避けるべきである。

■ 局所麻酔薬を用いた鎮痛

　全身性の静脈麻酔薬（鎮静薬，麻薬）は，意識状態，呼吸状態に影響を及ぼすため，長時間作用型の局所麻酔を用いた鎮痛を最大限に使用する。選択的頭皮神経ブロックは効果的で，局所麻酔薬の使用量も少なくすむ。眼窩上神経，滑車上神経，頬骨側頭神経，耳介側頭神経，大後頭神経，小後頭神経が神経ブロックの対象となる。同時に局所浸潤麻酔を頭部ピン固定部と術野切開部に行う。局所麻酔が脳実質に接触すると，痙攣など中枢神経症状を引き起こすので硬膜切開後の局所麻酔投与は慎重に行う。覚醒下脳手術における局所麻酔の合併症として，大量使用による完全房室ブロック[12]，耳介側頭神経ブロックによる顔面神経麻痺[13]などの報告がある。一度の最大使用量はロピバカインで3 mg/kg，レボ

ブピバカインで 2 mg/kg といわれる[14]が，覚醒下脳手術でロピバカインを平均 3.6 mg/kg 使用しても中毒症状が起こらなかった[15]とも報告がある。しかし局所麻酔薬中毒による中枢神経合併症は致命的なので必要量にかぎって使用し，使用総量に注意しなければならない。

第2フェーズ

脳機能タスクを行ってもらうために覚醒させる。基本的には覚醒状態に影響を与える鎮静薬と麻薬の全身投与をしない。デクスメデトミジンの使用も可能だが，覚醒不良も懸念される。

■疼痛対策

疼痛に対しては，術野から局所浸潤麻酔を追加してもらうか，麻酔科側から頭皮神経ブロックを追加する。アセトアミノフェンや非ステロイド性抗炎症薬の使用はできる。レミフェンタニルに関しては少量使用の報告もあるが，呼吸抑制，呼吸停止のリスクがあるので注意して使用すべきである。

■嘔気・嘔吐対策

手術を中断する。制吐薬のメトクロプラミドを投与する。セロトニン受容体拮抗薬は非常に効果的であるが，わが国では保険適用外である。就眠しない程度の少量のプロポフォールも効果的である。

■痙攣対策

手術操作，特に電気刺激を中止する。ほとんどが脳表を冷水で冷やすと治まるが，痙攣が継続する場合は入眠量のプロポフォールを投与する。小さな痙攣を見逃し，痙攣しているにもかかわらず電気刺激を続けたことで全身性の痙攣に発展し全身麻酔への移行を余儀なくされた症例もある。したがって注意深い患者観察を行い，痙攣を見れば即座に報告しなくてはならない。また，脳表に電極をおいて皮質脳波電極より after-discharge を測定して痙攣を早期に見極めることもできる。

第3フェーズ

脳機能タスクが終了すれば，再び全身麻酔を導入する。十分な鎮静と鎮痛を行い，LMA または気管挿管による呼吸管理を行う。LMA か気管挿管かの選択は，担当麻酔科医の好みによるところが大きい。LMA であれば挿入が容易であるが，確実な気道確保ではないので誤嚥のリスクがある。気管挿管は手技がやや煩雑であるが，確実な気道確保である。気管挿管は気管支鏡，LMA Fastrach™，ビデオ喉頭鏡など使用することもできる。

術後管理

　一般的に開頭手術後には疼痛や術後悪心・嘔吐（postoperative nausea and vomiting：PONV）が問題となる。全身麻酔下での開頭手術後に発生する中等度以上の疼痛は60〜80％に認められる[16]が，神経ブロックを行った覚醒下脳手術では44％とやや低い発生率になっている[17]。脳神経外科手術では術直後に脳機能の確認を行う必要があるため，良好な覚醒状態が求められる。そのため意識状態に影響を及ぼす可能性がある麻薬の使用が控えられる傾向にあるので，開頭手術後の疼痛の発生率が高くなってしまうのかもしれない。また，開頭手術後のPONVはハイリスク患者では70％と高率に発生する[18]。一方，覚醒下脳手術に限ったPONVの発生率は29.9％であった[19]。PONVは血圧上昇や頭蓋内圧亢進を引き起こし，脳出血などの原因となるためPONV対策を怠ってはならない。疼痛がPONVの原因となることもあるので，手術終了時に頭皮神経ブロックを追加しておくなど十分な鎮痛を行うことによってPONVの発生リスクを低減できる。

まとめ：留意すべき重要ポイント

- 覚醒下脳手術は，言語や運動機能を保持し腫瘍切除を最大限に行うための優れた手法である。
- 良好な覚醒状態を得ることを念頭に，短時間作用の麻酔薬の選択，局所麻酔薬による最大限の鎮痛を行う。
- 誤嚥や呼吸抑制などの気道トラブルと脳腫脹を招かない血中二酸素炭素コントロールを意識した呼吸管理を行う。
- 覚醒中の疼痛，嘔気・嘔吐，痙攣への適切な対処が覚醒下脳手術の成功の鍵である。
- 現状では覚醒下脳手術の麻酔管理に関してのエビデンスは限られており，各施設でさまざまな管理法が実践されている。

外科医からの要望

奈良県立医科大学脳神経外科学教室　松田　良介

　覚醒下脳手術は，脳神経外科医と麻酔科医の協力がもっとも重要な手技といっても過言ではないと思われる。われわれは速やかな術中覚醒と，また各種タスクを施行できうる良好な覚醒状態を期待し，それが手術成功の可否につながるため，麻酔科医への要望は非常に多くなる。また術中には，時に覚醒不良だけでなく，痙攣，嘔気・嘔吐などさまざまな合併症を来すため，術前から術後まで両者が綿密な連携体制をとれる環境づくりをお願いしたい。術者からすると，患者の神経症状が問題なければ安心して切除を進めることができるため，手術全体としては煩雑な操作が必要となるものの，覚醒下手術から得られる恩恵は計り知れない。われわれ脳神経外科医は，安全な覚醒下手術麻酔が普及し，脳腫瘍患

者さんの治療成績が向上することを願ってやまない。

● 参考文献

1) Brown T, Shah AH, Bregy A, et al. Awake craniotomy for brain tumor resection: the rule rather than the exception? J Neurosurg Anesthesiol 2013 ; 25 : 240-7.
2) Chacko AG, Thomas SG, Babu KS, et al. Awake craniotomy and electrophysiological mapping for eloquent area tumours. Clin Neurol Neurosurg 2013 ; 115 : 329-34.
3) Sacko O, Lauwers-Cances V, Brauge D, et al. Awake craniotomy vs surgery under general anesthesia for resection of supratentorial lesions. Neurosurgery 2011 ; 68 : 1192-8 ; discussion 1198-9.
4) Khan ZH, Kashfi A, Ebrahimkhani E. A comparison of the upper lip bite test (a simple new technique) with modified Mallampati classification in predicting difficulty in endotracheal intubation: a prospective blinded study. Anesth Analg 2003 ; 96 : 595-9.
5) Chung F, Yegneswaran B, Liao P, et al. STOP questionnaire: a tool to screen patients for obstructive sleep apnea. Anesthesiology 2008 ; 108 : 812-21.
6) Chung F, Yegneswaran B, Liao P, et al. Validation of the Berlin questionnaire and American Society of Anesthesiologists checklist as screening tools for obstructive sleep apnea in surgical patients. Anesthesiology 2008 ; 108 : 822-30.
7) Shiga T, Wajima Z, Inoue T, et al. Predicting difficult intubation in apparently normal patients: a meta-analysis of bedside screening test performance. Anesthesiology 2005 ; 103 : 429-37.
8) Nossek E, Matot I, Shahar T, et al. Intraoperative seizures during awake craniotomy: incidence and consequences: analysis of 477 patients. Neurosurgery 2013 ; 73 : 135-40.
9) Shen SL, Zheng JY, Zhang J, et al. Comparison of dexmedetomidine and propofol for conscious sedation in awake craniotomy: a prospective, double-blind, randomized, and controlled clinical trial. Ann Pharmacother 2013 ; 47 : 1391-9.
10) Garavaglia MM, Das S, Cusimano MD, et al. Anesthetic approach to high-risk patients and prolonged awake craniotomy using dexmedetomidine and scalp block. J Neurosurg Anesthesiol 2014 ; 26 : 226-33.
11) Deras P, Moulinié G, Maldonado IL, et al. Intermittent general anesthesia with controlled ventilation for asleep-awake-asleep brain surgery: a prospective series of 140 gliomas in eloquent areas. Neurosurgery 2012 ; 71 : 764-71.
12) Bilotta F, Titi L, Rosa G. Local anesthetic-induced complete atrioventricular block during awake craniotomy. J Neurosurg Anesthesiol 2012 ; 24 : 238.
13) McNicholas E, Bilotta F, Titi L, et al. Transient facial nerve palsy after auriculotemporal nerve block in awake craniotomy patients. A A Case Rep 2014 ; 2 : 40-3.
14) Cox B, Durieux ME, Marcus MA. Toxicity of local anaesthetics. Best Pract Res Clin Anaesthesiol 2003 ; 17 : 111-36.
15) Costello TG, Cormack JR, Hoy C, et al. Plasma ropivacaine levels following scalp block for awake craniotomy. J Neurosurg Anesthesiol 2004 ; 16 : 147-50.
16) Nguyen A, Girard F, Boudreault D, et al. Scalp nerve blocks decrease the severity of pain after craniotomy. Anesth Analg 2001 ; 93 : 1272-6.
17) Wahab SS, Grundy PL, Weidmann C. Patient experience and satisfaction with awake craniotomy for brain tumours. Br J Neurosurg 2011 ; 25 : 606-13.
18) Gan TJ. Postoperative nausea and vomiting--can it be eliminated? JAMA 2002 ; 287 : 1233-6.
19) Ouyang MW, McDonagh DL, Phillips-Bute B, et al. Comparison of postoperative nausea between benign and malignant brain tumor patients undergoing awake craniotomy: a retrospective analysis. Curr Med Res Opin 2013 ; 29 : 1039-44.

林　浩伸, 川口　昌彦

I 脳神経外科・頭頸部外科領域

頭蓋内刺激電極挿入術

はじめに

　脳深部刺激法（deep brain stimulation：DBS）は脳深部の神経核へ刺激電極リードを埋め込み，前胸部へ刺激発生装置を留置し，刺激電極リードからの電気刺激によって神経核の活動をコントロールする治療法である[1]。パーキンソン病，本態性振戦，ジストニア，難治性疼痛，うつ病などに対して適用となるが，有病率が高いパーキンソン病に対して施行されることが多い。本項では主にパーキンソン病に対する頭蓋内刺激電極挿入術について解説する。

疾患と手術の概要

　パーキンソン病はドパミン作動性伝導路を介して線条体のγアミノ酪酸（gamma-aminobutyric acid：GABA）作動性神経細胞へ影響を与えている黒質の疾患で，線条体，黒質でのドパミンの低下とチロシンヒドロキシラーゼの低下を特徴とする。患者は動き始めるのが困難となり筋緊張が非常に高くなる固縮，4～8Hzの安静時振戦，刺激に対する反応でしか動けなくなる無動を呈する。
　初発年齢は50～70歳に多く，手の振戦か歩行障害が初発症状となる頻度が高い。わが国での有病率は人口10万人に対し100人前後である。薬物治療としてL-ドパ，ドパミンアゴニスト，セレギリン，アマンタジン，抗コリン薬などがあり，これらの治療ではウェアリング・オフやジスキネジアといった運動合併症のコントロールが難しい進行期に適用となる。
　DBSの頭蓋内刺激電極挿入術は局所麻酔下にヘッドフレームを挿入した後，磁気共鳴画像（magnetic resonance imaging：MRI）を撮影し，その後，局所麻酔下または軽度鎮静下で電気生理学的記録（microelectrode recoding：MER）を施行しながら刺激電極リー

ドを適切な位置に挿入する脳深部刺激電極リード挿入留置術と全身麻酔下で刺激電流を発生させ電極リードへ伝達させる刺激発生装置植え込み術からなる。

術前管理

麻酔前評価項目・疾患ごとの評価項目を表1, 表2に示した[2]。

絶飲食時間は標準的な手術前のプロトコルでよく, 前日入院で問題は生じないが手術中に薬の影響を避けた状態でのMERを行う必要があるため, 抗パーキンソン薬は休薬しておく。

また, 脳深部刺激装置挿入術を受ける患者においては, しばしば抗血小板薬や抗凝固薬を内服している場合がある。抗血小板薬は頭蓋内出血のリスクを高めるため, 周術期には

表1 術前評価項目

患者評価項目	手術に関する評価項目
・原疾患の状態（パーキンソン病, ジストニア, 本態性振戦, てんかん） ・患者の健康状態・合併疾患 ・年　齢 ・内服中の薬物の種類・量および麻酔薬との相互作用 ・on-and-offの評価	・別々の場所での患者ケア：MRI室と手術室 ・定位フレームの使用：気道確保困難の可能性 ・手術台における患者の体位：運動障害疾患による体位保持困難や半座位による空気塞栓・循環血液量減少 ・血圧のコントロール：電極挿入時の頭蓋内出血予防 ・電気生理学的記録：麻酔薬による電気活動の阻害を考慮する ・試験刺激：覚醒下で患者が協力的であることが必要 ・長時間に渡る手術：患者の疲労に注意する ・手術合併症：気道閉塞, 痙攣, 神経機能の悪化, 高血圧

Venkatraghavan L, Luciano M, Manninen P: Review article : anesthetic management of patients undergoing deep brain stimulator insertion. Aneth Analg 2010 ; 110 : 1138-45 より改変引用

表2 疾患による評価

パーキンソン病	ジストニア
・不安定な循環動態：循環血液量減少, 起立性低血圧, 自律神経失調症 ・咽喉頭の機能低下：誤嚥性肺炎のや喉頭痙攣のリスクとなる ・呼吸機能：拘束性換気障害 ・嚥下障害：低栄養や低アルブミン血症となる ・うつ症状・認知障害：周術期に悪化する可能性がある ・抗パーキンソン薬：副作用や麻酔薬との相互作用 ・周術期の抗パーキンソン薬中止：周術期における症状悪化	・不安定な循環動態：循環血液量減少 ・喉頭ジストニア：喉頭痙攣のリスク ・痙攣性発声障害 ・低栄養

本態性振戦	てんかん
・β遮断薬治療：徐脈・不整脈	・発達遅延 ・痙　攣 ・治療薬と麻酔薬などとの相互作用

Venkatraghavan L, Luciano M, Manninen P: Review article : anesthetic management of patients undergoing deep brain stimulator insertion. Aneth Analg 2010 ; 110 : 1138-45 より改変引用

適切に中止する必要がある。一方で，抗凝固薬は必ずしも禁忌ではないものの，慎重な周術期管理を要するため中止するべきである。Ca拮抗薬やアンギオテンシン変換酵素（angiotensin converting enzyme：ACE）阻害薬，アンギオテンシンⅡ受容体拮抗薬（angiotensin Ⅱ receptor blocker：ARB）などの降圧薬はコントロールされていない高血圧が頭蓋内出血のリスクとなるため継続するべきである。

麻酔前投薬においては，ベンゾジアゼピン系に代表されるGABAアゴニストは振戦を抑制し，MERを阻害する可能性があるため投与すべきでない。

術中管理

脳深部刺激装置挿入術の流れ

頭蓋内刺激電極挿入術の流れを図1に示した。

脳深部刺激電極リード挿入術の麻酔

頭蓋内刺激電極挿入術の成否は適切な刺激位置へ電極リードを挿入することであり，手術中はMERを妨げずに患者の不快感を取り除くことが求められる。

最初に定位フレームを装着するが，この時点では鎮静や全身麻酔は必要なくピン刺入部への局所浸潤麻酔または神経ブロックでヘッドピン固定部の痛みを取り除く。局所浸潤麻酔より大後頭神経ブロックと眼窩上神経ブロックの組み合わせのほうが患者の痛みを取り除けるため望ましいとされる。

定位フレームを装着後，MRIを撮影する。患者の不快感が少ない場合には鎮静は要し

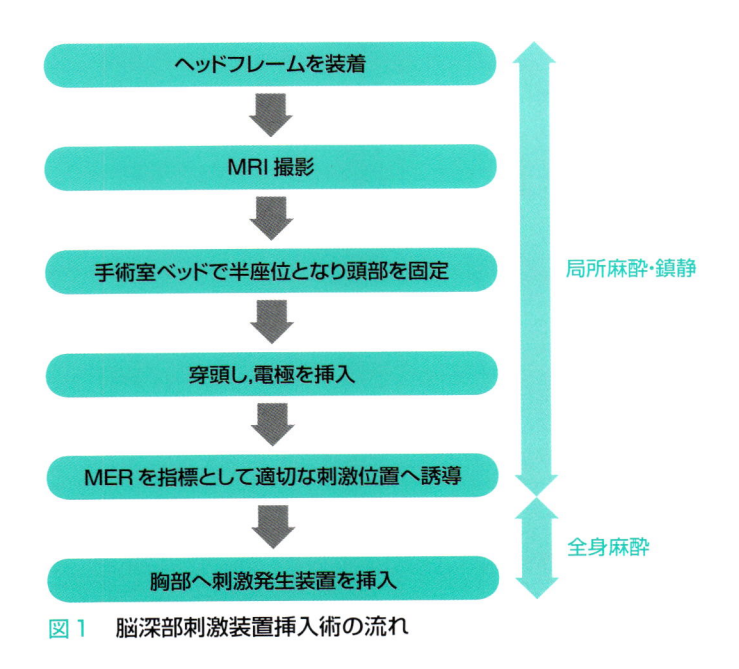

```
ヘッドフレームを装着
      ↓
   MRI撮影
      ↓
手術室ベッドで半座位となり頭部を固定          局所麻酔・鎮静
      ↓
 穿頭し,電極を挿入
      ↓
MERを指標として適切な刺激位置へ誘導
      ↓                              全身麻酔
胸部へ刺激発生装置を挿入
```

図1　脳深部刺激装置挿入術の流れ

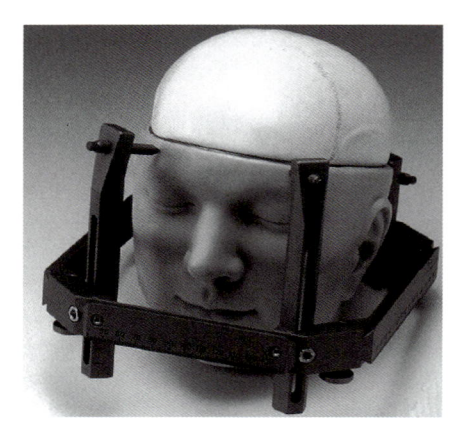

図2 ヘッドフレーム装着図

ない．不随意運動が強い場合や患者の協力が得られにくい場合には鎮静や全身麻酔下でMRI撮影を行うが，その場合にはMRI対応のモニター機器や麻酔機器が必要となる．

撮影後，手術室では患者は半座位かつ頭部を固定した体位となる．電極を挿入する間，頭部は動かせなくなるため，患者が体位や環境に耐えられるよう注意を払わなければならない．また，ヘッドフレーム（図2）や体位のために緊急時の気道確保が困難となることに留意する．

電極リード挿入術の開始時に患者は鎮静を必要とすることが多いが，GABA作動性の薬剤はMERを抑制するため，ベンゾジアゼピン系の鎮静薬を避け，プロポフォールを用いることが推奨される．また，$α_2$作動薬のデクスメデトミジンは呼吸抑制が少なく抗不安作用を持ち，低用量で使用すれば声かけにより患者は目覚める．また，単独であるいはデクスメデトミジンに加えて間欠的にプロポフォールを用いて鎮静した報告も散見され[3)4)]，鎮静薬として使用可能と考えられる．

覚醒下・鎮静下で電極リード挿入が難しい場合には全身麻酔下での電極リード挿入術も検討する．しかし，吸入麻酔薬やGABA作動性の全身麻酔薬はMERを阻害することが知られており，避けるべきである．プロポフォールやレミフェンタニルはMERを修飾・減弱するとされるが，影響の程度は不明であり，吸入麻酔薬やGABA作動性の全身麻酔薬に比べ使用しやすいと考えられる．

刺激発生装置植え込み術の麻酔

通常，全身麻酔で行う．頭部に埋め込まれた電極リードを前胸部へ通し皮下のポケットに刺激発生装置を植え込む手術である．頭部から胸部へリードを通す際には頸部を伸展させる必要があり，気管挿管はらせん入りチューブが望ましい．皮下トンネルを作る際には強い痛みがあり，レミフェンタニルなどを用いて鎮痛をしっかり行う必要がある．刺激発生装置植え込み術の段階では使用する薬剤に大きな制限はなく，吸入麻酔薬や静脈麻酔薬の維持で問題はない．

術後管理

　通常，硬膜外麻酔やオピオイド持続静脈注射などは必要なく，非ステロイド性抗炎症薬（nonsteroidal anti-inflammatory drugs：NSAIDs）やアセトアミノフェンで術後の鎮痛は可能である。

　周術期の合併症としては，痙攣，高血圧，意識レベル低下，神経障害（0.6％），気道閉塞（1.1％），呼吸困難（1.1％），強い痛み（1.1％），嘔気や嘔吐（1.7％），出血（0.6％）がある。

　テスト刺激時に起こる痙攣はほとんどが限定的であり，自然軽快する。しかし，一部ではベンゾジアゼピンやプロポフォールの投与を必要とする。抗痙攣薬も使用可能である。神経学的状態の変化は混乱や言語障害で起こり，容易に認識できる。しかし，原因の特定は容易ではない。原因には患者の疲れや気脳症，抗パーキンソン薬の退薬症状，頭蓋内出血がある。

まとめ：留意すべき重要ポイント

- DBSは脳深部の神経核へ刺激電極リードを挿入，前胸部へ刺激発生装置を留置し，刺激電極リードからの電気刺激によって神経核の活動をコントロールする治療法である。
- パーキンソン病やジストニア，本態性振戦，うつ病や強迫性神経症，難治性の痛み疾患などに適用がある。
- 脳深部刺激装置挿入術の麻酔は脳深部刺激電極リード挿入留置術を施行する部分と，完全埋設型刺激発生装置植え込み術を行う部分に分けら，リード挿入術は局所麻酔下で，刺激発生装置植え込み術は全身麻酔下で行う。
- 不随意運動が強い場合など局所麻酔下でリード挿入が困難な場合にはリード挿入術も全身麻酔下で行われるが，その場合MRI対応の機材が必要である。
- 合併症には，頭蓋内出血，痙攣，空気塞栓，気道閉塞などがある。

外科医からの要望
日本大学医学部脳神経外科学系神経外科学分野　渡辺　充

　頭蓋内刺激電極挿入術の成否は適切な刺激位置へ電極リードを挿入することであるため，定位フレーム装着後，頭蓋内刺激電極挿入術中はMERを妨げずに患者の不快感を取り除き，緊急時の気道確保についても安全に行える鎮静が求められ，麻酔科医による鎮静が望ましい。また，全身麻酔へのスムーズな移行と術後の速やかな覚醒が求められる。

● 参考文献

1) Poon CC, Irwin MG. Anaesthesia for deep brain stimulation and in patients with implanted neurostimulator devices. Br J Anaesth 2009 ; 103 :152-65.
2) Venkatraghavan L, Luciano M, Manninen P. Review article : anesthetic management of patients undergoing deep brain stimulator insertion. Aneth Analg 2010 ; 110 : 1138-45.
3) Sassi M, Zekaj E, Grotta A, et al. Neuromodulation. Safety in the use of dexmedetomidine (Precedex) for deep brain stimulation surgery: our experience in 23 randomized patients. Neuromodulation 2013 ; 16 : 401-6.
4) Rozet I1, Muangman S, Vavilala MS, et al. Clinical experience with dexmedetomidine for implantation of deep brain stimulators in Parkinson's disease. Anesth Analg 2006 ; 103 : 1224-8.

上田　要，鈴木　孝浩

I 脳神経外科・頭頸部外科領域

内視鏡下鼻内副鼻腔手術

はじめに

　内視鏡下副鼻腔手術（endoscopic sinus surgery：ESS）は，硬性内視鏡を用いて明視下に中鼻道から篩骨洞を開放し，上顎洞や前頭洞と交通をつける手術である。副鼻腔内部を観察しながら，副鼻腔に貯留した粘液や膿を吸引し，肥厚した副鼻腔内膜（粘膜）を切除する。従来の直視下手術と比較して，内視鏡下の手術は，出血量が少なく，手術視野が明瞭であるので病巣搔爬も確実である。同時に，鼻甲介や鼻粘膜，鼻中隔の状況も的確に把握できるため，副鼻腔の手術と同時に鼻腔の手術も可能となる。

疾患と手術の概要

　本手術の適用となる疾患は，慢性副鼻腔炎，慢性上顎洞炎，上顎囊胞，上顎がん，鼻中隔彎曲症，などである。慢性副鼻腔炎に関しては，術式の分類と術式の技術度が提示されている（表）[1]。

　手術は，両側の鼻腔の洗浄と鼻毛の剃毛，鼻腔粘膜への10万倍アドレナリン加ガーゼの挿入による血管収縮薬の塗布という準備から始まる。続いて，血液や副鼻腔粘液，膿の後鼻腔から咽頭内への流入と口腔内からの唾液の咽頭内への流入を防止する目的で，咽頭内にガーゼパッキングを施す。この処置は，気管内への血液と体液の流入を防止し，ひいては誤嚥性肺炎の予防につながる。内視鏡下に左右の鼻腔の外側粘膜に局所麻酔を浸潤した後，中鼻道から鼻粘膜を切開し，内視鏡を篩骨洞に進める。副鼻腔内の粘液や膿を吸引後，肥厚した粘膜や腫瘍をマイクロデブリッダーで切除する。出血に対しては，電気的焼灼やアドレナリン加ガーゼの圧迫で対処する。鼻中隔彎曲症に対しては，局所麻酔薬を鼻中隔側の鼻粘膜に浸潤させた後に，切開を加えて鼻中隔を構成する軟骨を摘除する。

　すべての手術操作が完了すると，止血と副鼻腔からの粘液のドレナージを目的として，

表　内視鏡下鼻内副鼻腔手術の術式分類

ESS分類	手術術式	手術技術度（外保連手術試案第8版に準拠）
Ⅰ	副鼻腔自然口開窓術	B　卒3〜4年（後期レジデント）
Ⅱ	副鼻腔単洞手術 （前篩骨洞，後篩骨洞，前頭洞，上顎洞，蝶形骨洞）	B　卒3〜4年（後期レジデント）
Ⅲ	選択的（複数洞）副鼻腔手術 （Ⅱのかっこ内の2つ以上の洞）	C　卒5〜7年（専門医習得前後）
Ⅳ	汎副鼻腔手術 （一側すべての洞）	D　卒8〜10年
Ⅴ	拡大副鼻腔手術 　両側前頭洞単洞化手術 　頭蓋底手術（副鼻腔炎に伴う） 　眼窩手術（副鼻腔炎に伴う）	E　限られた施設で実施される
鼻外手術	上顎洞（充填を含む）	B　卒3〜4年（後期レジデント）
鼻外手術	前頭洞（充填を含む）	C　卒5〜7年（専門医習得前後）

ESS Ⅰ型：中鼻道あるいは嗅裂に存在する鼻茸を摘出し，自然口を開大する
ESS Ⅱ型：単一副鼻腔を開放し洞内の病的粘膜を処置する
ESS Ⅲ型：複数の副鼻腔を開放し洞内の病的粘膜を処置する
ESS Ⅳ型：すべての副鼻腔を開放し洞内の病的粘膜を処置する
ESS Ⅴ型：前頭洞炎に対する前頭洞単洞化手術（Draf Ⅲ[2]あるいはModified Lothrop procedure[3]），
　　　　また副鼻腔炎が頭蓋底および眼窩内に波及した場合に鼻副鼻腔経由にアプローチする方法

春名眞一，友田幸一，黒野祐一ほか．慢性副鼻腔炎に対する内視鏡下副鼻腔手術－新たな手術分類とその評価．日鼻誌 2013；52：143-57 より引用

ゲンタマイシンの軟膏を塗布した棒状のガーゼを手術側の鼻腔が完全に充満するように挿入する．ガーゼ挿入後に，咽頭のガーゼパッキングを除去して手術は終了する．

術前管理

　本手術の適用となる患者の全身状態は比較的良好であることが多いので，他の手術と同様に，循環器系，呼吸器系，代謝内分泌系などの全身的な併存症に対する標準的な麻酔術前管理で対応可能である．しかし，上顎洞炎や副鼻腔炎の程度が著しいときには，換気困難や気管挿管困難が予想されるので，困難気道（difficult airway）に即応できる準備を怠ってはならない．
　麻酔法は，吸入麻酔法，あるいは全静脈麻酔（total intravenous anesthesia：TIVA）のいずれでもよい．麻酔法は，術後の悪心・嘔吐（postoperative nausea and vomiting：PONV）の既往や麻酔覚醒時の興奮予防を念頭に置いて選択されるべきである．体位は，ビーチチェア位となり，患者の上肢は体幹に沿う形となるので，比較的長い麻酔回路や輸液路の準備および頭部や上肢の固定法に工夫が求められる（図1）．頭位や体位から招来する腕神経叢や尺骨神経の圧迫による神経障害を予防するために，保護材を体幹と上肢，肩と頸椎の間に挟み込む可能性があることも念頭に置いておくことが大切である．術者は患者の右側に立ち，モニターが患者の左側のやや頭側寄りに配置されるのが一般的な手術

内視鏡下鼻内副鼻腔手術

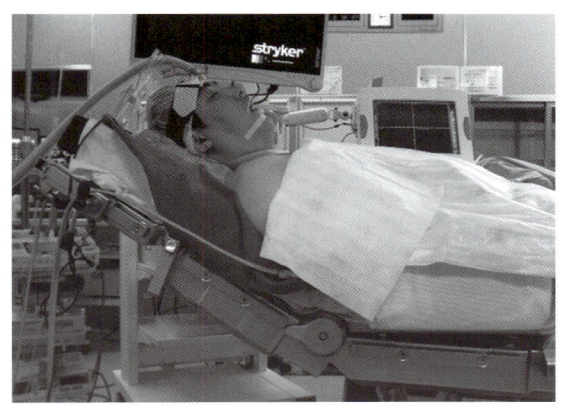

図1　内視鏡下鼻内副鼻腔手術の体位
ビーチチェア位にして，頭部を心臓より高くすることで出血をコントロールする。

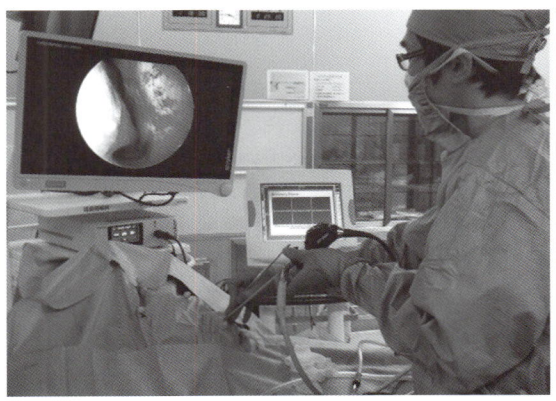

図2　内視鏡下鼻内副鼻腔手術の機器の配置
術者は，患者の右側に位置するので，機器は患者の左側で頭部寄りに設置される。

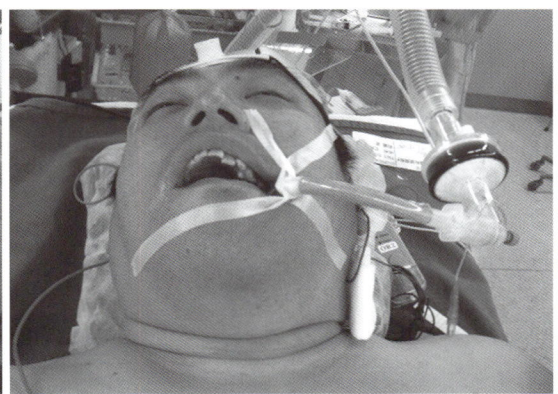

図3　気管チューブの固定位置
気管チューブは，手術操作を妨げないように患者の左口角に固定する。

セッティングである（図2）。

　このため，気管挿管チューブは，患者の左口角に固定する。麻酔回路や気管チューブで手術操作を妨げないためである（図3）。選択される気管チューブは，標準チューブあるいは，らせん入りチューブのいずれでもよい。

術中管理

　内視鏡手術の基本である"不動化"を徹底するために，筋弛緩薬の投与は必須である。筋弛緩モニターを装着し，細かな配慮を持って筋弛緩薬を投与する。間欠的投与でも対応可能であるが，可能ならば筋弛緩薬の持続投与が望ましい。筋弛緩の程度は，四連刺激（train-of-four：TOF）の count 0〜1 のやや深い筋弛緩の程度を維持するように投与，あるいは調節する。

　脳波モニターの値は，上顎洞深部や前頭洞，蝶形骨洞に手術手技が及ぶと操作の刺激によって高くなることがある。それゆえ，麻酔深度の調節には，手術操作を確認しながら，その操作以前の値を参考にして，鎮静薬や鎮痛薬の投与量を再設定することが求められる。

ナビゲーションシステムを併用する際には，脳波モニタリングができないので，麻酔深度には十分に注意する。鎮痛薬は，手術部位と術後鎮痛を考慮すると，十分な量を投与しておくと，安定した麻酔管理と術後早期の鎮痛を得ることができる。

人工呼吸は，従量式あるいは従圧式のいずれの呼吸モードでも調節可能である。輸液は，一般的な耳鼻咽喉科手術に準じた投与量，すなわち術前脱水分を補った後からは5〜6 ml/kg/hrの維持投与量で対応可能である。出血はわずかであり，輸血を考慮する機会はきわめて少ない。しかし，出血量をコントロールするために，血圧は低くめに安定させるほうがよい。身体全体が覆布で覆われるため，体温喪失はわずかであり，核温が低体温になることはまれであり，反対に熱の放出が妨げられるために高体温になることもある。

手術部位が顔面であり，咽頭にもガーゼパッキングをすることから，術後に手術部位や咽頭に浮腫が形成される可能性が高い。そのため，特に禁忌でないかぎり，術後の浮腫形成予防とPONV予防のために，デキサメタゾンなどの副腎皮質ステロイドを麻酔導入時に投与しておくとよい。

手術終了後，体位を仰臥位に戻してから，筋弛緩を完全に拮抗（TOF比＞0.9）する。意識と自発呼吸が十分に回復したことを確認して，気管チューブを抜去する。気管内吸引は，血液や体液の気管内への流入の有無を確認しながら慎重に行う。ガーゼパッキングで術中の血液や体液の気管内への流入は防止されているが，ガーゼパッキングの除去に伴う後鼻腔や口腔内からの流入が予測されるからである。気管チューブ抜去後に，患者には口でゆっくりと呼吸するように促す。患者が鼻呼吸できないことで，パニックになることもある。患者の上気道の清明な呼吸音や的確な胸郭運動と回数，動脈血酸素飽和度（SpO_2）が維持されていることを確認してから，手術室から患者を退出させる。

術後管理

麻酔回復室や病棟では，患者をビーチチェア位に保ち，後鼻腔からの血液や体液が後咽頭に貯留しないように配慮する。術後にもっとも気をつけるべきことは，上気道の狭窄や閉塞による呼吸（換気）困難状態である。患者の呼吸状態を注意深く観察し，上気道音や胸郭運動の異常を迅速に発見できるように努める。異常を発見したときには，口腔内吸引や気道確保に必要な機材を速やかに準備する。

術後鎮痛には，呼吸抑制や上気道閉塞を起こしにくい薬物を選択することが肝要である。特に睡眠時無呼吸症候群を合併している患者では，長期間に及ぶ低酸素と高二酸化炭素状態に中枢神経系が曝露されているため，オピオイド感受性が増強している。それゆえ，非オピオイド性の鎮痛薬，アセトアミノフェンや非ステロイド性抗炎症薬（nonsteroidal anti-inflammatory drugs：NSAIDs）が，第一選択薬となる。アセトアミノフェン15 mg×体重（kg）を術中の最終投与から6時間経過した時点から開始し，以後6時間ごとに静注投与する。これで鎮痛が不十分な場合には，フルルビプロフェンアキセチル50 mgを適宜レスキュー薬として静注投与する。これらの鎮痛薬の定時投与で，術後鎮痛の大部分を担保することができる。オピオイドを使用した静脈内患者自己調節鎮痛法（intravenous patient-controlled analgesia：IV-PCA）で術後鎮痛を実施する場合には，基礎流量

をなくして，単回投与（フェンタニルで25〜30 mg/回，ロックアウトタイム10〜15分）のみに設定しておくのがよい．なぜなら，急速なオピオイドの血中濃度の増加による呼吸中枢抑制からもたらされる換気不全の程度を，小さくすることが期待されるからである．さらに，オピオイド受容体（μ受容体）の拮抗薬であるナロキソンを，常に使用できる状態にしておくことも大切である．

　術後の酸素投与の濃度と投与量，投与時間は患者の呼吸状態に依存するが，マスクによる酸素投与はおおむね50%酸素3〜5 l/minで2〜3時間で十分である．早期に経口摂取を開始することが肝要で，麻酔覚醒後2〜3時間後には飲水を，3〜4時間後からは軽食を許可することができる．

まとめ：留意すべき重要ポイント

- 長い輸液路と麻酔回路を準備する．
- 気管チューブを左口角に固定する．
- 咽頭内にガーゼパッキングを施す．
- 神経障害を防止する対策を講じる．
- 十分な筋弛緩薬の投与で不動化を図る．
- 術後の上気道閉塞や呼吸抑制に注意する．

外科医からの要望

鳥取大学医学部感覚運動医学講座　耳鼻咽喉・頭頸部外科学分野　中村　陽祐

　副鼻腔炎に対して内視鏡下鼻内副鼻腔手術（endoscopic sinus surgery：ESS）が標準術式となっている．手術のポイントは，内視鏡下に中鼻道経由で篩骨洞を開放し，さらに上顎洞，前頭洞と大きく交通をつけることである．光学機器の開発に伴って，ほとんどすべての鼻副鼻腔領域を明視下におくことができる．また，マイクロデブリッダーや高回転バーなどを併用することで，緻密な手術操作が可能となっている．

　ESS施行時の麻酔科医への要望としては，以下の4点が挙げられる．まず，手術台を中心とした麻酔器の位置である．モニターのほか，ナビゲーションシステムを使用することもあるため，術前に麻酔科医と機器の配置について相談する必要がある．2つ目は，挿管チューブの固定位置である．術者は患者の右側に立つため，挿管チューブを左口角に固定したほうが手術操作の妨げにならない．3つ目は患者の体位である．手術操作には，患者の上体を約30度挙上したビーチチェア位が適している．頭位を挙上することによって出血量を抑える効果もある．もっとも大切なのは，血圧のコントロールである．出血はESS施行の大きな妨げになるため，術中は血圧を低めに安定させる必要がある．

● 参考文献
1）春名眞一，友田幸一，黒野祐一ほか．慢性副鼻腔炎に対する内視鏡下副鼻腔手術－新たな手術分類とその評価．日鼻誌 2013；52：143-57．
2）Draf W. Endonasal micro-endoscopic frontal sinus surgery: the Fulda concept. Oper Tech Otolaryngol-Head Neck Surg 1991；2：234-40．
3）Gross WE, Gross CW, Becker D, et al. Modified transnasal endoscopic Lothrop procedure as an alternative to frontal sinus obliteration. Otolaryngol Head Neck Surg 1995；113：427-34．

稲垣　喜三

I 脳神経外科・頭頸部外科領域

喉頭フレームワーク手術

はじめに

　喉頭フレームワーク手術は，種々の原因によって発声や嚥下機能が低下した声帯機能が著しく低下した患者に，喉頭に手術操作を加えることで適切な音声機能と嚥下機能を回復させるための手術である。声帯の位置が適正な位置に復し，かつ発声が適切であることを確認しながら手術を進めると，優れた手術予後をもたらすことができる。この目的のために，本術式では，手術の操作に従って患者に発声を求める機会が多い。したがって，本術式では，全身麻酔を避けて"意識下鎮静（conscious sedation）"の状態で麻酔を管理することが望まれる。また，monitored anesthesia care（MAC）で実施された喉頭フレームワーク手術は，全身麻酔で実施された同手術と比較すると，術後の成績が良いことが示唆されている[1]。

疾患と手術の概要

　さまざまな原因で生じる片側喉頭麻痺のうち，発語や嚥下に関わる声帯機能を障害された患者が対象となる。患者の多くは，甲状腺腫（がん）や食道がん，肺がん，縦隔腫瘍などの手術既往を有している。術式には，声門間隙の大きい症例に対する披裂軟骨内転術（arytenoid adduction）と，甲状軟骨形成術がある。甲状軟骨形成術にはI～IV型があり，I型は声帯麻痺や声帯萎縮など発語時に声帯に間隙が生じる疾患に対して施行し，声帯を中央に移動させて声帯間隙を狭小化することで発語を改善する術式である。II型は痙攣性発語障害（発語時に声帯が強く締まり内転する）に適用され，甲状軟骨を切離して間隙を作製し，声帯間隙を拡大させる術式である。III型は甲状軟骨の一部を切除して，声帯を短くして緊張を緩めて声の高さの程度を低くする術式である。IV型は甲状軟骨と輪状軟骨を近づけて声帯を前後に牽引して緊張を高めることで声を高くする術式である。披裂軟

I 脳神経外科・頭頸部外科領域

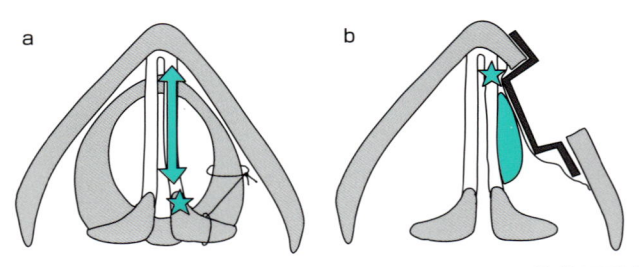

図1 披裂軟骨内転術とインプラントを使用した甲状軟骨形成術Ⅰ型
a：披裂軟骨内転術により麻痺声帯を発声時の位置に移動・固定し，声帯後方の支点を再形成するとともに（★印），声帯に適度な緊張を与える（両端矢印線）。
b：チタンプレートを用いた甲状軟骨形成術Ⅰ型により声帯前方の支点（★印）と振動体（声帯粘膜とプレートに囲まれた部分）の再形成を行う。

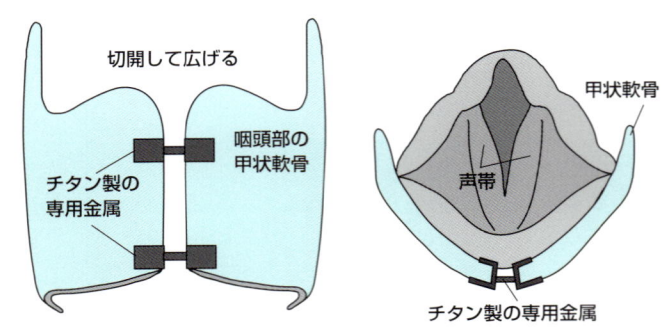

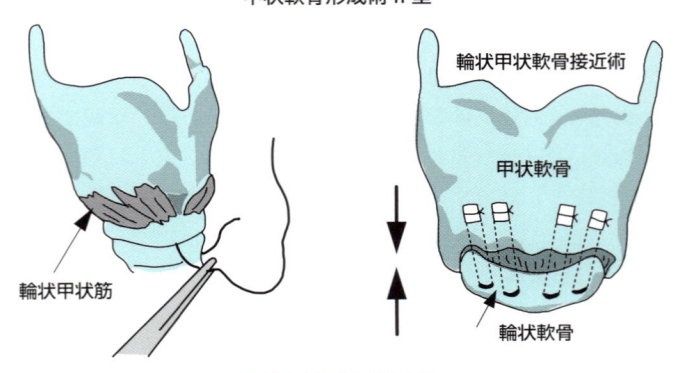

図2 甲状軟骨形成術Ⅱ型とⅣ型の手術例

骨内転術と甲状軟骨形成術Ⅰ型を図1に示す[2]。声帯を内方へ移動し固定する方法には，Gore-tex® に代表されるePTFEシートを折り込んで声帯を移動・固定する方法やインプラントを挿入する術式がある。図2には，甲状軟骨形成術Ⅱ型とⅣ型を示す。術前・術後の音声の評価には，最長発声持続時間（MPT）と alternating current/direct current ratio（AC/DC比）が用いられる[3]。

　局所麻酔下に甲状軟骨の高さの喉頭を皮膚切開し，図に示されるように甲状軟骨や輪状軟骨，披裂軟骨に手術操作を加える。声帯間隙を狭小化するときや声帯の緊張の程度を調節するときに，患者の発語によって音声の調節を行い，同時に経口喉頭ファイバーで声帯の動きと位置を確認する。手術後1週間程度は，緘黙療法を続ける。

術前管理

　基本的には，局所麻酔下の意識下鎮静を目指す麻酔管理となるので，通常の全身麻酔管理あるいは区域麻酔管理に準ずる術前評価項目を検討する。患者の多くは，喉頭に直接侵襲が及ぶ手術や反回神経を損傷する手術の既往を有しているので，声帯機能異常を招来した原疾患の重症度を評価することが第一である。原疾患が治癒あるいは軽快している状態での手術が，もっとも安全であることはいうまでもない。さらに，誤嚥などが生じている患者では，呼吸機能や呼吸器感染症に対する評価と対策が，緊急時の気管挿管を含む気道確保に続く全身麻酔管理に大きな影響を与える。対応として，適切な抗生物質投与による感染対策と緊急気道確保に必要な器材の準備を進めておく。さらに，食道がんや縦隔腫瘍，甲状腺腫瘍の術後の患者では，頸部の手術創による瘢痕などで頸部の可動域や開口が制限されていることも多いので，手術中の気道確保の視点から注意深く観察することが大切である。

　手術中の発声を覚醒状態の患者に求めることから，患者の手術に対する理解度や協力度，さらには認知機能の程度を確認しておくことが，手術と麻酔管理を円滑に進める際に大いに役立つ。協力が得られにくい患者では，全身麻酔も考慮しなければならない。

術中管理

　麻酔法は，意識下鎮静を達成するために monitored anesthesia care（MAC）を選択する。全身麻酔では，比較的早い覚醒が期待できるプロポフォールを使用した全静脈麻酔（total intravenous anesthesia：TIVA）を選択するのがよい。鎮静薬と鎮痛薬は，患者の呼吸抑制を最小限にしながら，適切な鎮静と鎮痛を提供できるのであれば，どのような組み合わせの選択でもよい。筆者は，デクスメデトミジン（DEX）にフェンタニルあるいはレミフェンタニルを組み合わせている。あるいは，プロポフォールにレミフェンタニルやフェンタニルを組み合わせる選択も可能である。DEX は，1 mg/kg を 10 分間で初期負荷投与し，その後 0.2～0.7 mg/kg/hr で持続投与する。鎮静のレベルを Observer's Assessment of Alertness/Sedation Scale（OAA/S scale，表）の 4～3（呼名で覚醒する程度）に維持するように投与量を調節する。あるいは，bispectral index（BIS）値を，60～70 の間に調節するように DEX の持続投与量を変化させることも選択肢となる。しかし，BIS 値を指標に鎮静を維持する場合でも，呼名や身体刺激による鎮静の程度を評価することが推奨される。筆者は，DEX を初期負荷投与後 0.6 mg/kg/hr で持続投与し，5 分から 10 分ごとに鎮静程度を確認しながら持続投与量を変更している。鎮痛は，必要に応じてフェンタニル 50 μg を 15 分程度の間隔で間欠投与するか，レミフェンタニルを 0.05～0.15 μg/kg/min で持続投与するかのいずれかの方法で達成するようにしている。深刻な呼吸抑制を引き起こさないために，フェンタニルとレミフェンタニルの単独あるいは合計の効果部位濃度が，1～2 ng/ml の間で推移するように投与することが大切である。深刻な呼吸抑制が発生したときには，オピオイドの投与をただちに中止し，μ 受容体拮抗薬であるナロキソンを投与

表 OAA/S scale

評価カテゴリー				複合スコア
反応性	話し方	顔の表情	目の状態	
普通の口調の呼名に対して，ただちに反応する	正常	正常	明瞭，眼瞼下垂なし	5（覚醒）
普通の口調の呼名に対して無気力に反応する	やや遅い，または不明瞭	軽度の弛緩	生気がない，または軽度の眼瞼下垂（目の半分未満）	4
大声での呼名または呼名の繰り返しに対して反応する	ろれつが回らない，またはきわめて遅い	顕著な弛緩（顎が緩んでいる）	生気がない，および顕著な眼瞼下垂（目の半分以上）	3
軽くつつく，または揺すると反応する	言葉はほぼ聞き取れない			2
軽くつつく，または揺すっても反応しない				1（深い睡眠）

スコアリングに際しては，4 つの評価カテゴリーのうち，もっとも鎮静レベルが深いスコア（もっとも小さい値）を OAA/S スコアとみなす。

Chernik DA, Gillings D, Laine H, et al. Validity and reliability of the observer's : assessment of alertness/sedation scale : study with intravenous midazolam. J Clin Psychopharmacol 1990 ; 10 : 244-51 より引用

する。

　プロポフォールを目標調節式注入法（target-controlled infusion：TCI）で使用するときには，効果部位濃度を 2 μg/ml を目標に設定し，鎮静の程度を評価しながら TCI で濃度調節を行う。マニュアルでプロポフォールを投与するときには，4 μg/kg/hr で投与を開始して，鎮静の程度を確認しながら 0.5～1 mg/kg/hr の範囲で投与量を増減させる。オピオイドを使用しない場合は，手術開始前にフルルビプロフェンアキセチルなどの非ステロイド性抗炎症薬（nonsteroidal anti-inflammatory drugs：NSAIDs）やアセトアミノフェン〔15 mg×体重（kg）〕を投与しておくとよい。さらに，術後の嘔気・嘔吐の予防と手術操作による喉頭浮腫を軽減する目的で，手術開始前にデキサメタゾンを投与しておく。

　気道確保は必要なく，自発呼吸で管理する。呼吸抑制の早期発見のために，呼気二酸化炭素分圧あるいは濃度を連続的にモニターするためのカプノメータは必須で，カプノメータに接続できる酸素マスクや経鼻カニューレを使用することが推奨される。MAC に用いるモニタリングは，カプノメータを含む通常のモニタリングで対応可能である。ただし，緊急の気道確保のための器材は，身近に準備しておくことを忘れてはならない。輸液回路は手術体位（両上肢を体幹に添わせる体位）から長めに延長し，薬剤投与用の三方活栓も少なくとも 3 つを組み込んでおく。体動が生じても手術の妨げにならないように，両上肢と体幹はしっかりと固定しておくことも重要である。輸液は，術前脱水量を補正した後は，5～6 ml/kg/hr の維持投与量で十分である。

　手術は，患者が鎮静されているのを確認後，喉頭に局所麻酔を浸潤して，予定されている喉頭フレームワーク術式の手順に従って開始される。声帯の緊張度や位置確認のために，患者を覚醒させて発声を促す。手術進行を見ながら鎮静薬の投与量を調節し，速やかに覚醒させることが，この麻酔管理のポイントである。同時に，客観的に声帯形状を確認するために，喉頭ファイバースコープで喉頭を観察する。発声が適正で，声帯位置が適切であ

ると判断された状態で，喉頭の枠組みは終了する。手術が完了した時点で，鎮静薬と鎮痛薬の投与を中止する。

術後管理

　手術の特徴から，術直後の上気道の狭窄や閉塞に注意する。呼吸音や胸郭運動を観察する。基本的に，術後に患者は緘黙療法を継続するため，度重なる患者への呼びかけで，発声による応答での上気道狭窄の確認は避けるべきである。可能ならば，麻酔回復室でカプノメータを装着して，呼気二酸化炭素の呼出状態の波形を観察することがもっとも優れた対策になる。上気道閉塞が疑われた場合には，最初に口腔内吸引を実施し，続いてステロイドを投与する。続いて，喉頭ファイバースコープ，喉頭周囲や声帯の浮腫や血腫の有無を観察する。気管挿管が必要か否かを，耳鼻咽喉科医と可及的速やかに相談することが重要である。

　術後鎮痛は，術直後であればNSAIDsやアセトアミノフェンの静脈内投与で提供し，経口摂取が可能となった時点からNSAIDsの経口投与に切り替える。経過が順調であれば，MAC終了後2～3時間後に飲水が可能となり，5～6時間後には固形物の摂取も可能となる。

まとめ：留意すべき重要ポイント

- 喉頭フレームワーク手術は，意識下鎮静を目指したMACで実施する。
- 鎮静薬は，デクスメデトミジンやプロポフォールなどの覚醒が容易な薬物を選択する。
- 鎮痛薬は，オピオイドあるいは非オピオイド鎮痛薬のいずれの選択も可能である。しかし，術中体動の軽減を目的とする場合には，オピオイドが優れている。
- オピオイドの呼吸抑制を最小限とするように，フェンタニル族の効果部位濃度を1～2 ng/mlの範囲内にとどめるように調節する。
- 鎮静評価には，OAA/S scaleなどの鎮静スコアを用いるか，BISに代表される脳波モニタリングを用いる。
- 術後の上気道狭窄や閉塞に注意する。上気道閉塞を疑ったときには，耳鼻咽喉科医とともに，気管挿管を含めた迅速な処置が求められる。

外科医からの要望

鳥取大学医学部感覚運動医学講座　　福原　隆宏
耳鼻咽喉・頭頸部外科学分野

　片側声帯麻痺に対する音声改善術は，麻痺により開いてしまった声帯間隙を狭めて声を改善する。術式としては，甲状軟骨形成術Ⅰ型と披裂軟骨内転術が併施されることが多い。音声改善術は，術中に実際の患者の音声の改善程度を確認しながら行うことが理想とさ

れている。しかし元来の披裂軟骨内転術は，甲状軟骨を翻転して手術を行うので，局所麻酔下では患者の苦痛の訴えも強くなる。このため，手術法を工夫して侵襲を小さくするか，麻酔法を工夫するかが議論となっている。麻酔法の工夫としては，局所麻酔に鎮静（sedation）を組み合わせた方法が挙げられる。無挿管で手術を施行できるため，術中ファイバースコープによる声帯の位置が確認可能で，覚醒すれば，術中に患者の音声改善程度を調整できる。この麻酔法では，術者が患者の声を確認したいときに患者がスムースに覚醒し，従命して発声できるような術中管理が求められる。

● 参考文献

1）Kitagawa Y, Kurashiki T, Fujii I, et al. Monitored anaesthesia care with dexmedetomidine is superior to general anaesthesia for laryngeal framework surgery. Eur J Anaesthesiol 2014 ; 31 suppl : 14.
2）松島康二．チタン製インプラントを用いた甲状軟骨形成術Ⅰ型についての検討．日耳鼻 2015 ; 118 : 1027-36.
3）中村一博，一色信彦，讃岐徹治ほか．片側喉頭麻痺に対する局所麻酔下喉頭枠組み手術の有用性．日本気管食道科学会会報 2008 ; 59 : 311-7.

稲垣　喜三

I 脳神経外科・頭頸部外科領域

内視鏡下甲状腺手術

はじめに

　甲状腺疾患は女性に多く，従来の頸部襟状切開手術では瘢痕の問題もあることから，整容性の改善を目的として内視鏡手術が多く行われるようになってきている[1〜9]。甲状腺内視鏡手術は，2014年，先進医療Aとして認可されるとともに，関連学会合同の内視鏡下甲状腺手術ワーキンググループが設立され，2016年の保険収載が期待されている。今後，爆発的な症例数増加が予想される手術の一つである。

疾患と手術の概要

適用疾患

　当初，甲状腺内視鏡手術は，リンパ節郭清を必要としない良性腫瘍と甲状腺良性疾患に対して行われてきたが，ロボット手術 da Vinci®（ダヴィンチ）surgical system の普及や視野方向可変式内視鏡の開発により格段にその操作性が改善し，リンパ節郭清を必要とする悪性腫瘍にも行われるようになっている。創が小さく整容性に優れている点で患者の満足度が高いことが特徴である（図1）。

　対象疾患は，結節性甲状腺腫および濾胞性腫瘍，バセドウ病（薬物治療抵抗性または副作用により抗甲状腺薬を内服できない症例），未分化がんを除く甲状腺がんであり，通常のオープン手術とほとんど変わらない。このうち，内視鏡手術の適用となるのは，バセドウ病では甲状腺総重量が80〜100g以下，良性腫瘍の場合は腫瘍径6〜7cm以下，甲状腺がんについては腫瘍径4cm以下で所属リンパ節転移のない分化がんを適用としている施設が多い。

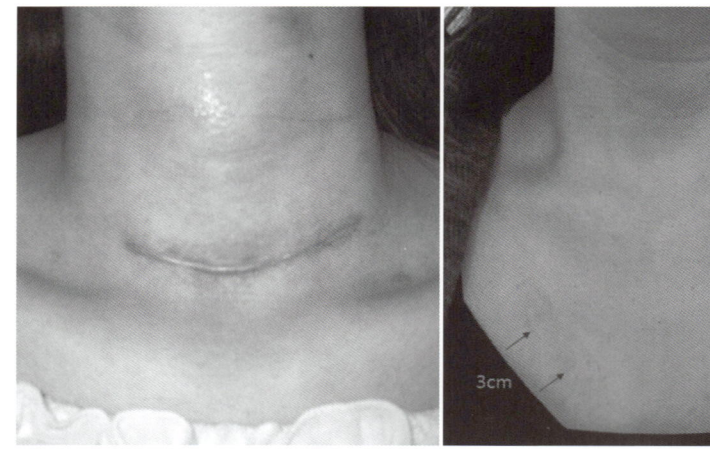

オープン手術　　　　　　　　前胸部アプローチ
　　　　　　　　　　　　　（VANS 変法，吊り上げ）

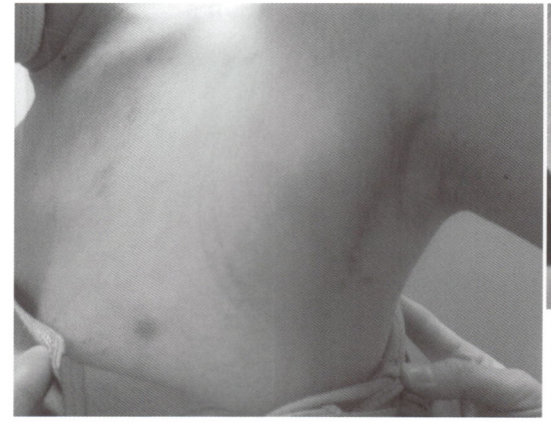

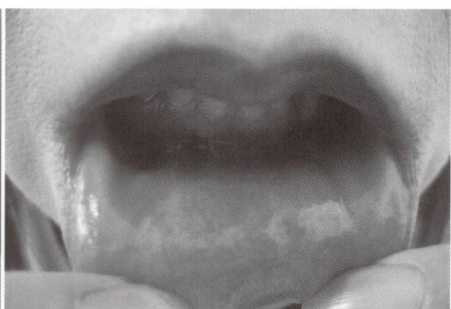

腋窩アプローチ　　　　　　　経口アプローチ
（吊り上げ）　　　　　　　　（吊り上げ）

図 1　術後創外観比較
オープン手術に比較して創が小さく，被覆される目立たない場所にある。

手術の概要

■完全内視鏡手術（送気法）と内視鏡補助下手術（吊り上げ法）

●完全内視鏡手術

　切開創が小さいため整容性に優れている。基本的には二酸化炭素による送気法で術野を確保する。圧漏れを防止するために弁付きトラッカーが必要である。合併症として皮下気腫・縦隔気腫の問題があるため，腹部手術よりも低圧（6 mmHg 程度）で送気する。このため操作スペースが限られる傾向にあり，難易度が高い。

●内視鏡補助下手術

　頸部や腋窩に lifting wire もしくは吊り上げ鉤を挿入し術野を確保する吊り上げ法を用いた手術である。2〜3 cm 程度の小切開創より操作を行う。内視鏡専用器具に加えて従来のオープン手術器具も使えるため操作がしやすく，出血への対応も容易である。

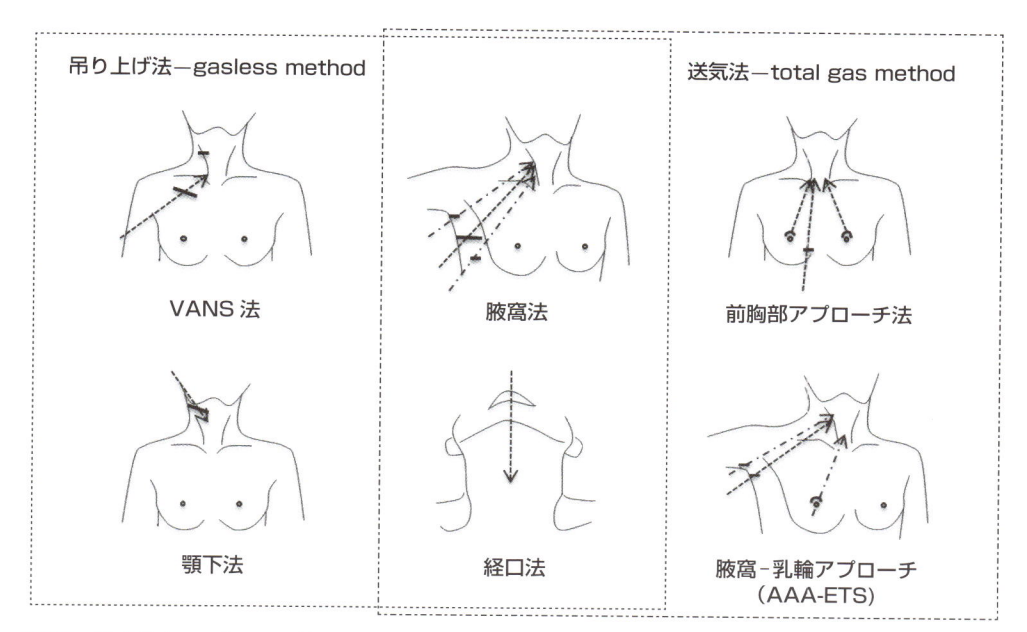

図2 代表的なアプローチ法

■アプローチの方法（皮膚切開）

　前頸部に小切開をおく direct approach と，頸部外に皮切を置く extracervical approach（remote access）に大別されるが，現在の主流はより整容性の高い extracervical approach である．腋窩・鎖骨下・前胸部・乳輪あるいはそれらの組み合わせなど非常に多くのバリエーションが存在する．代表的なアプローチ法について図2に示す．世界的には腋窩からの吊り上げ法が，日本では鎖骨下もしくは前胸部からの吊り上げ法を採用する施設が多い傾向にある．

術前管理

　従来の襟状切開による手術と同様に甲状腺機能の評価は必須である．バセドウ病やプランマー病の場合は甲状腺機能亢進症の治療が行われ，甲状腺機能が正常化していることを確認する．

甲状腺機能

　周術期の甲状腺クリーゼを回避するため，甲状腺機能のコントロールを行う．
　治療方法としては，①抗甲状腺剤，②無機ヨード剤，③β遮断薬，④副腎皮質ホルモン薬などが用いられる．バセドウ甲状腺手術の際は術前に甲状腺ホルモン値を低下させるとともに甲状腺への血流を減少させる目的で無機ヨード剤を服用させることが多い．ただし，1カ月以上使用すると抑制効果がなくなるため（エスケープ現象），手術日に合わせて2週間程度服用させる必要がある．また，チアマゾールの副作用として無顆粒球症や肝障害

を来すことがあるため，術前の血液生化学検査も評価しておく必要がある。

内視鏡手術特有の準備はないが，経口アプローチの際には歯槽部の切開部の確認，感染巣となりうる歯科疾患の有無を評価する。

術中管理

麻酔導入・気道確保

気道系への影響を考慮し，必ず気管挿管下に管理する。術中の気管圧排やチューブの屈曲を避けるため，われわれの施設では必ずらせんチューブを用いている。経口アプローチでは，外科医の要請がある場合，経鼻挿管を行うこともある。経鼻挿管の場合もらせんチューブを選択する。経口挿管の場合は口角固定を行い，固定テープが消毒野にかからないよう上口唇より頭側に貼付している。経口アプローチでは開口を妨げないように固定を行う。また，チューブは頭側に彎曲させ，術野を遮らないよう配慮する（図3）。経口アプローチでは出血などの流れ込みや鉗子・電気メスなどによる口腔内損傷を防ぐ目的で消

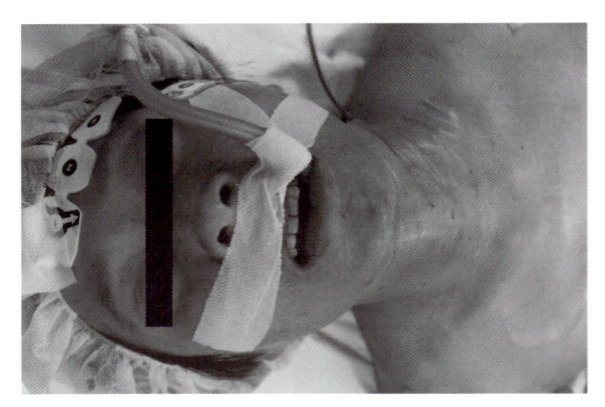

図3　経口アプローチ時のチューブ固定

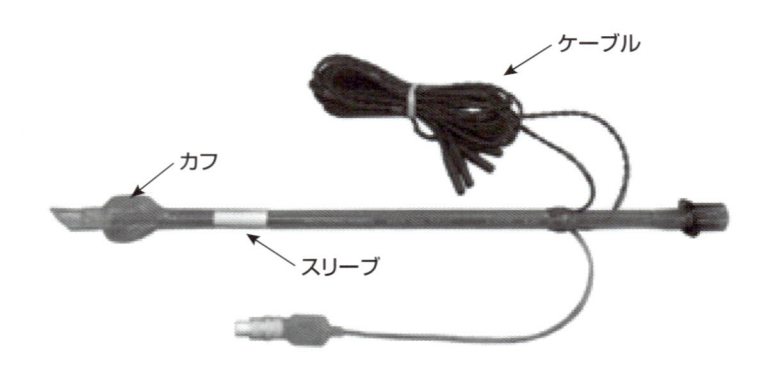

図4　EMGチューブ®

毒後に口腔内をガーゼで充填してもらう。

　気管挿管にEMGチューブ®（図4）を選択すると，神経刺激による反回神経の確認も可能である。ただし，現在販売されているEMGチューブ®は内径6.0 mm・7.0 mm・8.0 mm（外径8.8 mm・10.2 mm・11.3 mm）と3サイズのみであり，気管径の細い患者には使用できない。また，反回神経モニターを行う場合は術中筋弛緩薬の追加投与は行わない。

麻酔法・麻酔維持

　基本的には全身麻酔であれば吸入麻酔，全静脈麻酔のどちらでも構わない。神経剥離など繊細な操作が多くなるため，バッキングなど体動を生じないよう麻酔深度には注意する。とくにEMGチューブ®を使用する際には麻酔導入後の筋弛緩薬追加投与を行わないため，十分な麻酔深度の維持が必要である。腋窩アプローチ以外のアプローチ法では両上腕とも巻き込み固定となることが多いため，静脈点滴ルートのトラブルに注意する。全静脈麻酔の場合，点滴漏れによる術中覚醒の危険性もある。bispectral index（BIS値）に注意し，必要時には確認を行う。われわれは最低2本の静脈路確保と観血的動脈圧モニターの留置を行うとともに，巻き込んだ上肢の静脈点滴ルートの閉塞や圧排が起こらないよう半円筒アクリル樹脂のアームガードを使用している。送気式の場合は皮下気腫・縦隔気腫の発症に注意する必要がある。

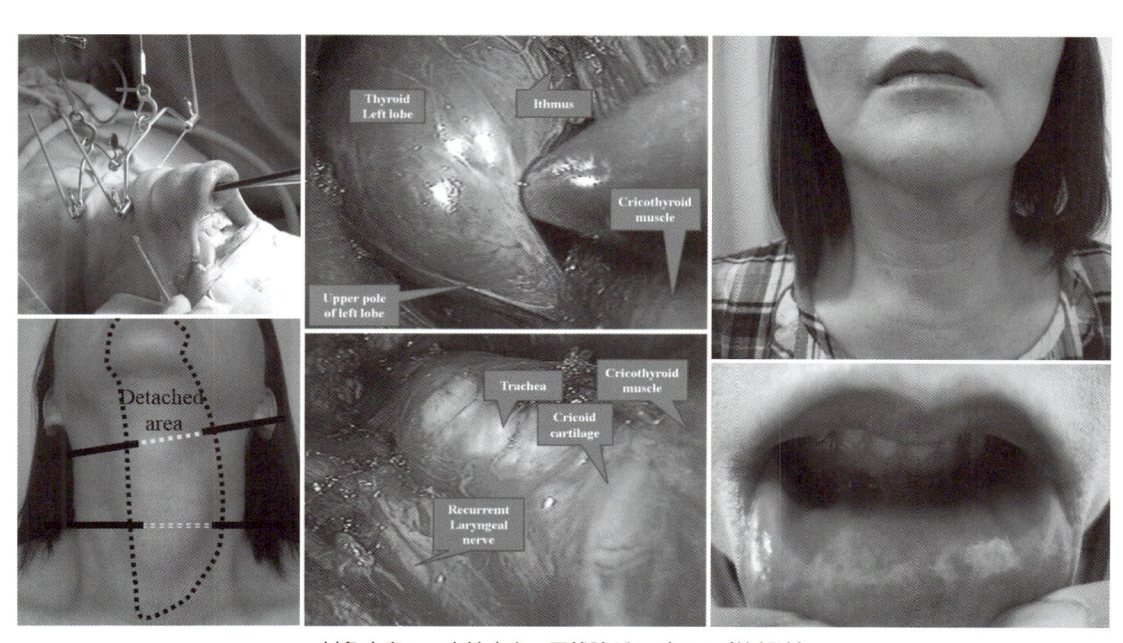

対象疾患： 良性疾患　甲状腺がん（リンパ節郭清）

図5　吊り上げ式・経口アプローチによる手術
2本のlifting wireを用いて前頸部を吊り上げ，頤から前頸部まで剥離し術野を確保する。
術者は患者頭側より操作を行う。術後1カ月で創痕はほとんど分からなくなる。
Nakajo A, Arima H, Hirata M, et al. Trans-oral video-assisted neck surgery (TOVANS). A new transoral technique of endoscopic thyroidectomy with gasless premandible approach. Surg Endosc 2013 ; 27 : 1105-10 より引用

I 脳神経外科・頭頸部外科領域

術中体位・麻酔器の位置

　内視鏡下甲状腺手術では甲状腺位といわれる極端な後屈位をとる必要がない。肩枕挿入により軽度頸部を伸展した体位で手術は行われる。腋窩アプローチでは上肢を90度外転位で固定，その他のアプローチでは上肢は巻き込み固定される。経口アプローチの場合，術者は常に患者の頭側から操作を行うため麻酔器は患者足側に移動する（図5）。また，われわれの施設で行われているbidirectional approach of video-assisted neck surgery（BAVANS，図6）でも鎖骨背面の気管周囲リンパ節郭清（図7）を行う際に術者が頭側に移動するため，麻酔器は患者のやや右外側に移動する。

手術終了時

　従来のオープン手術同様，術後合併症として出血・反回神経麻痺の危険性がある。特に

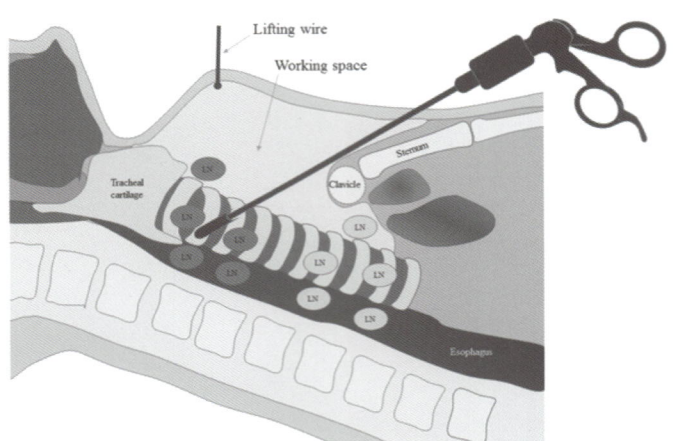

precordial approach

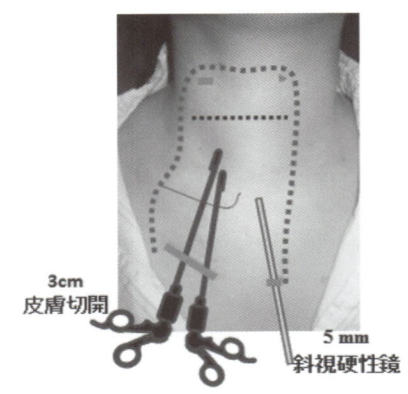

前胸部アプローチや腋窩アプローチでは胸骨や鎖骨が邪魔になり，胸骨や鎖骨直下の気管周囲リンパ節郭清が不十分となる。

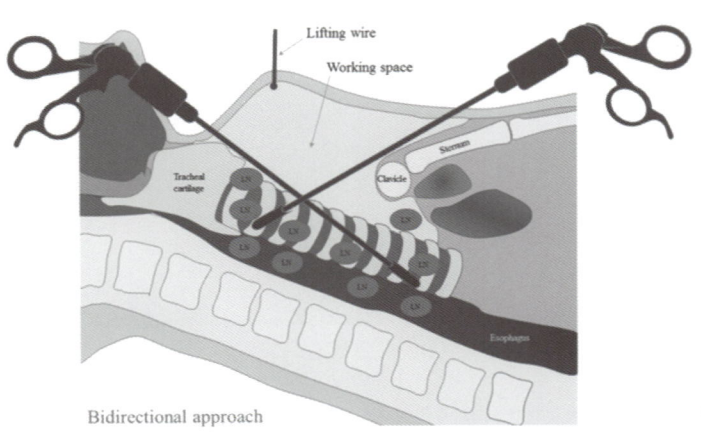

cranio-caudal approach を併用

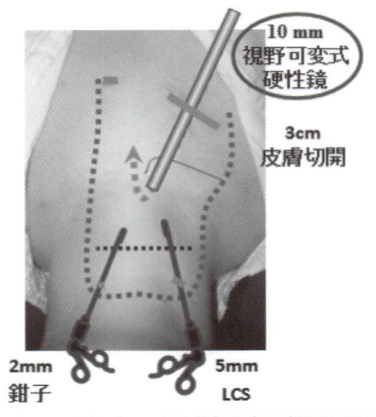

cranio-caudal view では傍気管部の視野展開が良好で，気管周囲のリンパ節郭清が確実に施行できる。

図6　bidirectional approach of video-assisted neck surgery（BAVANS）

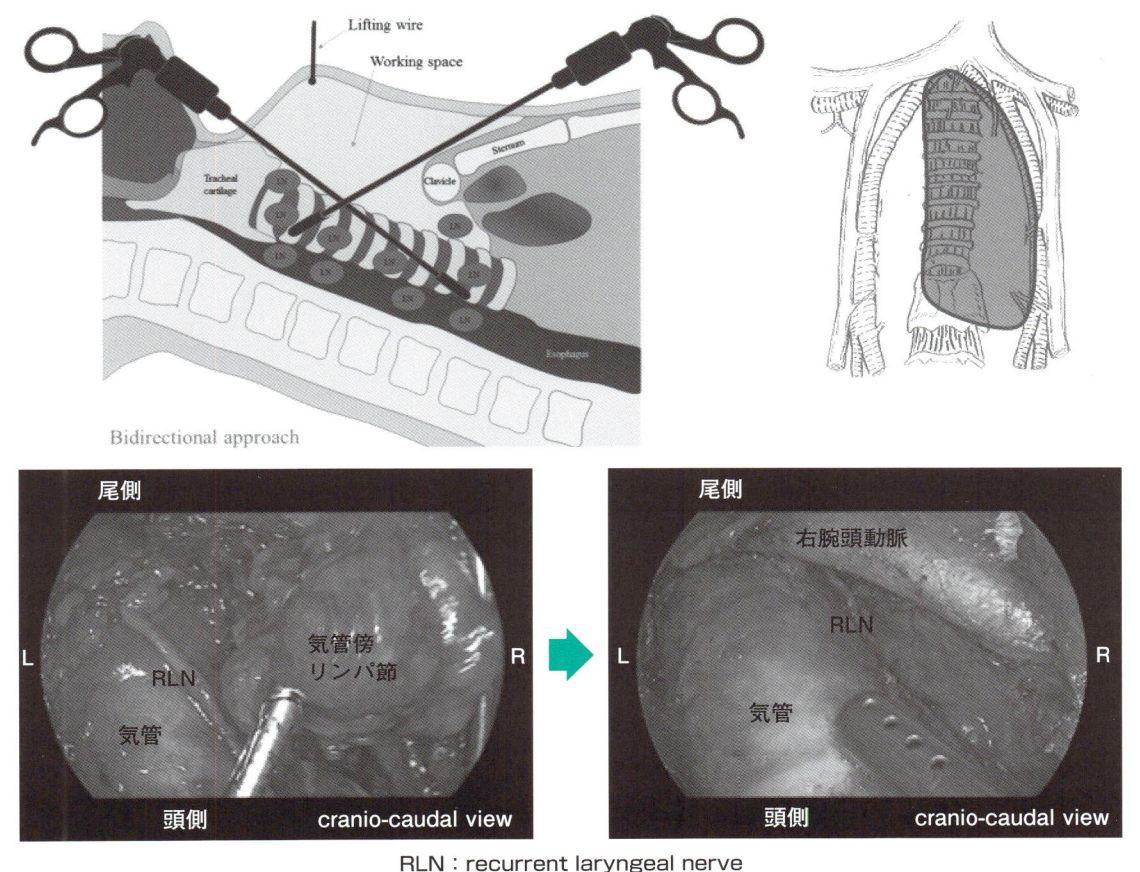

図7 BAVANSによる内視鏡下気管周囲完全郭清（甲状腺乳頭がん）

RLN：recurrent laryngeal nerve

剝離範囲が広範であることから前頸静脈や筋肉に起因する皮下血腫も危惧されるため，必ず，閉創前に昇圧を行い，術者に出血の有無を確認してもらう。EMGチューブ®を使用した場合は反回神経の反応についても評価を行っておく。気道浮腫や皮下気腫による気道の圧迫については，カフリークテストのみでは評価できない。正確な評価は抜管前には難しいことから，抜管時には必ず再挿管可能な準備（術中使用したものと同じ径を含め複数サイズの気管チューブおよび喉頭鏡など）を行う。筋弛緩は必ず筋弛緩モニターで評価を行い，必要時にスガマデクス2 mg/kgで拮抗している。スガマデクス投与後早期に再挿管を行う場合には通常量の筋弛緩薬では効果発現に時間がかかり，追加の筋弛緩薬投与が必要となることもあるため[10]，スガマデクスの過剰投与は避ける。

術後管理

術後合併症のリスクを念頭に置いた管理が必要である。周術期合併症の頻度についてはいくつかの報告があるが，内視鏡補助下甲状腺手術は従来のオープン手術に対し，出血量および合併症（一過性・恒久的反回神経麻痺，一過性・恒久的副甲状腺機能低下症，創感染）

の発生頻度に有意差はないとしたものが多い[11)-13)]。また，創が小さく目立たない，瘢痕拘縮が少ないなど整容性の点で内視鏡手術は優れているが，手術時間は有意に延長する[11)12)]。そのため，声門浮腫の可能性も忘れてはならない。

気道管理

● **抜管直後**
両側反回神経麻痺・声門浮腫が生ずると気道狭窄・気道閉塞により抜管直後から喘鳴，陥没呼吸，チアノーゼが生ずる。

● **術後6時間まで**
術後出血による気道狭窄・気道閉塞の危険性がある。
また，副甲状腺機能低下症の症状としてテタニーや呼吸困難が出現してくることがある。Caの補充を行う。

● **術後6時間以降**
甲状腺機能低下症，副甲状腺機能低下症，甲状腺クリーゼ発症の危険性が生ずる。適宜補充療法を行う。術前，β遮断薬の投与を行われていた症例では特に注意する。

術後鎮痛

比較的大きな皮膚剥離を必要とするため，創は小さくても疼痛自体はオープン手術と同等もしくは疼痛が強いという報告[10)]もあれば，術後24時間での疼痛は有意に内視鏡手術で低いというもの[11)]もあるが，非ステロイド性抗炎症薬やアセトアミノフェンの屯用で対応可能なことが多い。われわれの施設では術中のフェンタニルと手術終了時のアセトアミノフェンの投与のみで対応している。術後，呼吸や気道の評価に影響を与える可能性を考え，オピオイドの持続投与は行っていない。口腔アプローチの場合もあまり強い痛みの訴えはない。

神経障害

帰室後に遅発性反回神経麻痺による呼吸困難が生じる場合もあるため，十分な注意・観察が必要である。特に甲状腺全摘の場合には，オープン手術同様，帰室後の緊急挿管に備えた準備をしておくことが望ましい。甲状腺内視鏡手術の場合，頸部皮膚剥離面の一過性知覚低下も見られることが多い。経口アプローチの場合は剥離時の頤神経末端損傷によると思われる下口唇の知覚低下を生ずることがある。

まとめ：留意すべき重要ポイント

- 甲状腺内視鏡手術は創が小さく目立たないという整容性の点から患者の満足度は高く，今後症例数は増加していくものと考えられる。
- 甲状腺内視鏡手術には，アプローチ法や視野確保の方法などさまざまなバリエーションがある。術前に外科医から情報収集のうえ，術式に合わせた麻酔管理を行う必要がある。
- 甲状腺内視鏡手術による合併症の頻度は，現段階では従来手術と変わらない。重篤な合併症を来さないためには，術中・術後を通して緊密な観察と評価を行う必要がある。
- 今後，リンパ節郭清を含めた甲状腺がんへの適用がさらに拡大していくことが予想されるが，易操作性・安全性・根治性の向上につながる手術器機の開発により手術時間の短縮とさらなる安全性の向上が期待される。

外科医からの要望　鹿児島大学医学部歯学部附属病院乳腺甲状腺外科　中条　哲浩

《甲状腺内視鏡手術について》

現在の甲状腺内視鏡手術では，腋窩・前胸部・乳輪などから甲状腺に到達する extra cervical approach が主流であるが，甲状腺内視鏡手術がオープン手術ともっとも異なる点は，広頸筋下層の剥離が広範囲に及ぶことである。前頸筋や胸鎖乳突筋に加えて大胸筋が露出されるため，筋膜損傷や筋肉表層の小さな血管の損傷が起こりやすい状況である。これらの小血管損傷に起因する術後の皮下血腫は再手術につながる注意すべき合併症であり，閉創前の止血の確認が重要となる。この止血確認の際，外科医が麻酔科医に昇圧維持を依頼することも多々ある。また，挿管チューブ抜去に際して起こる bucking や著明な咳嗽なども皮下血腫形成の原因になりうるため，注意が必要と思われる。さらに甲状腺手術後の2割程度の患者が術直後に嘔気を訴えるため，この対策も検討の余地があると考えている。

● 参考文献

1) Hüscher CS, Chiodini S, Napolitano C, et al. Endoscopic right thyroid lobectomy. Surg Endosc 1997 ; 11 : 877.
2) Shimizu K, Akira S, Jasmi AY, et al. Video-assisted neck surgery: endoscopic resection of thyroid tumors with a very minimal neck wound. J Am Coll Surg 1999 ; 188 : 697-703.
3) Ohgami M, Ishii S, Arisawa Y, et al. Scarless endoscopic thyroidectomy: breast approach for better cosmesis. Surg Laparosc Endosc Percutan Tech 2000 ; 10 : 1-4.
4) Ikeda Y, Takami H, Niimi M, et al. Endoscopic thyroidectomy by the axillary approach. Surg Endosc 2001 ; 15 : 1362-4.
5) Kitano H, Kinoshita T, Fujimura M, et al. Endoscopic neck surgery for thyroid carcinoma. Diagn Ther Endosc 2001 ; 7 : 135-40.

6) Sasaki A, Nakajima J, Ikeda K, et al. Endoscopic thyroidectomy by the breast approach: a single institution's 9-year experience. World J Surg 2008 ; 32 : 381-5.
7) 鈴木眞一，福島俊彦，竹之下誠一．内視鏡下の良性甲状腺手術—AAA-ETS について—．日本内視鏡外科学会雑誌 2008 ; 13 ; 271-81.
8) 原　尚人，片山裕子，坂東裕子ほか．甲状腺乳頭癌に対する内視鏡補助下甲状腺切除＋頸部リンパ節 D2 郭清．日本内視鏡外科学会雑誌 2008 ; 13 : 289-94.
9) Nakajo A, Arima H, Hirata M, et al. Trans-oral video-assisted neck surgery (TOVANS). A new transoral technique of endoscopic thyroidectomy with gasless premandible approach. Surg Endosc 2013 ; 27 : 1105-10.
10) Cammu G, de Kam PJ, De Graeve K, et al. Repeat dosing of rocuronium 1.2 mg kg^{-1} after reversal of neuromuscular block by sugammadex 4.0 mg kg^{-1} in anaesthetized healthy volunteers: a modeling-based pilot study. Br J Anaesth 2010 ; 105 : 487-92.
11) Charles TK, Tan WK, Delbridge CL. 'Scarless' (in the neck) endoscopic thyroidectomy (SET): an evidence-based review of published techniques. World J Surg 2008 ; 32 : 1349-57.
12) Zhang S, Zheng Y , Wu B, et al. Meta-analysis of video-assisted thyroidectomy versus conventional thyroidectomy. Surgical Practice 2013 ; 17 : 83-91.
13) Brian HH Lang, Carlos KH Wong, Julian S Tsang, et al. A systematic review and meta-analysis comparing outcomes between robotic-assisted thyroidectomy and non-robotic endoscopic thyroidectomy. J Surg Res 2014 ; 191 : 389-98.
14) 小原孝男編．内分泌外科の要点と盲点（Knack & pitfalls）．第 2 版．東京：文光堂；2007．

　　　　　　　　　　　　　　　　　　　　　　　　　　　　　増田　美奈，上村　裕一

Ⅰ 脳神経外科・頭頸部外科領域

ロボット支援咽喉頭切除術

はじめに

　経口的ロボット支援手術（transoral robotic surgery：TORS）は 2007 年に Weinstein ら[1]によって報告され，2009 年に食品医薬品局（Food and Drug Administration：FDA）の承認を受け，その後，全世界的に普及した耳鼻咽喉科領域の低侵襲手術である。専用開口器により術野を確保し，3D 内視鏡下にロボットアームを経口挿入して病変部への術手技を行う。これまで困難とされていた部位での術操作を可能とした。

疾患と手術の概要

適用疾患

　現行では T1・2 の中咽頭がん，下咽頭がん，喉頭がんを適用としている。
　中咽頭側壁がん・前壁がん，声門上がんは臨床試験中である。
　上記以外に扁桃腺がん[2]，咽頭の良性疾患[3]，咽頭狭窄[4]，原発不明の頸部リンパ節転移の原発巣探索[5]，そして経口的喉頭全摘[6]などへの適用報告がある。
　ただし，わが国での TORS は薬事未承認である。

手術の概要

　手術施行には十分な術野展開が可能であること（開口 40 mm 以上）が必須条件で，よって開口制限のある症例は適用外となる[7]。
　術野が狭小なことにより，3D 内視鏡カメラ用アーム以外に経口挿入可能なロボットアームは 2 本に制限される。

I 脳神経外科・頭頸部外科領域

患者頭側の助手が鉗子や吸引など2本を挿入して手術の補助にあたる。

3D内視鏡画像（最大15倍まで拡大可能）と自由度の高いロボットアームにより，狭小な部位や彎曲した部位の病変部操作も円滑に行える[7]。

フィルタ機能により手ぶれは補正され，スケイリング機能により術者の操作は縮尺できるので，より繊細で安定した手術操作が可能となる[8]。

上記の機能により比較的短期間での手術手技習得が可能である。

術後の唾液分泌低下や味覚障害などの後遺症を生じない[8]ので，入院期間が大幅に短縮できる。

術前管理

麻酔科業務

安全面から気管挿管にはレーザーチューブの使用が望ましいが，材質が硬く術野も不良となったため，現在ではらせん入りチューブを使用している。

静脈ラインは麻酔器側の左上肢から確保する。

短時間かつ術侵襲の低い術式なので，合併症などの問題がないかぎり動脈ラインは不要。

共同業務

開口状態に加えて歯牙の状態を把握し，必要な処置を施しておく。

患者の右下30〜45度よりpatient cartをロールインするサイド・ドッキングなので，ベッド支柱との位置関係に留意する。

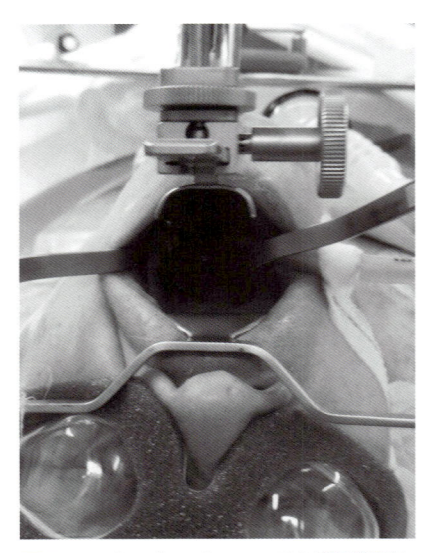

図1　シミュレーションでの術野確認
FK-WOリトラクターによる開口状態。

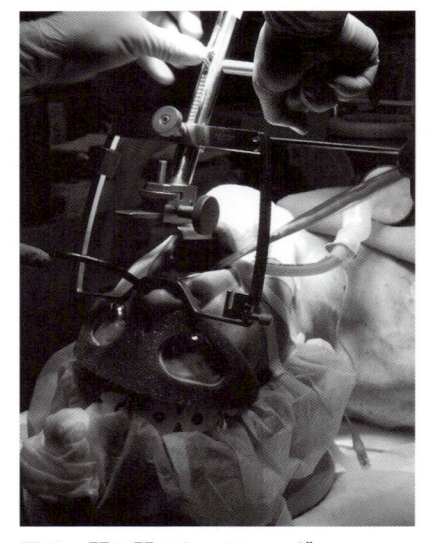

図2　開口器のセッティング
まだ内視鏡は挿入されていないので気管チューブの状態チェックは目視となる。

事前に全身麻酔下でのシミュレーションを施行し，クロー・デーヴィス（Crowe-Davis）（中咽頭側壁がん）あるいは FK-WO リトラクター（中咽頭前壁がん・下咽頭がん）による開口時の視野も確認しておくとよい（図1）。

術者業務

術中の頸動脈損傷を回避するため，総頸動脈の走行異常の有無を CT などで確認しておく。

口唇や歯牙の損傷予防にマウスピースを作製しておく[7]。

術中管理

麻酔科業務

中咽頭後壁がん・下咽頭がんでは，健側からの経口挿管で口角固定する。

中咽頭側壁および前壁がんでは，健側からの経鼻挿管を基本とする。

眼球保護に留意する（当院ではメディカルリーダース社"オプティガード™"を用いている）。

開口器セッティング時はまだ患者頭側に余裕があるので，気道内圧を監視しながら，できれば術者側から気管チューブの状態を観察することが望ましい（図2）。

換気状態に異常のないことを確認してから蛇管固定を行う。

麻酔器は患者左側の腰部付近に，点滴台とモニターは同側の下肢付近に集約しておくとよい（図3）。

必要時には左側上肢より動脈ラインを確保できるように配置しておく。

ほかの術式に比べ術中出血は極少量であるが，2本目の静脈ラインを要する事態も念頭に置いて最初のライン確保を施行する。

麻酔科医の立ち位置からは術野全景は見えない（図4）。らせん入りチューブは容易にたわむので，気道内圧とともに術野モニターもしっかり観察することが肝要である。特に不全抜去状態に注意すること。

術中術後の喉頭浮腫軽減目的でステロイド剤投与を行う。

胃管の挿入は術後に行う。

共同業務

麻酔導入終了後速やかに手術施行のポジションへ移動する。この際ライントラブルを生じないよう注意する。

術前シミュレーションの施行により，TORS で完遂不可だった症例は 6.7% ほどと報告されている[9]。

I 脳神経外科・頭頸部外科領域

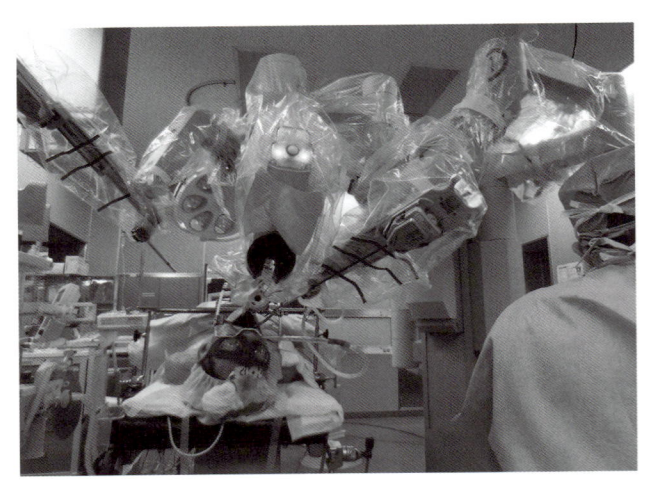

図3 術者側からの風景
患者左側に麻酔器や点滴台が位置し，モニターはまだ足元にある。

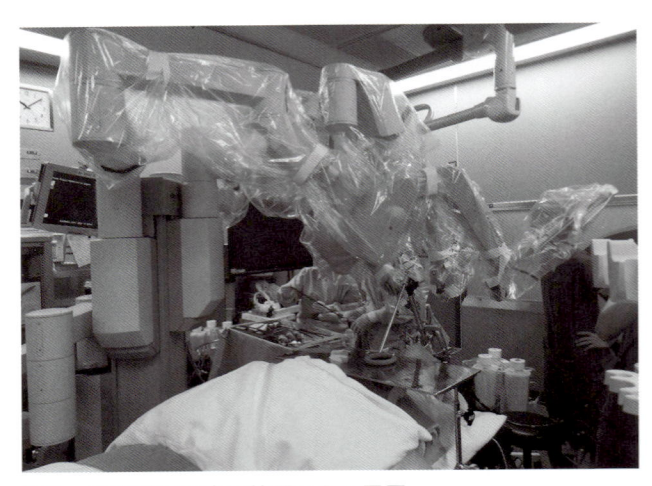

図4 麻酔科医の立ち位置からの風景
患者の左尾側に移動しているので術野全景は見えない。

術後管理

麻酔科業務

　開口器除去後，口唇や歯牙の状態を詳細に観察する。術前と変化がなければバイトブロックを固定する。

　術後に挿入された胃管より胃内容物を十分吸引しておく。術中の嚥下により血性物の吸引されることもあるが，吸引が不十分だと術後嘔吐する可能性が高まるので注意する（病棟で胃管を抜去するときは粗雑に抜去しないように心掛ける）。

　抜管前に創部からの出血や著明な粘膜下血腫のないことを術者とともに確認しておく。このとき，盲目的な口腔内吸引は回避する。

出血が見られた場合は術者の判断によりそのまま抜管を施行するか，あるいは出血部位の確認および対処を行う．

出血部位の同定不能などの理由で再挿管の必要性が生じた場合は，再度らせん入りチューブでの気管挿管を行う．

抜管後に気道狭窄を来す危険性が示唆される場合は，チューブ・エクスチェンジャーを留置して抜管する．再挿管用の気管チューブの準備は必須である．抜管後は十分な観察を経てチューブ・エクスチェンジャーを抜去する．

術経過により喉頭や舌の浮腫が著明な場合は，無理に抜管せず挿管状態のまま一晩経過観察とする．

リカバリールームや帰棟後でも，気道狭窄による換気困難や突然の出血の可能性があるので注意を要する．

術者業務

一般的には術後1〜2日目に嚥下造影を施行して，異常ないことを確認後に経口摂取開始となる．

術後良好な中咽頭がん患者に対し，海外では手術翌日より経口摂取が開始されている[10]．

TORS の平均入院期間は 5.3 日で，6 カ月以上経管栄養管理となった症例は 3.8% にすぎなかった[10]．

まとめ：留意すべき重要ポイント

- 術前のシミュレーションは重要で，使用する手術室に合わせて手術台，麻酔器，patient cart, surgeon console, vision cart の配置を決定する．
- 特に patient cart はサイド・ドッキングするので，スタンバイの位置からベッドサイドへの移動もスムーズに行えるような配慮を要する．
- 患者の歯牙の状態や開口程度の確認をしておく．
- 気管挿管には"らせん入りチューブ"を使用し，術中も口腔内操作によるトラブルの有無を監視していなければならない．
- 静脈ラインは麻酔器側の左上肢から確保し，術中も追加確保可能な状態としておく．
- 手術終了時に胃管を挿入し，その後抜去する場合も丁寧に行う．
- 抜管時には出血や血腫に十分な注意が必要で，状況によってはチューブ・エクスチェンジャーの使用や挿管状態での帰室を考慮する．

I 脳神経外科・頭頸部外科領域

外科医からの要望

東京医科大学耳鼻咽喉科学分野　清水　顕

　TORSでは病変部位によって挿管経路が異なり，腫瘍のサイズによっては術前気管切開の可能性も生じる。挿管チューブはレーザー用チューブが望ましいが，不便があったのでスパイラルチューブとなった。挿管操作の経路に病変があるので愛護的にお願いする。術野が小さいので出血すると手術が難しくなる。初めから口腔内でチューブにたわみがあるとロボットの鉗子と干渉するので危険である。固定は開口の妨げにならないように。リトラクターでチューブごと腹側に挙上する場合もあり，術中はチューブの閉側や抜管に留意していただきたい。術中の胃管留置はせず，術後挿入する。術中・術後の喉頭浮腫軽減のため，ステロイド投与をお願いする。抜管時は喉頭浮腫による気道狭窄に注意を要し，再挿管や緊急気切になることもある。浮腫が高度の場合は挿管状態のままで術後管理を行う。とにかく抜管の際には慎重に観察していただきたい。

●参考文献

1) Weinstein GS, O'Malley BW Jr, Snyder W, et al. Transoral robotic surgery: supraglottic partial laryngectomy. Ann Otol Rhinol Laryngol 2007 ; 116 : 19-23.
2) Brickman D, Gross ND. Robotic to the pharynx: tonsil cancer. Otolaryngol Clin North Am 2014 ; 47 : 359-72.
3) Chan JY, Richmon JD. Transoral robotic surgery (TORS) for benign pharyngeal lesions. Otolaryngol Clin North Am 2014 ; 47 : 407-14.
4) Byrd JK, Leonardis RL, Bonawitz SC, et al. Transoral robotic surgery for pharyngeal stenosis. Int J Med Robot 2014 ; 10 : 418-22.
5) Patel SA, Magnuson JS, Holsinger FC, et al. Robotic surgery for primary head and neck squamous cell carcinoma of unknown site. JAMA Otolaryngol Head Neck Surg 2013 ; 139 : 1203-11.
6) Lawson G, Mendelsohn AH, Van Der Vorst S, et al. Transoral robotic surgery total laryngectomy. Laryngoscope 2013 ; 123 : 193-6.
7) 清水　顕. 咽喉頭領域における経口的ロボット支援手術. 日気食会報　2015 ; 66 : 319-25.
8) 石川征司, 楯谷一郎. 経口的ロボット支援手術. 癌と化学療法　2015 ; 42 : 798-801.
9) Weinstein GS, O'Malley BW Jr, Magnuson JS, et al. Transoral robotic surgery: a multicenter study to assess feasibility, safety and surgical margins. Laryngoscope 2012 ; 122 : 1701-7.
10) Shimizu A, Suzuki M, Krishnan S, et al. Epochmaking treatment with transoral robotic surgery for oropharyngeal carcinoma. Curr Cancer Ther Rev 2015 ; 11 : 27-32.

荻原　幸彦

I 脳神経外科・頭頸部外科領域

ロボット支援甲状腺摘出術

はじめに

　通常の甲状腺摘出術では頸部に5～10 cm程度の襟状切開を要するが，甲状腺腫瘍は疫学的に若い女性に多く，整容性が問題となる場合も多い。そこで近年になり，頸部切開を行わない内視鏡下甲状腺摘出術などが考案された[1～3]。

　ロボット支援甲状腺摘出術は，腋窩アプローチで行うため，頸部の切開が必要なく整容性に優れている。さらに内視鏡手術以上に拡大立体視野での精密な操作が可能となる。ただし，現在ロボット支援甲状腺摘出術は保険収載されておらず，日本国内でこの術式を行っている施設は限られている。

　本項ではロボット支援甲状腺摘出術の麻酔管理について概説する。

疾患と手術の概要

疾患の概要

　甲状腺腫瘍のほとんどが良性腫瘍（濾胞性腫瘍）であるが，約5%は悪性腫瘍である。悪性腫瘍には，乳頭がん，濾胞がん，髄様がん，未分化がん，悪性リンパ腫などがある。甲状腺がんの家族歴や甲状腺髄様がんに副腎腫瘍，褐色細胞腫合併があれば多発性内分泌腫瘍2型（multiple endocrine neoplasia type 2：MEN2）である。

　現在は，濾胞性病変やⅠ期の甲状腺乳頭がんをロボット支援甲状腺切除術の手術適用としている。

I 脳神経外科・頭頸部外科領域

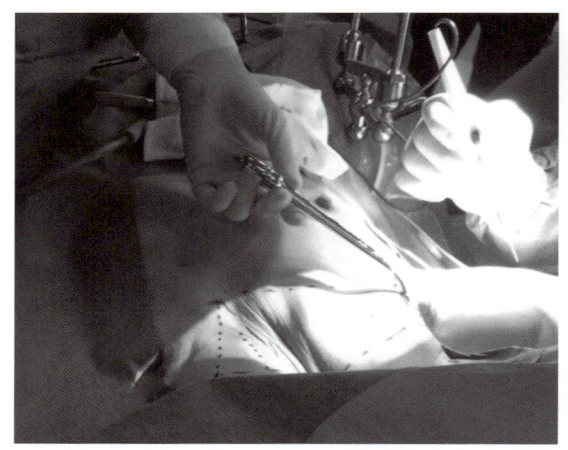

図1 広頸筋フラップ作製

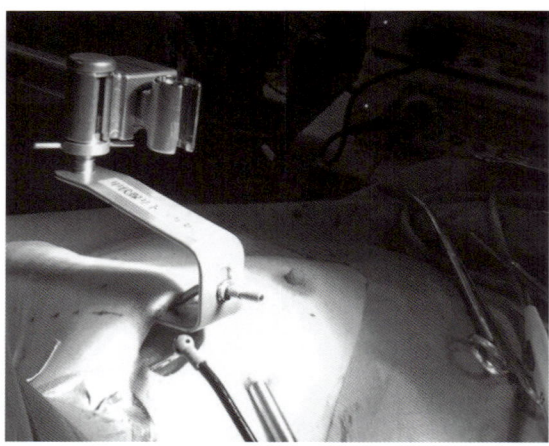

図2 リトラクターによる挙上

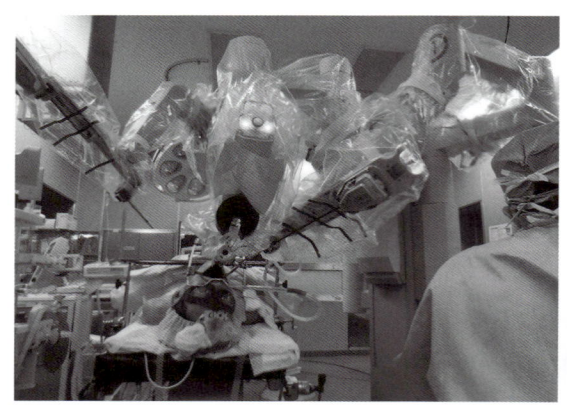

図3 ロボット導入後

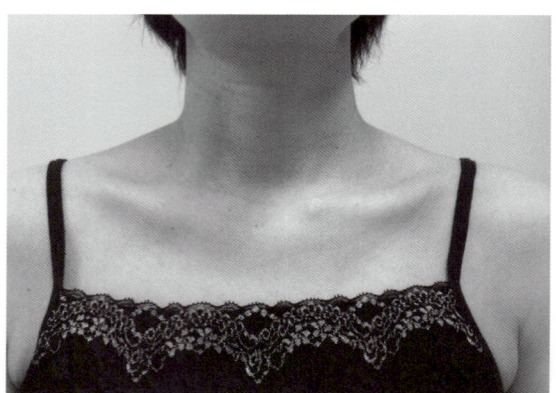

図4 術後頸部写真

手術の概要

　ロボット支援甲状腺摘出術では，甲状腺摘出側の前腋窩線に約5 cmの切開をおき，前頸筋まで皮下を剥離し広頸筋フラップを作製する（図1）。胸鎖乳突筋を露出した後，胸鎖乳突筋の胸骨枝と鎖骨枝間（小鎖骨上窩）を剥離する。胸骨舌骨筋，胸骨甲状筋を専用のリトラクターで挙上する（図2）と，甲状腺を露出することができる。対側からdaVinci®（ダヴィンチ）Surgical System（Intuitive Surgical Inc, Sunnyvale, 米国）を導入し，創部からロボットアームを挿入後ロボットによる操作を開始する（図3）。上甲状腺動脈，下甲状腺動脈の処理を行い，反回神経を同定し慎重に甲状腺を気管から剥離し摘出する[4]。

　術後の写真を呈示する。頸部の手術創はなく，上肢を挙上しなければ創部を確認することはできない（図4）。

術前管理

　術前診察では，気道評価が特に重要となる。開口障害の有無，Mallmpati分類や頸部後屈制限（thyrometal distance）の評価に加え，甲状腺の大きさ，可動性などを確認する。また術前より嗄声の有無も確認し，反回神経麻痺があるようなら術前に喉頭ファイバーで確認する。

　血液検査では一般的な採血に加え，甲状腺ホルモン値を確認する。甲状腺機能亢進では抗甲状腺薬，ステロイド，β遮断薬，ヨウ化カリウムの内服の有無を確認する。長期のステロイド投与されている場合はステロイドカバーを考慮する。すべての薬剤は術当日朝まで内服させる。また，甲状腺機能低下症では，乾燥甲状腺末を術当日朝まで内服させる。

　胸部X線写真では肺野，心陰影はもちろんのこと気管の圧排，狭窄を確認する。狭窄の程度によって気管挿管チューブは細めのもの準備する。

　心電図検査では虚血性変化や不整脈の有無を確認する。甲状腺機能亢進時の心房細動などの頻脈発作の合併に注意する。

　ロボット支援甲状腺摘出術の体位は患側上肢を外旋，外転位にするため術前からその肢位が可能か，また肢位変換時に橈骨動脈の拍動や上肢のしびれの有無を確認する。筆者らは他科術式で，この体位により術前に診断されていない胸郭出口症候群による術後腕神経叢麻痺を経験したことから，特に注意をしている。

術中管理

　気管挿管による全身麻酔を選択する。麻酔導入はプロポフォール2 mg/kgを投与しマスクによる換気が可能なことを確認後，ロクロニウム0.6 mg/kgを投与しレミフェンタニル0.5 μg/kg/minで開始する。麻酔深度が十分になった後に気管挿管を行う。

　甲状腺腫瘍は，若い女性に多いため術後悪心・嘔吐（postoperative nausea and vomit-

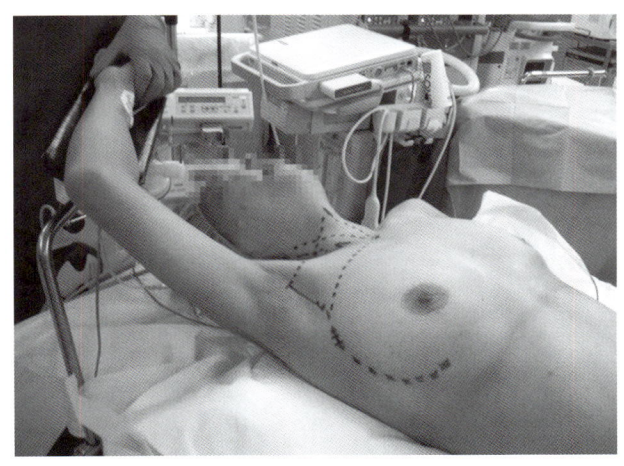

図5　術中体位（頸部伸展位，上肢外旋，外転位）

ing：PONV）のリスクが高く，術後喉頭浮腫リスクもあるためデキサメタゾン5mgを投与する。

　ロボット支援下甲状腺腫瘍摘出術では，特に体位が重要となる。肩枕を入れ，頸部伸展位にした後，甲状腺摘出側の上肢を外旋約30度，外転約100度にする（図5）。上肢を過伸展してしまうと腕神経叢麻痺を起こし，術後にしびれや運動麻痺を起こす可能性がある。しかし体位が不十分だとロボットアームが前腕と接触し鉗子の可動性の低下を招くのみならず外傷を起こす可能性がある。当院では前腕の保護のためオルソラップ®を前腕に巻き保護をしながら術中に頻回に上肢の位置の確認を行っている。

　麻酔維持は吸入麻酔薬（セボフルラン，デスフルラン）とレミフェンタニルで行う。術中に反回神経モニタリングを使用する際は，気管挿管時のみ筋弛緩薬を投与し，その後追加していない。

　術後鎮痛のため術中フェンタニルを計5μg/kgを投与する。また閉創後アセトアミノフェン1,000 mgを投与しmultimodal analgegiaを行う。

　抜管時のバッキングは術後出血を助長する可能性があるため，なるべく避ける。筆者らは口腔内を十分吸引後，加圧抜管としている。

　抜管後に術後疼痛を訴えることはまれではあるが，疼痛時にはフェンタニルの25μgの単回投与を行い，自発呼吸が安定していれば手術室から退室とする。

　ここで自験例を紹介する。当院開院2015年5月から2016年11月までにロボット支援下甲状腺摘出術は6症例施行した。全症例女性（29〜61歳）であり，術前併発症は高血圧症と糖尿病の合併が1症例であった。手術術式は全症例甲状腺葉・峡部切除であり，疾患別では甲状腺がん2症例，甲状腺腫瘍4症例であった。麻酔時間は290±39分，手術時間は226±47分であり（平均値±標準偏差），出血量は0〜75 g（中央値23 g）であった。全症例，合併症なく4日以内に退院した。

術後管理

　甲状腺は血流が豊富な臓器のため術後出血を来しやすい。ドレーンからの大量の出血や頸部腫脹が起こった場合は緊急止血術を必要とする。この場合の気管挿管は困難な場合も多いため，状況によっては意識下挿管も考慮する。筆者らは意識下挿管を行う場合は，少量のフェンタニル（計100〜200μg）分割投与下で口腔内，気管内を4%リドカインで局所噴霧麻酔を行い，ビデオ喉頭鏡での気管挿管が比較的安全と考え実際に行っている。

　抜管後の吸気時喘鳴や呼吸困難は喉頭浮腫か反回神経麻痺を疑う。気管支ファイバースコープで声帯の動きや浮腫の程度を確認する。両側性の反回神経麻痺では早急に気管挿管を行い，その後，気管切開を施行する。

　甲状腺全摘術では上皮小体合併切除によるテタニーや甲状腺機能低下が起こりうる。術後血清イオン化カルシウム値を確認しながら，グルコン酸カルシウム水和物を適宜静脈投与し，また術後1病日より乾燥甲状腺末投与を開始する。

　ロボット支援甲状腺摘出術後の特有の症状として広頸筋フラップを作製した前胸部のしびれ，違和感を訴えることがある。現在のところ1〜2カ月間の経過観察で全症例改善し

ているが，術後複合性局所疼痛症候群（complex regional pain syndrome：CRPS）の発生に留意する必要がある。

まとめ：留意すべき重要ポイント

- 甲状腺腫瘍摘出術では術前気道評価が重要で，腫瘍の大きさ，可動性なども確認する。
- 採血結果では甲状腺ホルモン値をチェックする。
- ロボット支援甲状腺摘出術は術中体位，特に上肢の位置が重要となる。腕神経叢麻痺を防ぎながら，かつロボットアームとの接触を予防する肢位が重要で，術中に頻回に上肢の位置を確認する必要がある。
- 術後は出血，反回神経麻痺に注意する。

外科医からの要望　ニューハートワタナベ国際病院内分泌呼吸器外科　石川　紀彦

　現在のところロボット支援甲状腺摘出術は適用術式を限っているため甲状腺葉・峡部切除しか行っていないが，今後，大きな腫瘍摘出や甲状腺全摘術をロボット支援下で行った場合，反回神経の温存が重要となってくる。現在はルーチンで使用していないが，術中反回神経モニタリングが重要となってくる可能性がある。
　体位では上肢の過伸展による腕神経叢障害と，ロボットアームにおける前腕損傷が危惧される。そのため術中に頻回の体位の確認をお願いしたい。

● 参考文献

1）Hegazy MA, Khater AA, Setit AE, et al. Minimally invasive video-assisted thyroidectomy for small follicular thyroid nodules. World J Surg 2007 ; 31 : 1743-50.
2）Jeryong K, Jinsun L, Hyegyong K, et al. Total endoscopic thyroidectomy with bilateral breast areola and ipsilateral axillary (BBIA) approach. World J Surg 2008 ; 32 : 2488-93.
3）Shimizu K, Akira S, Jasmi AY, et al. Video-assisted neck surgery: endoscopic resection of thyroid tumors with a very minimal neck wound. J Am Coll Surg 1999 ; 188 : 697-703.
4）Ishikawa N, Kawaguchi M, Matsunoki A, et al. Video-assisted neck surgery for thyroid tumor: gasless lateral approach. Asian J Endosc Surg 2011 ; 4 : 153-5.

〈宮田　和人，重松　明香〉

II 胸部外科領域

- ロボット支援胸腔鏡下前縦隔腫瘍摘出術
- ロボット支援胸腔鏡下後縦隔腫瘍摘出術
- ロボット支援胸腔鏡下肺切除術
- 経皮的乳がんラジオ波焼灼療法
- 肺移植術:脳死および生体肺移植

II 胸部外科領域

ロボット支援胸腔鏡下前縦隔腫瘍摘出術

はじめに

　ロボット支援胸腔鏡下前縦隔腫瘍摘出術は，主に胸腺腫に対して実施される。その他には，異所性甲状腺腫，頸部軟部組織や甲状腺悪性腫瘍の前縦隔への浸潤あるいは転移に対しても実施される。胸腺腫に対するロボット（ダヴィンチ®システム）の使用は，従来の胸骨正中切開による直視下の手術と比較して，肺尖部特に鎖骨下動静脈や腕神経叢に近い部分の腫瘍の摘出が容易となり，腫瘍の残存をきわめて少なくすることが可能となった。このことは，重症筋無力症の再発の頻度や重症度を低下させるのに大きく貢献する。

疾患と手術の概要

　ロボット支援前縦隔腫瘍摘出術の対象となる疾患は，胸腺腫（重症筋無力症を含む），異所性甲状腺腫，奇形腫，甲状腺腫瘍の浸潤や転移，頸部軟部組織の腫瘍の浸潤や転移などである。

　胸腺腫では，右胸腔からのアプローチとなる。患者の体位は，顔面を左に向けた仰臥位で，右上肢をやや外転して背側へ体幹よりも下方に引き下げるポジションをとる（図1）[1]。このため，右腕神経叢の引き抜き損傷や上腕動脈の血流不全が生じやすい。右側胸部からインストゥルーメントアームが3本挿入されるため，ペイシェントカートは，患者の頭部と胸部にかぶさるような形で組み込まれる（図2）[2]。手術は，右横隔神経に沿って胸腺脂肪を心嚢前面から剝離する。上極は右内胸静脈を切離して，両側ともに甲状腺下方まで胸腺を十分に切除する。胸腺左側を操作するときには，右胸腔から左開胸を行った後に，左横隔神経を確認しながら横隔膜上までの脂肪を切除する。胸腺の腫瘍性疾患の場合は，腫瘍の存在方向からのアプローチが原則となる。左胸腔からのアプローチは，左横隔神経の確認が容易で，大動脈と肺動脈間の脂肪組織を摘出しやすいが，左肺尖部の上極の手術視

67

II 胸部外科領域

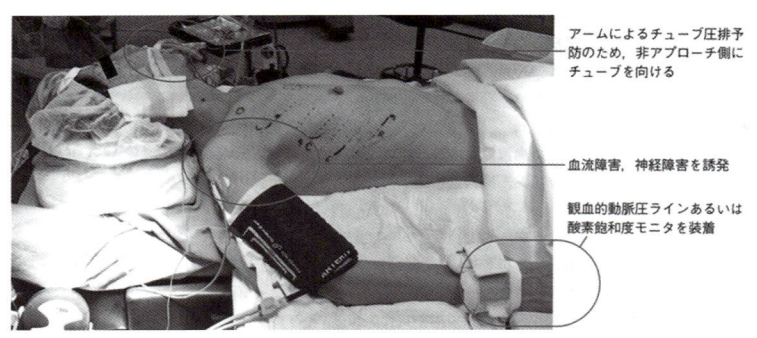

図1 ロボット支援胸腔鏡下胸腺手術の体位
上肢を背側に下垂させることで，神経障害や上肢の血流障害の危険性が生じる。そのため，同側に末梢動脈酸素飽和度モニターを装着し，あるいは観血的動脈圧ラインを設置して，血流障害の発生の有無をモニタリングする。ロボットアームによる気管挿管チューブの圧排予防のために，顔面を術側と反対側に向ける。

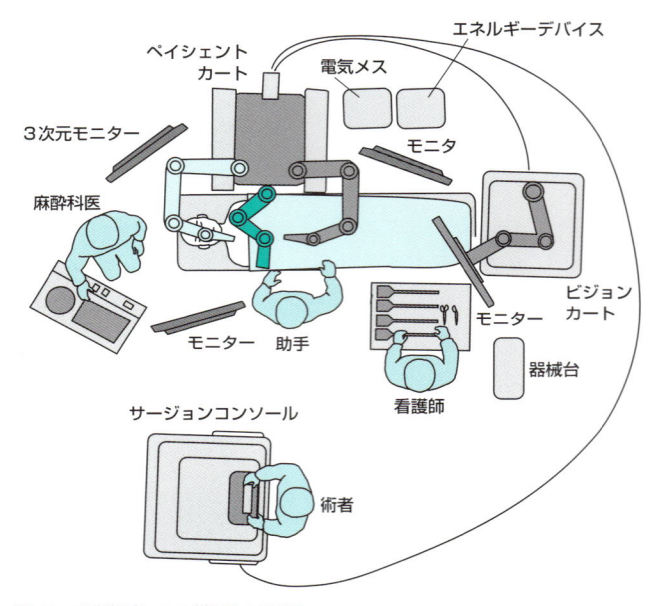

図2 手術室での機器の配置
ロボット支援胸腔鏡下胸腺摘出術の手術機器と麻酔器の配置図：ロボットアームが患者の顔面の直上で動くため，麻酔科医は患者の口元に近づくことが困難である。

野が悪くなる欠点がある。摘出された胸腺や腫瘍は，収納袋に納められて，アシスト孔から体外に取り出される。

その他の腫瘍摘出では，腫瘍が存在する胸腔側からのアプローチとなる。手術体位は，胸腺腫のそれに準じてポジショニングする。

術前管理

胸腺腫の摘出術では，患者の重症筋無力症の重症度評価が大切である。重症筋無力症のガイドライン[3]に則り，QMGスコア（表1）やMG-composite scale（表2）で評価する。

表1　重症筋無力症の重症度評価：QMGスコア

方法	状態			
グレード	0	1	2	3
右，または左を見て二重に見えるまでの時間（秒）	61	11-60	1-10	常時
上を見たときに瞼が下がるまでの時間（秒）	61	11-60	1-10	常時
顔面筋力	正常閉眼	抵抗を加えると開眼	抵抗を加えなければ閉眼できる	不完全
100ccの水を飲んだ場合	正常	軽度の誤飲，咳払い	強い誤嚥，むせ，鼻への逆流	飲めない
1〜50まで数え，正しく発音できなくなるまで	50まで言える	30-49	10-29	9
座った状態で右手を水平に上げ，維持できる時間（秒）	240	90-239	10-89	9
座った状態で左手を水平に上げ，維持できる時間（秒）	240	90-239	10-89	9
予測肺活量（%VC）	80以上	65-79	50-64	50未満
握力（kg） 右手 男性	45以上	15-44	5-9	0-4
握力（kg） 右手 女性	30以上	10-29	5-9	0-4
握力（kg） 左手 男性	35以上	15-34	5-14	0-4
握力（kg） 左手 女性	25以上	10-24	5-9	0-4
仰向けに寝た状態で頭を45°上げ，維持できる時間（秒）	120	30-119	1-29	0
仰向けに寝た状態で足を45°上げ，維持できる時間（秒） 右足	100	31-99	1-30	0
仰向けに寝た状態で足を45°上げ，維持できる時間（秒） 左足	100	31-99	1-30	0

MGの診断・評価はどのように行うか．「重症筋無力症診療ガイドライン」作成委員会編．日本神経学会監修．重症筋無力症診療ガイドライン2014．東京：南江堂；2015．p.10-7より引用

　さらに，抗コリンエステラーゼ薬や副腎皮質ステロイド，免疫抑制薬などの薬物を服用していることが多いので，服薬既往を確認しておくことが大切である．主治療科の意見を踏まえつつ，重症度と臨床症状を考慮しながら，服薬の継続あるいは中止を決定する．通常は，手術当日まで服薬を継続する．

　異所性甲状腺腫や甲状腺腫瘍の浸潤・転移では，甲状腺機能の状態（T3やT4，free T3，free T4，TSHなどの甲状腺ホルモンの血中濃度）を把握しておくことが，手術中の甲状腺クリーゼの可能性や術後の甲状腺機能低下を予測する大きな要因となる．また，胸部X線写真やCT画像から，気管径や気管支径，腫瘍による気管の偏位や狭窄の有無を確認し，適切なサイズのダブルルーメンチューブを選択するようにする．

II 胸部外科領域

表2 MG-composite scale

上方視時の眼瞼下垂出現までの時間（医師の観察）	>45秒	0	11-45秒	1	1-10秒	2	常時	3
側方視時の複視出現までの時間（医師の観察）	>45秒	0	11-45秒	1	1-10秒	3	常時	4
閉眼の筋力（医師の観察）	正常	0	軽度低下（閉眼維持可能）	0	中等度低下（閉眼維持困難）	1	重度低下（閉眼不能）	2
会話，発音（患者の申告）	正常	0	時に不明瞭または鼻声	2	常に不明瞭または鼻声だが理解可能	4	不明瞭で理解が困難	6
咬む動作（患者の申告）	正常	0	固い食物で疲労	2	柔らかい食物でも疲労	4	栄養チューブ使用	6
飲み込み動作（患者の申告）	正常	0	まれにむせる	2	頻回のむせのため食事に工夫を要す	5	栄養チューブ使用	6
MGによる呼吸状態	正常	0	活動時息切れ	2	安静時息切れ	4	呼吸補助装置使用	9
頸の前屈／背屈筋力（弱いほうを選択，医師の観察）	正常	0	軽度低下	1	中等度低下（おおよそ半減）	3	重度低下	4
上肢の挙上筋力（医師の観察）	正常	0	軽度低下	2	中等度低下（おおよそ半減）	4	重度低下	5
下肢の挙上筋力（医師の観察）	正常	0	軽度低下	2	中等度低下（おおよそ半減）	4	重度低下	5
合計（0～50点）								

MGの診断・評価はどのように行うか．「重症筋無力症診療ガイドライン」作成委員会編．日本神経学会監修．重症筋無力症診療ガイドライン2014. 東京：南江堂；2015. p.10-7より引用

術中管理

　麻酔法は，吸入麻酔法と全静脈麻酔法（total intravenous anesthesia：TIVA）のいずれでも選択可能であるが，一側肺換気を考慮するとTIVAのほうが有利かもしれない．術中・術後の鎮痛を目的とした硬膜外麻酔の併用も，選択肢の一つとなる．硬膜外鎮痛法は，術後の呼吸機能の改善や早期離床の促進に有用な鎮痛法である．鎮痛薬は，レミフェンタニルやフェンタニルを中心に十分量を投与する．しかし，手術終了間近のフェンタニルの投与は，麻酔覚醒時の呼吸抑制の原因となる呼吸中枢抑制を引き起こしやすいので，投与量と投与時期を慎重に決定する．硬膜外麻酔法による鎮痛では，局所麻酔薬を主体として少量のオピオイドを併用するほうが，麻酔覚醒時や術後管理中の呼吸抑制の発現を小さくできる．また，ポート挿入部位への局所麻酔薬の浸潤は，術後早期の鎮痛に簡便で有用な鎮痛法である．

　輸液路は，左上肢に2路あるいは左右の上肢に1路を確保する．ダヴィンチ®システムのペイシェントカートの配置をから，術中に輸液路を確保することは非常に困難であるので，2路確保しておくことが望ましい．1路の場合は，左上肢（インストゥルメントアームの

挿入と反対側の上肢）に確保する。動脈ラインは，上腕動脈血流のモニタリングにもなるため，右上肢（インストゥルーメントアーム挿入側の上肢）に確保する。より確実に全身の循環動態を把握するために，すなわち上肢の血流障害が生じた場合に備えて，左右いずれかの足背動脈に動脈ラインを確保しておくとよい。中心静脈カテーテルの留置は基本的には必要ではないが，術中や術後管理に必要と判断したときには積極的に挿入すべきである。

　モニタリングは，心電図やカプノグラム，末梢動脈血酸素飽和度（SpO_2）などのルーチンのモニタリングで対応可能である。上肢の血流障害を感知する目的で，SpO_2のセンサーを右上肢（インストゥルーメントアーム挿入側の上肢）に装着しておくと，プレスチモグラフの波形から血流障害の有無を把握できる。

　気道は，ダブルルーメンチューブを挿入して確保する。シングルルーメンチューブに気管支ブロッカーという選択肢もあるが，胸腺剝離時に二酸化炭素を胸腔内に送気するために気管や気管支が偏位するので，注意を要する。安全と確実性を目指すならば，ダブルルーメンチューブの使用が望ましい。換気や酸素化が思わしくない場合には，二酸化炭素送気による胸腔内容積の増大で気管チューブに位置異常が生じていることが多いので，気管支ファイバースコープで気管チューブの位置を再確認することが大切である。仰臥位での一側肺換気は，側臥位での一側肺換気と比較して，非換気側への血流が多いためにシャント効果が大きくなるので酸素化が低下する。呼気終末陽圧（positive end-expiratory pressure：PEEP）を利用して，非換気側への血流量を低下させる努力をする。ダヴィンチ®システムのペイシェントカートの配置とインストゥルーメントアームの動きから，気管チューブを左口角に固定して，気管チューブとインストゥルーメントアームが干渉しないように配慮する。

　本手術では，突然に換気不全と循環破綻が生じる。原因は，胸腺剝離のために術側の胸腔内に8〜12 mmHgで二酸化炭素を送気していることによる両側の緊張性気胸である。右胸腔内送気時に縦隔胸膜を損傷すると，換気側である左胸腔内に二酸化炭素が侵入して緊張性気胸が生じる。胸腔内圧の増加で静脈還流量が著しく減少して循環が破綻し，換気も困難な状態に陥る。このような事態への対応は，二酸化炭素の送気を速やかに中止し，縦隔胸膜を切開解放し脱気することである。同時に，エフェドリンやアドレナリンなどの循環作動薬を使用して，循環の回復を図る。ペイシェントカートの位置やインストゥルーメントアームの動きから，体外から頸静脈怒張などの緊張性気胸を示唆する現象を目視することは非常に困難である。この点で，中心静脈圧の連続測定は，この緊張性気胸の早期発見に役立つ可能性がある。

　手術中は，患者の"不動化"を最優先させる。このため，筋弛緩は深い状態を保つことが求められ，筋弛緩モニターを装着し，四連刺激比（train-of-four ratio：TOFR）で0の状態を維持するようにする。連続刺激後の筋収縮の指標であるpost-tetanic count（PTC）で5以下を保つように，筋弛緩薬を持続投与する。特に重症筋無力症の患者では，筋弛緩薬による術後の呼吸不全を危惧して，その使用を躊躇する場合が多い。しかし，術中ロクロニウム使用は，手術終了後にスガマデクスで筋弛緩を拮抗すると，重症筋無力症患者においても術後の呼吸不全を引き起こすことなく安全であった，とする報告もある[2]。

　輸液量は，通常の肺手術における投与量，すなわち術前の脱水量を補った後に，細胞外液を6〜10 ml/kg/hrで投与することで対応可能である。輸血の準備は必要であるが，

II 胸部外科領域

本手術においては輸血を必要とするような出血が生じることはまれである。術前から貧血を指摘されている患者では，一側肺換気による酸素化の低下を考慮して，術前あるいは麻酔導入後早期に輸血を実施することが望ましい。

気管チューブは，筋弛緩が完全に拮抗され，十分な1回換気量と分時換気量，最大吸気圧や咳嗽反射が保持されていることや，呈舌が可能で咽頭反射が回復して球麻痺症状がないことを確認したうえで抜去する。抜管後少なくとも10分間は呼吸状態を観察し，上気道閉塞や胸郭の奇異性運動，SpO_2の低下の有無を把握する。重症筋無力症の場合には，術直後の呼吸状態は良好であっても経時的に悪化していくことが多いので，術後は気道の再確保が速やかに実施できる体制が整った部署での管理が推奨される。また，頸部や前胸部の皮下気腫や血腫の有無についても，抜管前に確認しておくことが大切である。増大した皮下気腫や血腫は，上気道閉塞や気管狭窄，静脈還流障害を引き起こす原因となる。

術後管理

術前の重症筋無力症の重症度評価から手術室内での気管チューブの抜去が困難と判断されている患者や，麻酔覚醒時の呼吸状態から抜管が困難であると判断された患者では，気管挿管のまま人工呼吸管理が可能な部署（集中治療部など）に移送し，適切な鎮静と鎮痛を施して人工呼吸管理を継続する。抜管に成功した患者では，筋無力症の再発や筋弛緩薬の残存効果を念頭に入れて，換気障害や上気道閉塞の発症を早期に発見するためのモニタリングを準備する。カプノグラムを装着した酸素マスクや体表から頸部の呼吸音を計測するモニター（acoustic respiratory rate：RRa）の使用は，換気不全や上気道閉塞の早期発見には有用である。SpO_2や心電図，インピーダンス法による胸郭運動からの呼吸のモニタリングは，前者と比較して早期発見の感知機能が劣る。

術後鎮痛は，呼吸を考慮してオピオイドの使用を少なくし，アセトアミノフェンや非ステロイド性抗炎症薬（nonsteroidal anti-inflammatory drugs：NSAIDs）を積極的に使用することが推奨される。従来の胸骨正中切開による胸腺摘出術と比較して，ロボット支援手術の侵襲はきわめて小さいので，非オピオイド性の鎮痛薬でも十分に対応可能である。甲状腺腫や胸腺腫，頸部腫瘍などの腫瘍性病変の摘出手術においても同様で，手術侵襲と体表における創部の小ささが，非オピオイド性鎮痛薬による術後疼痛管理を可能にしている。アセトアミノフェンは，手術中の最終投与から6時間後を起点として，15 mg×体重〔kg（最大1,000 mg）〕を6時間ごとに静注投与する。さらに，鎮痛が不十分な場合には，フルルビプロフェンアキセチル50 mgをレスキューとして静注投与する。

静脈内患者自己調節鎮痛法（intravenous patient-controlled analgesia：IV-PCA）を使用するときには，基礎流量をなくして単回投与のみにするほうが，呼吸抑制を引き起こしにくい。フェンタニル20〜30 μg/回でロックアウトタイム10〜15分の設定か，モルヒネ2〜3 mg/回でロックアウトタイム15〜20分の設定で開始するのが妥当と考える。その後の鎮痛の推移を見ながら，1回投与量とロックアウトタイムを調整する。硬膜外患者自己調節鎮痛法（patient-controlled epidural analgesia：PCEA）では，局所麻酔薬を主体として低濃度のオピオイドを併用するほうが，オピオイド中心の鎮痛法よりも安全である。長時間作

用性局所麻酔薬（ロピバカイン，レボブピバカイン）とともに，フェンタニル200～300μg/日あるいはモルヒネ2～3 mg/日が投与されるように，薬液量と投与速度を調節する。

まとめ：留意すべき重要ポイント

- 仰臥位での一側肺換気による酸素化の低下に注意する。
- 二酸化炭素送気による両側緊張性気胸と循環破綻の危険性を認識する。
- 二酸化炭素送気による気管支偏位や気管チューブの位置異常が起こりやすい。
- 気管チューブをインストゥルーメントアーム挿入側と反対側の口角に固定する。
- インストゥルーメントアーム挿入側の上肢の血流障害や腕神経叢の神経障害の予防を工夫するとともに早期発見に努める。
- 筋弛緩薬を十分量使用して確実に不動化を図る。
- 術後の呼吸抑制を回避するための戦略と対応を術前から検討しておく。

外科医からの要望

鳥取大学医学部附属病院手術部　谷口　雄司
鳥取大学医学部器官制御外科学講座胸部外科学分野　中村　廣繁

ロボット支援胸腔鏡下前縦隔腫瘍摘出術のうち，胸腺摘出術では多くの場合，仰臥位で側方からペイシェントカートがロールインし，二酸化炭素送気による人工気胸を用いた手術となる。この術式において，高齢者などで胸部大動脈が拡張・蛇行している症例では，左腕頭静脈が二酸化炭素送気で圧迫され，静脈還流の低下による血圧の低下が懸念される。

血圧やSp_{O_2}が安定していても，対側の縦隔胸膜にpin holeが開いたときには，対側の緊張性気胸となる。このときの対処としては，対側縦隔胸膜を大きく切開して緊張性気胸を解除する。この処置が遅れると，急激な血圧低下と徐脈，Sp_{O_2}の低下を来してきわめて重篤な状態に陥る。このような不測の事態に的確に対応するためには，麻酔科医とコンソールドクター，ペイシェントカート側の助手，臨床工学技士，看護師との十分なコミュニケーションと情報の共有が大切である。

特に，左腕頭静脈およびその周囲操作の際には，体動による手術操作の停滞や血管損傷などの合併症を回避するために，深い筋弛緩を維持することが肝要である。また，胸腺腫が心膜に浸潤している場合にも，ロボット支援下に心膜合併切除や心膜再建を施行するため，深い筋弛緩が必要となる。

● 参考文献

1) 森山直樹，稲垣喜三．麻酔科．鳥取大学医学部附属病院低侵襲外科センター編．ロボット手術マニュアル．東京：メジカルビュー社；2012. p.168-79.
2) 中村廣繁，谷口雄司．呼吸器外科．鳥取大学医学部附属病院低侵襲外科センター編．ロボット手術マニュアル．東京：メジカルビュー社；2012. p.94-113.
3) MGの診断・評価はどのように行うか．「重症筋無力症診療ガイドライン」作成委員会編．日本神経学会監修．重症筋無力症診療ガイドライン2014. 東京：南江堂；2015. p.10-7.

稲垣　喜三

ロボット支援胸腔鏡下後縦隔腫瘍摘出術

はじめに

　ロボット支援後縦隔腫瘍摘出術は，胸腔鏡下手術と比較して，摘出がより困難な部位に位置する腫瘍や周囲臓器や組織と癒着して剥離が困難と予想される腫瘍に対して，的確な手術操作と明瞭な手術視野が得られる点で優れている手術である．ロボット支援胸腔鏡下手術は，手術侵襲の程度は胸腔鏡下手術と同様であるが，周囲組織や臓器に対する損傷程度が格段に小さくなり，患者の予後を向上させることが期待される．

疾患と手術の概要

　ロボット支援胸腔鏡下後縦隔腫瘍摘出術の対象疾患は，神経原性腫瘍（神経芽細胞腫，神経鞘腫，神経線維腫），消化管囊腫，脂肪腫，リンパ腫などの原発性の腫瘍病変と，各臓器の転移や浸潤による腫瘍病変である．その大部分は，神経原性腫瘍で占められる．
　腫瘍が存在する胸腔を上側とした側臥位で，"へ"の字型に体幹を屈曲させて肋間を拡大させるポジションをとる（図1）[1]か，あるいは半腹臥位のポジションをとる．手術は，スリーアームあるいはフォーアームで行う（図1）[1]．手術は，腫瘍と胸腔内臓器との癒着や腫瘍への栄養動脈やドレナージ静脈，リンパ腫ではリンパ管の同定を行う．腫瘍周囲の癒着剥離と主要な血管処理をすませたのちに，境界明瞭な被膜化された腫瘍では被膜から核出するように切除し，境界が不明瞭な腫瘍では周囲の組織と一塊にして（en blocに）切除する．後縦隔腫瘍は，心囊や下行大動脈，上・下大静脈，横隔膜，食道と癒着していることが多いので，癒着剥離には心血管系の損傷や脆弱な組織の損傷を最小限にすることが求められる．手術視野確保が明瞭（特に肺上極の操作が容易）で鉗子の動きの自由度が高いロボット支援手術は，大血管や心囊，食道と腫瘍との癒着剥離には大きな力を発揮する．しかし，神経原性腫瘍の多くは交感神経から発生していることが多いので，第1～2

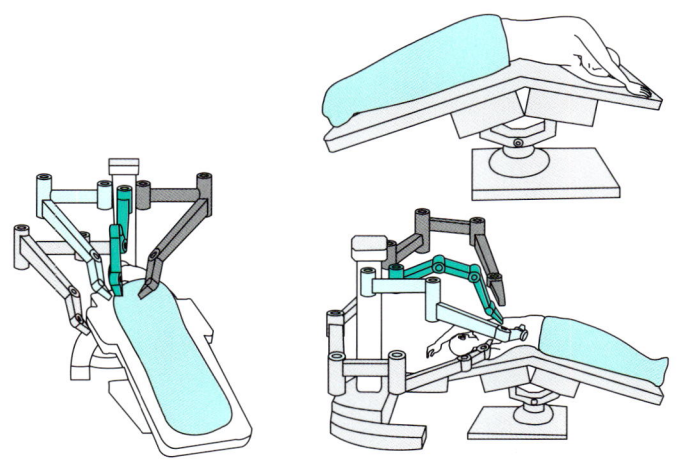

図1　ロボット支援胸腔鏡下後縦隔腫瘍に対する3アームあるいは4アームによる手術体位

　胸椎の高位胸椎での神経原性腫瘍の切除の際には，ホルネル症候群（Horner's syndrome）を発症する可能性が高い．切除された腫瘍を収納袋に納めて，アシスト孔から体外に取り出す．手術は，最終的に止血を確認した後に，ドレーンを挿入して終了する．

術前管理

　神経原性腫瘍と診断された症例では，まれではあるが，その神経原性腫瘍が活動型であるのか，非活動型であるのかを鑑別することが重要である．カテコールアミンを産生する活動型の神経原性腫瘍では，血管処理中や腫瘍切除中に予期せぬ異常高血圧や頻脈を惹起することがある．術前から血中カテコールアミン濃度や尿中のカテコールアミン代謝産物を測定し，腫瘍の活動度を評価しておく．ときには，褐色細胞腫の術前管理に準じて，患者がα_1遮断薬やβ遮断薬を服用していることもある．活動型腫瘍の場合には，腫瘍摘出後の循環動態をどのように維持するのかという方策も，あらかじめ策定しておく．
　胸部X線写真やCT，MRIの画像所見で，腫瘍と周囲臓器との癒着の程度を確認しておく．下行大動脈や上・下大静脈，心囊との癒着が明瞭なときには，大量出血に備えた輸血準備や，手術中の循環の破綻による脳虚血を最小限にとどめるための経皮的心肺補助装置の準備なども念頭に置いておくことが肝要である．さらに，後縦隔腫瘍の気管や気管支への癒着や圧迫の程度も確認し，適切なサイズの二腔チューブのサイズ選択と挿入方法を検討しておく．

術中管理

　麻酔法は，吸入麻酔法と全静脈麻酔法（total intravenous anesthesia：TIVA）のいずれを選択してもよい．一側肺換気を考慮するとTIVAが有用であるが，大量出血や循環

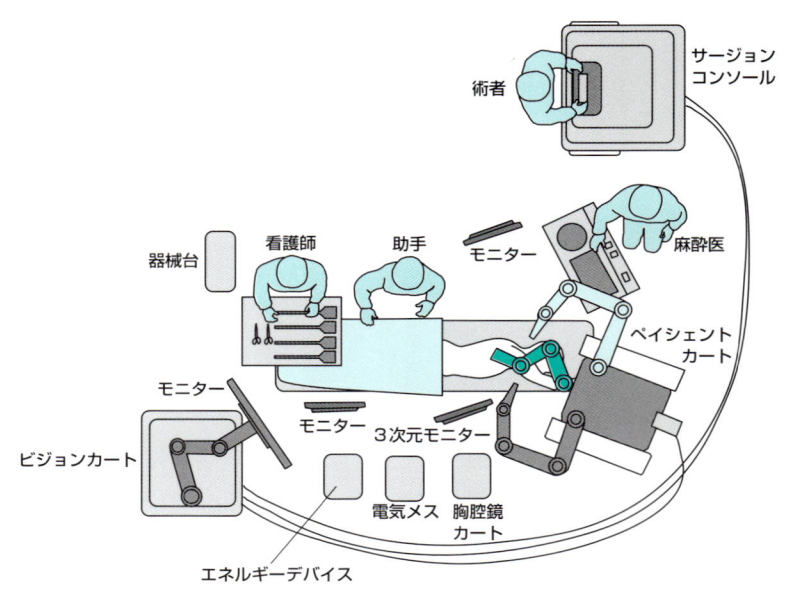

figure 2　ロボット支援胸腔鏡下後縦隔腫瘍摘出術における手術器材と麻酔器の手術室内の配置

破綻の危険性が高い症例では吸入麻酔法が麻酔深度の維持という点で有利かもしれない。さらに，揮発性吸入麻酔薬は，心筋保護効果や脳保護効果を有しているので，TIVAから手術の進行に従って吸入麻酔法へ変更することも可能である。術中・術後の鎮痛を目的とした硬膜外麻酔の併用も，選択肢の一つとなる。硬膜外鎮痛法は，術後の呼吸機能の改善や早期離床の促進に有用な鎮痛法である。鎮痛薬は，レミフェンタニルやフェンタニルを中心に十分量を投与する。硬膜外麻酔法による鎮痛では，局所麻酔薬を主体として少量のオピオイドを併用するほうが，麻酔覚醒時や術後管理中の呼吸抑制の発現を小さくできる。また，ポート挿入部位への局所麻酔薬の浸潤は，術後早期の鎮痛に簡便で有用な鎮痛法である。

図2[1)]に示すように，右胸腔内の手術では麻酔科医や麻酔器と患者の頭部が大きく離れるため，長い麻酔回路や延長した輸液路と動脈圧を含む圧ラインが必要となる。体位は側臥位または半腹臥位をとるため，下方に位置する上肢の腕神経叢と上腕動脈の神経障害や血流障害を予防する保護材を腋窩に挿入する。上方に位置する上肢（手術側と同側）は，頭側への過剰な伸展に注意し，腕神経叢の引き抜き損傷を惹起しないようにポジショニングする。

輸液路は，左右の上肢に2路確保し，薬剤投与用と急速輸液や輸血用の回路に分けておくと便利である。動脈ラインは左右いずれの橈骨動脈でもよいが，下方に位置する動脈で確保するほうが安定し，血流障害の発見にも寄与しやすい。中心静脈カテーテルの留置は症例ごとに検討し，必要と判断されれば積極的に挿入する。なぜならば，循環破綻のときの循環作動薬の投与ルートを確実に確保できるからである。

モニタリングは，心電図やカプノグラム，末梢動脈酸素飽和度（SpO_2）などのルーチンのモニタリングで対応可能である。上肢の血流障害を感知する目的で，SpO_2のセンサーを下方に位置する上肢に装着しておくと，プレスチモグラフの波形から血流障害の有無を

把握できる。急速な循環破綻が生じたときの麻酔深度を維持するために，脳波モニター（bispectral index：BIS や脳波エントロピー）の装着は不可欠である。

気道は，ダブルルーメンチューブで確保する。シングルルーメンチューブと気管支ブロッカーという選択肢もあるが，麻酔科医が容易に患者の口元に近づけない配置であるので，確実な気道確保の点からダブルルーメンチューブが適している。気管チューブの固定は，左右いずれの口角でもよい。ロボット支援胸腔鏡下後縦隔腫瘍摘出術においても，前縦隔腫瘍切除や肺切除術と同様に，手術側の胸腔に二酸化炭素を送気する。このため，気管や気管支の偏位に伴う気管チューブの位置異常が生じやすい。さらに，換気側の胸膜を損傷すると両側気胸を生じる可能性は高く，循環破綻に注意する[2]。両側気胸への対応は，前縦隔腫瘍切除術と同様である。

活動型（カテコールアミン産生）の神経原性腫瘍の切除術では，腫瘍切除操作中にカテコールアミンの過剰分泌により，異常高血圧や頻脈を生じることがあるので，$α_1$ 遮断薬（フェントラミン）や短時間作用性 β 遮断薬（ランジオロール）をすぐに使用できるように準備しておくことが大切である。

手術中は，患者の"不動化"を最優先させる。このため，筋弛緩は深い状態を保つことが求められ，筋弛緩モニターを装着し，四連刺激比（train-of-four ratio：TOFR）で 0 の状態を維持するようにする。連続刺激後の筋収縮の指標である post-tetanic count（PTC）で 5 以下を保つように，筋弛緩薬を持続投与する。

輸液量は，通常の肺手術における投与量，すなわち術前の脱水量を補った後に，細胞外液を 6～10 ml/kg/hr で投与することで対応可能である。本手術においては輸血を必要とするような出血の可能性が高いので，急速輸血を行える体制を構築しておく。術前から貧血を指摘されている患者では，一側肺換気による酸素化の低下を考慮して，術前あるいは麻酔導入後早期に輸血を実施することが望ましい。

気管チューブは，筋弛緩が完全に拮抗され，十分な 1 回換気量と分時換気量，最大吸気圧や咳嗽反射が保持されていることや，呈舌が可能で咽頭反射が回復していることを確認してから抜去する。

抜管後の全身管理は，通常の肺切除術や後縦隔腫瘍摘出術後の気道管理や循環管理に準ずるが，活動型腫瘍の摘出術後は褐色細胞腫の術後と同様の循環管理を行う。カテコールアミン分泌の急速な減少に伴う循環虚脱に対応できるように，急速輸液や循環作動薬の可能性を常に念頭に置いておく。

術後管理

麻酔覚醒時に，手術側と同側の眼球に眼瞼下垂や縮瞳が生じていないかを確認する。生じている場合は，ホルネル症候群が発症していると認識し，外科医に情報を伝える。

術後鎮痛は，呼吸を考慮してオピオイドの使用を少なくし，アセトアミノフェンや非ステロイド性抗炎症薬（nonsteroidal anti-inflammatory drugs：NSAIDs）を積極的に使用することが推奨される。アセトアミノフェンは，手術中の最終投与から 6 時間後を起点として，15 mg×体重〔kg（最大 1,000 mg）〕を 6 時間ごとに静注投与する。さらに，鎮痛

が不十分な場合には，フルルビプロフェンアキセチル 50 mg をレスキューとして静注投与する。

静脈内患者自己調節鎮痛法（intravenous patient-controlled analgesia：IV-PCA）を使用するときには，基礎流量をなくして単回投与のみにするほうが，呼吸抑制を引き起こしにくい。フェンタニル 20～30 μg/回でロックアウトタイム 10～15 分の設定か，モルヒネ 2～3 μg/回でロックアウトタイム 15～20 分の設定で開始するのが妥当と考える。その後の鎮痛の推移を見ながら，1 回投与量とロックアウトタイムを調整する。硬膜外患者自己調節鎮痛法（patient-controlled epidural analgesia：PCEA）では，局所麻酔薬を主体として低濃度のオピオイドを併用するほうが，オピオイド中心の鎮痛法よりも安全である。長時間作用性局所麻酔薬（ロピバカイン，レボブピバカイン）とともに，フェンタニル 200～300 mg/day あるいはモルヒネ 2～3 mg/day が投与されるように，薬液量と投与速度を調節する。

活動型腫瘍摘出後の循環動態の不安定性を考慮して，循環作動薬（ドパミンやドブタミン）の準備をしておく。循環虚脱が疑われるときには，すぐに投与することが望ましい。

まとめ：留意すべき重要ポイント

- 麻酔科医や麻酔器と患者頭部との間隔が空くため，長い麻酔回路と延長した輸液路や圧ラインが必要である。
- 二酸化炭素送気による両側緊張性気胸と循環破綻の危険性を認識する。
- 二酸化炭素送気による気管支偏位や気管チューブの位置異常が起こりやすい。
- 活動型神経原性腫瘍切除術のときには，カテコールアミンの過剰分泌で異常高血圧や頻脈を生じる。
- 下行大動脈や上・下大静脈，心嚢との癒着で，大量出血の危険性がある。
- 筋弛緩薬を十分に投与して，患者を確実に不動化する。
- 活動型腫瘍の切除後の循環虚脱に対応できるようにする。

外科医からの要望

鳥取大学医学部附属病院手術部　谷口　雄司
鳥取大学医学部器官制御外科学講座胸部外科学分野　中村　廣繁

ロボット支援胸腔鏡下後縦隔腫瘍摘出術では，体位は，腫瘍の局在によって，側臥位あるいは半腹臥位となり，ペイシェントカートのロールインも患者の頭側あるいは側方からと異なった位置取りとなる。そのため，事前に麻酔器やモニター，点滴台などの配置を，外科医と麻酔科医や臨床工学技士，看護師の間で協議しておくことが望まれる。後縦隔腫瘍摘出術では，二酸化炭素送気による人工気胸下で大部分の手術が実施される。二酸化炭素送気開始直後の血圧や SpO_2 の推移を的確に把握して，患者の安全と手術視野を確保するためには，麻酔科医とコンソールドクター，ペイシェントカート側の助手，臨床工学技士，看護師との間の十分なコミュニケーションと情報共有の体制を確立しておくことが大

切である。

　対象疾患の多くが神経原性腫瘍や食道良性（粘膜下）腫瘍である。胸頂部および上位の胸部交感神経由来の神経原性腫瘍摘出術では，まれではあるが，交感神経心臓枝の抑制が否定できない心拍数や血圧の低下を生じることがある。抗コリン薬や循環作動薬の使用が必要となることもあるので注意が必要である。また，食道良性腫瘍においては，食道縦走筋の合併切除や縫合修復が必要となるため，術前に胃管の挿入が必要となることもある。

● 参考文献
1）中村廣繁, 谷口雄司. 呼吸器外科. ロボット手術マニュアル. 鳥取大学医学部附属病院低侵襲外科センター編. 東京：メジカルビュー社；2012. p.94-113.

稲垣　喜三

II 胸部外科領域

ロボット支援胸腔鏡下肺切除術

はじめに

　肺がんに対するロボット手術は，わが国では施行数が少なく，一般的ではない。術野が広いことや大血管が多いこと，再建手技が少ないこと，完全胸腔鏡手術施行数が少ないことが，理由として挙げられる[1]。しかし，リンパ節郭清や肺気管支縫合などでは，ロボット手術のほうに有用度が高く[2〜4]，患者の術後生活の質（quality of life：QOL）の向上も期待される[5]。本邦でも，今後その施行数が増加してくる可能性がある。

疾患と手術の概要

　手術適用となる肺がんが，対象となる。扁平上皮がんや腺がん，小細胞がん，転移性肺がんなど，がん腫の種類を問わずに手術可能である。
　健側が下位となる側臥位で，分離肺換気を用いて手術を行う。欧米では二酸化炭素（CO_2）送気による気胸の作製が好まれており，当院でも実施している。メリットとして，良好な肺虚脱や胸腔の拡大による良好な視野確保，出血量の軽減，などがある[6]。デメリットとして，呼吸・循環動態の不安定化や空気塞栓のリスク，ポートからデバイスを一つしか使用できないこと，などがある。アームは干渉が生じやすいため，通常は3アームと1アシストで行う。手術の習熟度の向上とともに用いられる4アームで行うと，操作性が格段に改善される[1]。頭側斜位からペイシェントカートをロールインし，ドッキングを行う（図1）。実際の手術手技は，胸腔鏡手術に準じる。手術時間は，導入当初は胸腔鏡手術に比較して長時間になりやすいが，ラーニングカーブは短く[1,7]，習熟とともに胸腔鏡手術と遜色ない手術時間に落ち着く。

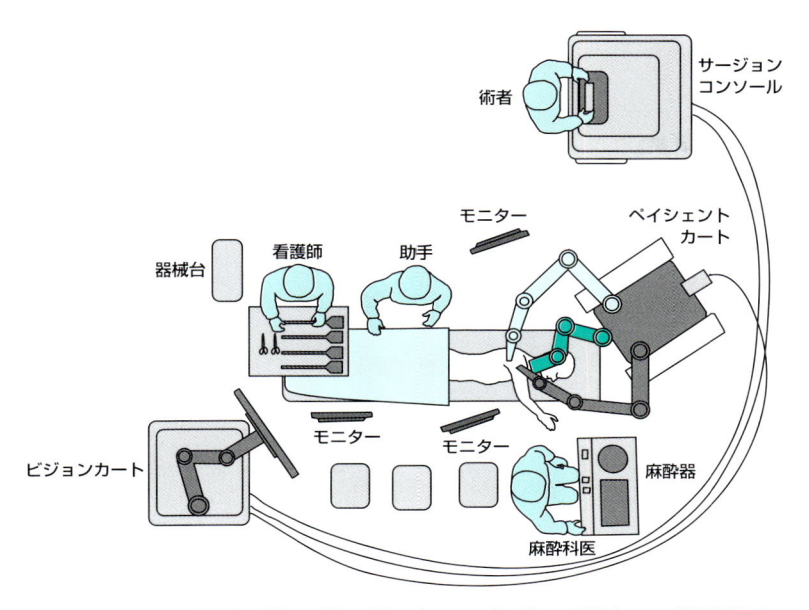

図1 ロボット支援胸腔鏡下肺切除術（RATS）時の手術室での機器配置

術前管理

　呼吸機能や動脈血ガス分析，予定されている術式から，残存肺の機能を予測しておくことが大切である．肺がん患者には喫煙者が多いため，禁煙の厳格な指導を行う．喫煙者では慢性閉塞性肺疾患（chronic obstructive pulmonary disease：COPD）患者が多く，呼吸機能，特に1秒量の低下がある場合は，吸入療法などにより積極的な呼吸機能の改善を図る．また，術前からの呼吸リハビリテーションの介入も，呼吸機能の改善には有用である．喫煙者では，虚血性心疾患や脳血管病変を合併する危険性も高いため，心機能評価や病歴の聴取に留意する．

術中管理

　麻酔法は，全身麻酔に硬膜外麻酔を併用する．硬膜外麻酔では，T4〜6から硬膜外カテーテルを挿入する．全身麻酔では，吸入麻酔と静脈麻酔の優劣は臨床上ないと考えられ，実施施設の慣れた麻酔法を選択する．ロボット支援胸腔鏡下肺切除術（robot-assisted thoracic surgery：RATS）では，ロボットアーム鉗子での肺組織や胸腔内組織の把持固定を行うため，バッキングなどによる体動により重篤な組織損傷を起こしうる．そのため，筋弛緩薬を持続投与し，筋弛緩モニターを使用して，確実な筋弛緩作用を得るようにする．呼吸管理は，ダブルルーメン気管チューブを使用して，左右別分離換気を行う．術中はロボットアームなどにより患者へのアプローチが制限されるため（図2），気管チューブの固定や位置決めは確実に行う．同様に，術中の輸液路の追加の確保も制限されるため，輸

81

II 胸部外科領域

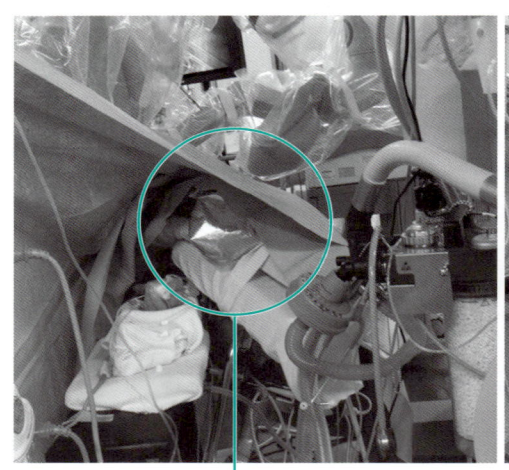

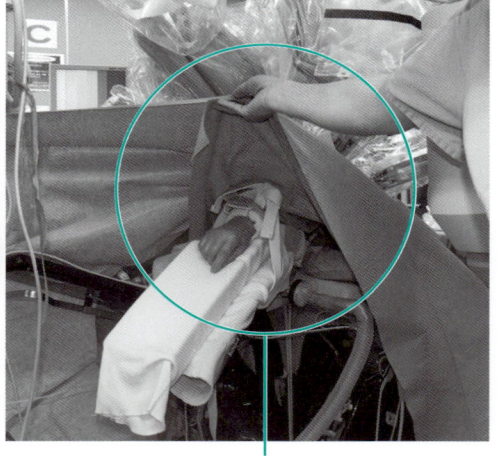

側方からは挿管チューブへのアプローチが困難
ルートの追加も困難

挿管チューブへは頭側からアプローチ

図2　術中の患者へのアプローチ

　液路は2本を確保しておくことが推奨される。動脈圧ラインは，健側橈骨動脈に確保する。輸液路と観血的動脈圧ラインの留置後に，側臥位に体位変換する。体位変換後には，必ず気管チューブの位置や固定状態を再確認する。分離肺換気前に純酸素で換気すると，吸収性無気肺となり，分離肺換気時に術側肺の虚脱が促進される。虚脱確認後は，高濃度酸素による肺障害予防のため，$PaO_2 \geq 80$ mmHgが維持できるような酸素濃度に調節する。術中管理は，胸腔鏡下肺切除術に準じる。

　前述のようにRATSでは視野確保のためにCO_2送気を行う。通常，送気圧は，5〜10 mmHgである。CO_2送気により胸腔内圧が上昇し，血圧低下や肺コンプライアンスの低下，気管の圧排による気管チューブの位置異常が生じることがある。血圧低下や換気異常が生じた際には，術者にその旨を伝え，術操作を中断し，送気を中止するか，あるいは送気圧を下げる。血圧や換気状態が改善した後，徐々に送気圧を高くする。また，気管支ファイバースコープで気管チューブの位置を確認する。縦隔操作時に両側開胸となると，両側の緊張性気胸となりうるので，術野に注目しておく。健側の縦隔胸膜の開胸創が小さい場合は，チェックバルブ様となり健側の緊張性気胸を惹起する。健側縦隔胸膜の創孔を大きくすることで，健側気胸が改善する。

　また，ロボットアームや鉗子がカメラの死角で心臓を圧排することがある。それにより，血圧低下や不整脈を生じる。心室性不整脈などが生じた際には，アームの位置を確認してもらうことも必要である。

　危機的出血などで，緊急開胸が必要となることがある。そのための緊急ロールアウトなどの手順を，スタッフ間で共有し，シミュレーションしておくことが肝要である。

術後管理

　術後の胸部X線写真では，肺の十分な拡張とドレーンの位置などを確認しておく．ドレーンが有効に働いているか，ドレーン内の血液やwater sealed bottleの呼吸性変動を確認する．

　術後鎮痛は硬膜外鎮痛を中心に提供し，必要に応じて非ステロイド性抗炎症薬（nonsteroidal anti-inflammatory drug：NSAIDs）やアセトアミノフェン，オピオイドの持続静脈内投与などを併用する．胸腔鏡手術では，開胸手術と比較して術後疼痛が軽度とされているが，RATSでは胸腔鏡手術よりも術後痛が軽減するとの報告もある[8]．肺葉切除では適切な術後鎮痛を行うことにより，周術期の呼吸器合併症の発生頻度が減少し，入院期間が短縮するとの報告もある．多くの症例では，鎮痛薬（局所麻酔薬＋オピオイド）の硬膜外投与のみで十分な鎮痛が得られる．しかし，術中の輸液量が少なめに管理されることが多いので，硬膜外鎮痛による血圧低下に注意する．

　術後の無気肺や深部静脈血栓症予防のために，早期離床を促す．呼吸リハビリテーションにより，呼吸機能の回復を促進するように計画する．多くの症例では，術翌日にはドレーン抜去が可能であり，1週間程度で退院となる．

まとめ：留意すべき重要ポイント

- 外科医，看護師，臨床工学士などともに，各機器の配置などを入念に打ち合わせておく．
- 患者は喫煙者や高齢者が多いため，術前の呼吸機能，心機能の評価を入念に行う．
- 麻酔法は実施施設の慣れた麻酔法でよいが，術後鎮痛のため硬膜外麻酔を併用する．
- 気管チューブの位置決めと固定は術中調整が難しいため，確実に実施する．
- CO_2送気での循環抑制や換気異常に注意する．異常が生じた場合には，術者と十分な意思の疎通を図り，必要であれば手術操作やCO_2送気の中断を指示する．
- 術後は硬膜外鎮痛を中心に，十分な鎮痛が得られるようにする．

外科医からの要望

鳥取大学医学部附属病院手術部　　谷口　雄司
鳥取大学医学部器官制御外科学講座胸部外科学分野　　中村　廣繁

　通常の胸腔鏡下手術に比べて肺を脱転することが困難な場合がある．また，ほとんどの肺切除術ではペイシェントカートが頭側よりロールインされるため，術中に挿管チューブの操作が難しいことが予想される．より確実な分離肺換気による十分な肺の虚脱をお願いしたい．

　ロボット支援下肺切除術においてもCO_2送気を用いる場合がある．CO_2送気開始直後の血圧やSpO_2の推移については，麻酔科医やコンソールドクター，術野の助手，臨床工

学技士（clinical engineer：ME），看護師との十分なコミュニケーションや情報の共有が大切である。

　肺動脈・肺静脈の操作には，いつも以上に神経を使っている．肺動脈・肺静脈およびその周囲の操作，リンパ節郭清などの際には，十分な筋弛緩をお願いしたい．

　他の手術に比べて，緊急時，特に危機的出血に対する対応が大切となる．そのため，緊急ロールアウトなどの緊急時対応に際して，麻酔科医や呼吸器外科医，ME，看護師などの密な連携が大切である．

● 参考文献
1) Nakamura H, Taniguchi Y. Robot-assisted thoracoscopic surgery: current status and prospects. Gen Thorac Cardiovasc Surg 2013 ; 61 : 127-32.
2) Minnich DJ, Bryant AS, Cerfolio RJ. Thoracoscopic and robotic dissection of mediastinal lymph nodes. Thorac Surg Clin 2012 ; 22 : 215-8.
3) Park BJ. Robotic lobectomy for non-small cell lung cancer (NSCLC): multi-center registry study of long-term oncologic results. Ann Cardiothorac Surg 2012 ; 1 : 24-6.
4) Waseda R, Ishikawa N, Oda M, et al. Robot-assisted endoscopic airway reconstruction in rabbits, with the aim to perform robot-assisted thoracoscopic bronchoplasty in human subjects. J Thorac Cardiovasc Surg 2007 ; 134 : 989-95.
5) Louie BE, Farivar AS, Aye RW, et al. Early experience with robotic lung resection results in similar operative outcomes and morbidity when compared with matched video-assisted thoracoscopic surgery cases. Ann Thorac Surg 2012 ; 93 : 1598-604 ; discussion 604-5.
6) Ruckert JC, Swierzy M, Ismail M. Comparison of robotic and nonrobotic thoracoscopic thymectomy: a cohort study. J Thorac Cardiovasc Surg 2011 ; 141 : 673-7.
7) Veronesi G. Robotic surgery for the treatment of early-stage lung cancer. Curr Opin Oncol 2013 ; 25 : 107-14.
8) 石内 真，加藤 貴，三好 寛ほか．硬膜外鎮痛を併用したロボット支援胸部手術の術後痛．胸腔鏡補助下小開胸手術との比較．麻酔と蘇生 2014 ; 50(2) : 37-40.

森山　直樹，稲垣　喜三

II 胸部外科領域

経皮的乳がん
ラジオ波焼灼療法

はじめに

　乳がん手術はハルステッドの胸筋合併乳房切除術に始まり，パティー，オーチンクロスらによる胸筋温存乳房切除術に変わっても乳房切除術が基本術式であったが，ここ20年あまりで大きく変貌した．現在は乳房温存手術が中心となり，さらにセンチネルリンパ節生検の普及，マンモグラフィ検診の普及や画像診断法の進歩による早期発見の増加，またこの疾患特有の患者の強い希望によっても，乳がん手術はさらに低侵襲化していくものと考えられる[1]．一方で，乳房温存手術であっても患者が期待したとおりの乳房の整容性が必ずしも保証されているわけではないため，non-surgical ablation（凍結療法，収束超音波による焼灼療法，ラジオ波による焼灼療法）が究極の乳房温存療法として期待されている[2]．しかし，これには治療効果や遠隔成績，有害事象など未確定の要素が残っているため，現段階では慎重に適用を決める必要がある[1]．

疾患と手術の概要

　non-surgical ablationの一つである経皮的ラジオ波焼灼術（radiofrequency ablation：RFA）は，電極を腫瘍あるいは腫瘍の近くに刺入し，電磁波の一種であるラジオ波を通電することによって，生体内のイオンの振動運動を誘発し，それによって発生するジュール熱によって腫瘍を凝固壊死させる方法である[3]．RFAは肝臓がん，肺がん，腎がん，骨軟骨部腫瘍などさまざまな腫瘍の治療法として行われるようになってきているが，特に肝臓がんのRFAについてはすでに保険適用が認められているため，標準治療の一つとして広く普及している．しかしながら，肝臓がん以外の腫瘍に対する治療としての保険適用は現段階では認められていない．乳がんについても侵襲が小さく，整容性の面でも有益で，また治療効果としても有用な局所療法として期待されているが，保険適用が認められた確立

II 胸部外科領域

表　RAFAELO study 適用患者

早期乳がん（腫瘍径 1.5cm 以下，単発，N 0）

- マンモグラフィ・超音波・MRI/CT 検査で，いずれも長径 1.5 cm 以下の腫瘤性病変
- 針生検で浸潤性乳管がん，もしくは非浸潤性乳管がんと診断
- 触診および画像診断で腋窩リンパ節に転移を認めない
- 遠隔転移を認めない
- 適格条件に該当し，除外基準に該当しない
- 前治療なし

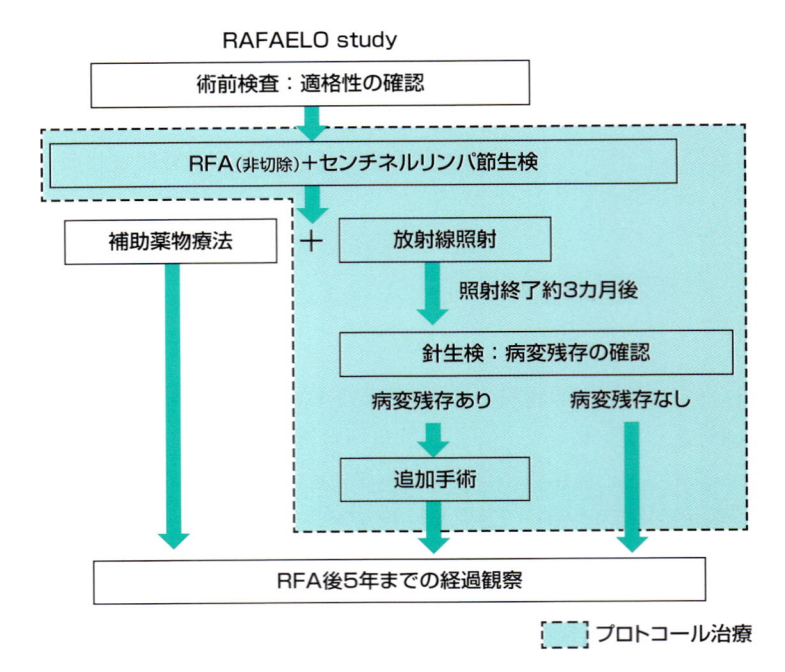

図1　RAFAELO study プロトコール
保険収載を目指して現在行っている乳がん RFA 多施設共同研究の流れ。

した治療法ではない。そのため臨床試験として一部の施設で行われており，その治療成績や適用について検証が行われている段階である[1]。当院では2006年6月から臨床試験として乳がんに対するRFAを開始し，その成績[4]をもとに早期がんに対する初回外科治療としての保険収載を目指して，早期乳がんへのラジオ波熱焼灼療法の有効性の検証と標準化に向けた多施設共同研究（RAFAELO study）を2013年8月から実施している。当院では2014年度は乳腺外科手術の全身麻酔管理520症例中30症例に対してRFAが施行された。この研究におけるRFA適用は腫瘍径1.5 cm以下の単発，N 0の早期乳がんとしている（表）。この研究ではRFA後5年間の経過観察を行い，温存した乳房内の無再発生存割合を評価する。さらに治療後の病変残存割合や遠隔転移，全生存期間，有害事象を調査する（図1）。この研究結果によって乳がんRFAが保険収載され，近い将来に標準治療になることを目指している。

術前管理

　通常の全身麻酔に準じて術前評価を行う。当院ではすべての麻酔科管理症例について，原則として手術の1週間前までに一般的な術前スクリーニング検査を行ったうえで，術前外来において全身状態評価および麻酔の説明と同意を得ている。乳がんRFA適用患者には術前化学療法は行われていない。現段階では全身状態も良好な患者を対象に行っている。当院において2014年度に行われた乳がんRFA患者の平均年齢は53.1 ± 8.9歳，術前状態は米国麻酔科学会（American Society of Anesthesiologists：ASA）術前全身状態分類（physical status：PS）1が15人，PS 2が14人，PS 3が1人であった。乳房温存手術と比較して侵襲は小さいため，標準治療となれば全身状態の不良な症例にも施行可能である。

　RFA前日に入院し，センチネルリンパ節シンチが行われる。絶飲食時間は通常の全身麻酔患者と同様に日本麻酔科学会の絶飲食ガイドラインに準じ，固形食は前日夜まで，清澄水は麻酔開始2～3時間前までとする。

術中管理

麻酔管理

　乳がんRFAを局所麻酔下で施行した症例報告もあるが，焼灼中の局所の疼痛は強いことに加えて，腫瘍近傍に浸潤した局所麻酔薬が焼灼に与える影響が未確定であることを考慮し，当院ではすべて全身麻酔下で行っている。乳房温存手術の麻酔に準じて，静脈ルートは健側上肢に確保し，麻酔薬は吸入麻酔薬（セボフルランまたはデスフルラン），あるいはプロポフォールを用いた全静脈麻酔（total intravenous anesthesia：TIVA），いずれの方法でも行っている。対象となる患者群に術後悪心・嘔吐（postoperative nausea and

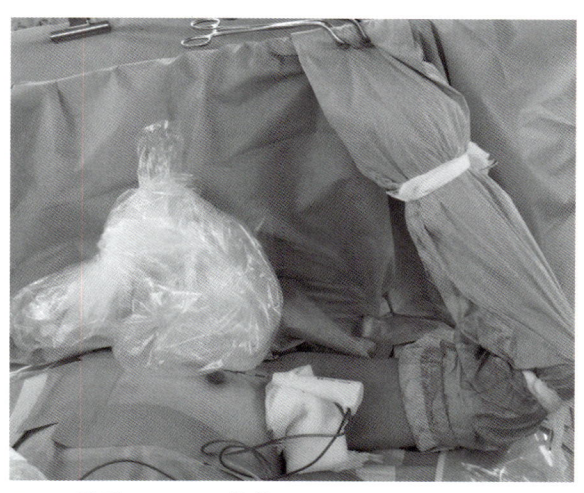

図2　乳がんRFAの体位
患側上肢を離被架に固定して腋窩を含めた広範囲の患部を消毒。

vomiting：PONV）ハイリスク症例が多いことを考慮するとTIVAのほうが好ましいかもしれない。気道確保の方法としては気管挿管あるいは声門上気道器具のいずれの方法でも可能である。体位は仰臥位で，十分な視野を確保して操作を容易にするために，手術台を傾ける場合もあるので，骨盤部を支持器で固定し，また頭部も不安定にならないように注意する（図2）。RFA施行時にセンチネルリンパ節生検も行われる。術中はレミフェンタニルを併用し，フルルビプロフェンアキセチルもしくはアセトアミノフェン静注薬を投与し，終了時のフェンタニル予測濃度1～1.5 ng/mlを目標に管理している。

RFA手技

　原則的にRFA施行前にまずセンチネルリンパ節生検を行い，病理組織診断またはOSNA（one-step nucleic acid amplification）法で転移の有無を確認している。ただし，転移の有無にかかわらず乳房の原発巣に対する治療であるRFAは予定どおり行う。RFAに使用するシステムとして，当院ではコヴィディエン社製のCool-tip™ RFシステムを使用している[1]（図3，図4）。肝臓に比べて乳腺組織は硬いため，穿刺針は7本展開型ニードルではなく穿刺が容易な単針構造のシングルニードル（焼灼部2 cmあるいは3 cm）を使用している。超音波ガイド下に，できるだけ腫瘍の最大割面に対し平行となるよう，また腫瘍の中心を通るように穿刺される（図5）。5 Wから出力を開始し，1分経過時に10 Wに設定，それ以降は1分ごとに10Wずつ出力を上げていく。出力の上限値は設けず，出力に限界がある場合は，その出力で焼灼が継続される。焼灼度合いが増してくると電気抵抗値が上昇し，一定値以上に抵抗値が上昇すると出力が中断される。中断時のニードル

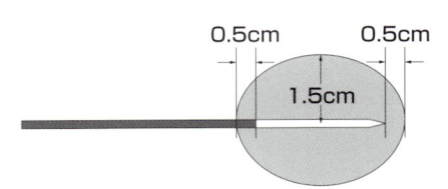

図3　RFA-Coolーtipニードルの焼灼範囲
症例の焼灼径に合わせてexposure size（白色部）を選択する。グレー部が焼灼範囲。
木下貴之．乳癌に対する熱凝固療法の適応と限界—RFAを中心に—．Surgery Frontier 2011；18：19-26 より引用

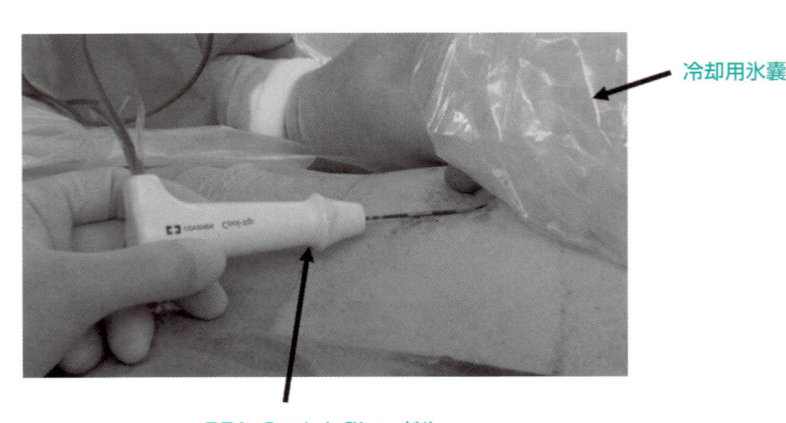

図4　焼灼中の写真
熱傷予防のために焼灼部位を氷嚢で冷却する。

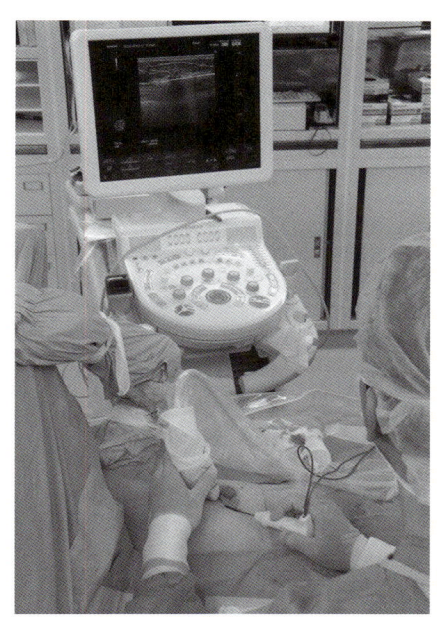

図5　穿刺中の写真
超音波ガイド下にRFA-Cool-tip™ニードルを穿刺する。

の焼灼温度が70℃以下の場合は，焼灼不良とし同じ場所で焼灼が追加される。RFA後は，超音波画像では腫瘍影は熱変性したバブルに置き換わって確認できなくなる。焼灼に要した時間は，当院での先行臨床研究では焼灼時間は中央値で8分7秒であった[1]。実際には超音波による腫瘍の同定や設定，センチネルリンパ節生検および病理診断に要する時間が必要となる。

　合併症として皮膚熱傷や胸壁熱傷の報告があり，熱傷予防対策は重要である。熱傷予防のために腫瘍胸筋側と皮膚側組織内に適宜5％ブドウ糖液が注入される。また，通電中は氷嚢で皮膚冷却を行い，必要に応じて術後も局所冷却が継続される。

術後管理

　当院でのRFAおよびセンチネルリンパ節生検終了時のフェンタニル予測血中濃度は1.2±0.4 ng/mlで，全症例に麻酔覚醒前に消炎鎮痛薬が併用されていた。覚醒直後の鎮痛は良好で，その後の術後疼痛対策も消炎鎮痛薬で可能である。覚醒4時間後から飲水テストを行い，問題なければ経口摂取を開始する。1 POD（postoperative day）には点滴を中止して食事を開始し，抗菌薬，鎮痛薬も内服投与とする。1 POD朝までは床上安静として熱傷予防のための局所冷却が継続されるが，以後は離床し下半身シャワーも許可される。皮膚熱傷など有害事象がなければ2 POD朝に退院としている。

　術後は放射線照射と補助薬物療法が追加される。照射3カ月後に吸引式の針生検によって残存病変の確認が行われ，残存病変を認める場合は追加手術を行うこととしている。その後5年間の観察期間を予定している。

まとめ：留意すべき重要ポイント

- 現段階では，乳がんRFAは保険収載されていない高度先進医療として行われている治療であるが，適用を正しく行えば今後進展が期待される治療である。
- 基本的には乳房温存手術に準じた周術期管理を行っている。
- 乳房温存手術に比べて侵襲は小さく疼痛管理は比較的容易である。
- 腫瘍径1cm前後の小さな腫瘍を超音波ガイド下で穿刺するため，システムの設置や体位，施行中の体動には注意する。
- これまでの臨床研究では，有害事象の報告の多くは熱傷や創感染であり，予防対策が重要である。
- 標準的治療として確立すれば，将来的には日帰り手術としての管理も可能と考えられるが，現段階では安全性を最優先した管理を行っている。

外科医からの要望

国立がん研究センター中央病院乳腺外科　木下　貴之

　先進医療RFAは，早期がんに対する究極の低侵襲治療として開発している技術である。RFAの医療技術としての承認は，肝臓がんには適用があるが，乳がんに対しては適用外ということになる。

　本治療は，標準治療である手術より短時間で終了し，疼痛もより軽微と考えられるが，腫瘍近傍に使用する局所麻酔薬の治療効果への影響が不確かなこと（薬剤の電流の抵抗値への影響）や臨床試験としての術中の安全性確保のために全身麻酔で実施することを先進医療での条件としている。対象の腫瘍径は15mm以下で，大部分は大きさ数mmの腫瘍を穿刺するという非常に繊細な手技のため，安定した呼吸管理や最適な穿刺条件を得るための体位変換が必要とされる。

　今後は，早期乳がん局所治療の低侵襲化と併せて日帰り治療が可能な麻酔方法の開発も期待される。

● 参考文献

1）木下貴之．乳癌に対する熱凝固療法の適応と限界－RFAを中心に－．Surgery Frontier 2011；18：19-26．
2）Oura S, Tamaki T, Hirai I, et al. Radio frequency ablation therapy in patients with breast cancers two centimeters or less in size. Breast Cancer 2007；14：47-54.
3）Shah DR, Green S, Elliot A, et al. Current oncologic applications of radiofrequency ablation therapies. World J Gastrointest Oncol 2013；5：71-80.
4）Kinoshita T, Iwamoto E, Tsuda H, et al. Radiofrequency ablation as local therapy for early breast carcinomas. Breast Cancer 2011；18：10-7.

佐藤　哲文，木下　貴之

II 胸部外科領域

肺移植術：
脳死および生体肺移植

はじめに

　肺移植手術は自己の肺を摘出してドナーから提供された肺を移植する手術で，ほかに有効な治療法がない重症呼吸不全患者が適用となる。わが国では年間約60症例施行されており[1]，脳死ドナー不足を背景に世界的にはほとんど行われなくなった生体肺移植が多く行われている点が特徴である[2]。術式は片肺・両肺，体外循環使用の有無，脳死・生体など多彩で，個々の症例の特徴に応じた周術期管理が必要となるため，事前の手術チーム内での綿密な打ち合わせが重要である。

疾患と手術の概要

　わが国における肺移植手術の適用疾患は特発性間質性肺炎，リンパ脈管筋腫症，特発性肺動脈性肺高血圧症が多く，これら3つで全体のおよそ55%を占める。術式は脳死ドナーから肺の提供を受ける脳死肺移植と健康なドナーから右下葉または左下葉の提供を受ける生体肺移植に分類される。術後1年および5年生存率はおのおの86.2%，73.7%で，術後早期の主要な死因はグラフト機能不全と感染である[1]。

脳死肺移植

　脳死ドナーが出現すると，ABO式血液型，肺の大きさ，待機期間などの基準に従ってレシピエントが選出される。両肺移植と片肺移植があり，肺の感染を伴う場合（気管支拡張症など）や肺高血圧症では主に両肺移植が採用される。慢性閉塞性肺疾患や特発性間質性肺炎などでは片肺移植が採用される場合もある。手術の決定から患者入室まで24時間以内の場合が多く，平常時から手術チーム内の連絡や人員確保などの体制を整えておく必要がある。

生体肺移植

通常，2名のドナーからそれぞれ右肺下葉と左肺下葉を摘出しレシピエントに移植する。2名の健康なドナーにメスを入れる点が最大の問題で，適用は脳死ドナーが現れるまで生存する見込みが少ないと判断された患者に限られる。脳死肺移植と比較してレシピエントの状態が比較的安定している時期に計画的に手術を施行できる，グラフト肺の清浄度が高く虚血時間が短い，などの利点がある。

術前管理

術前評価

術前呼吸状態を把握するうえでは，問診（歩行や仰臥位での就寝が可能かどうか）や血液ガス分析（特に動脈血二酸化炭素分圧）などが有用である。呼吸機能検査は著しく呼吸状態の悪い患者では施行不可能で，また準緊急的に行われる脳死肺移植では術直前の施行が困難である。起坐呼吸で仰臥位になれない症例では，半坐位での肺動脈カテーテル挿入，麻酔導入が必要となる場合もある。

心臓超音波検査では，しばしば肺高血圧の所見を認める。肺高血圧が著明な症例，特に右心不全兆候を伴っている症例では麻酔導入に伴い循環虚脱を生じる危険性が高い。

肺の萎縮に伴い気管や気管支の偏位・変形を呈する場合があるため，胸部単純X線写真やコンピュータ断層撮影像で気道の異常を評価する。

胸腔内の手術歴，特に気胸に対する胸膜癒着術の既往がある場合は大量出血が予想されるため，十分な血液製剤を確保する。

術前打ち合わせ・準備

症例術式ともに多彩なため，手術チームでの綿密な術前打ち合わせが重要である。脳死肺移植ではドナー肺の虚血時間が極力短くなるよう入室時刻を決定する。挿管困難が予測される，胸腔内の癒着が予想されるなど，レシピエント肺摘出までに時間がかかると予想される場合は入室時刻を早めに設定する。

著明な二酸化炭素貯留を認める症例，肺高血圧による右心不全兆候を認める症例，気胸を繰り返しており陽圧換気に伴う緊張性気胸発症のリスクがあると考えらえる症例など，麻酔導入に伴い著しい呼吸・循環変動を生じる危険性が高いと判断される場合は急変時に速やかに体外式膜型人工肺（extracorporeal membrane oxygenation：ECMO）による心肺補助が行えるよう麻酔導入前に肺動脈カテーテル留置と大腿動静脈のテーピングまたはカニュレーションを行う。

オフポンプ症例は無輸血で施行可能な場合もあるが，体外循環を使用する場合は輸血がほぼ必須であり，多くの場合は新鮮凍結血漿，血小板の投与も必要となる。京都大学医学部附属病院の経験では，約1割の症例で赤血球濃厚液20単位を超える大量輸血を要した。

術中管理

全身麻酔導入

　前投薬は低換気や肺高血圧の増悪を来す可能性があるため原則行わない。麻酔導入前に心電図，パルスオキシメトリ，観血的動脈圧，脳局所酸素飽和度のモニターを開始する。部分体外循環中に大動脈弓第一分枝の動脈血酸素化を評価するため，パルスオキシメトリ装着と動脈ライン確保は右手に行う。

　麻酔導入は，手術チームが手術室にそろい急変時の心肺補助が速やかに行える状況で行う。原則として急速導入を行う。肺移植レシピエント患者は心機能が正常であっても麻酔導入に伴い著しい血圧低下を呈する場合がある[3]。特に重度の肺高血圧や心機能低下が見られる症例では，心抑制作用の強い麻酔薬（プロポフォールなど）を避け，麻薬主体の麻酔導入を行う。原則として左用二腔チューブを挿管するが，小児や開口制限のある患者など挿入が困難な場合もある。その場合は，気管支遮断薬，気管支挿管，術野での気管支クランプなどによる一側肺換気を考慮する。

　麻酔導入・陽圧換気開始後，低肺・胸郭コンプライアンスのため著明な高二酸化炭素血症を来すことがある。特に閉塞性細気管支炎の患者では，麻酔導入後の換気困難を多く経験する。経皮血中二酸化炭素分圧モニタリングが有用である[4]。重度のアシデミア（pH＜7.1），心筋抑制，心室性不整脈が見られる場合は体外循環導入を考慮する。肺気腫患者では肺の過膨張による換気困難，循環動態の悪化が懸念される。極力気道内圧を低く，呼気時間を長く保つ。

　肺動脈カテーテル留置時は，動脈クランプ・吻合時の損傷を避けるため先端が主肺動脈にあることを経食道心エコー検査で確認する。

執刀からグラフト再灌流まで

　一側肺換気は剝離などの術操作を容易にする一方で，低酸素血症，高二酸化炭素血症を生じやすい。換気条件の調節で対応困難な場合は一側肺換気の中断または体外循環導入を考慮する。左肺の剝離操作では心臓の圧排による不整脈や低血圧が，右肺の剝離操作では上大静脈の圧迫による頭部うっ血が生じやすい。

　肺動脈クランプにより肺動脈圧が急激に上昇する場合がある。事前に肺動脈クランプテストを行い，著明な肺動脈圧上昇や循環動態の悪化を来す場合は体外循環導入を考慮する。

　グラフト肺は気管支→肺動静脈の順に吻合していく。肺動静脈の吻合が開始されたらプロスタグランジン E_1 の持続静注（0.01〜0.05 μg/kg/min）を開始し，メチルプレドニゾロン 500 mg を静注する。グラフト肺換気開始時に一酸化窒素を 5〜10 ppm で投与開始する。

体外循環中の管理

　京都大学医学部附属病院における生体肺移植では全症例体外循環を使用している。脳死

II 胸部外科領域

肺移植ではオフポンプ手術も行われるが，一側肺換気に伴う低酸素血症や高二酸化炭素血症，肺動脈クランプに伴う肺高血圧のために体外循環を必要とする場合も多い．肺移植術中の体外循環には従来人工心肺を用いてきたが，近年は強い抗凝固療法による出血のリスクを避けるため，ほとんどの症例でECMO回路を用いている．

ヘパリンコーティングされたECMO回路による体外循環中は，活性化凝固時間（activated clotting time：ACT）を180〜220秒に維持する．高度癒着が予想される症例では，より低いACTを目標として管理する場合もある．ECMO中は平均動脈圧を60 mmHg以上に維持する．ノルアドレナリンなどの血管収縮薬を用いることで過剰輸液を避けることができるが，循環血液量が減少し右心系が虚脱すると脱血不良を生じるため，ある程度の輸液・輸血負荷は必要である．

部分体外循環中，特に大腿動脈送血の場合は冠動脈や大動脈弓部3分枝に自己の心臓から拍出される酸素飽和度の低い血液が供給される可能性がある．たとえフルフローが出ていても呼吸は停止しない．右手に装着したパルスオキシメトリ，脳局所酸素飽和度，心電図を厳重にモニターし，右手の動脈ラインから30分ごとに採血し血液ガス分析を行う．

再灌流以後

換気再開→再灌流→肺静脈吻合部からのエア抜きの順序でグラフトの再灌流を行う．グラフト再灌流に伴い血圧が著明に低下する場合が多い．再灌流前は前負荷を十分に保ち，ドパミンやノルアドレナリンなどの昇圧薬を用意する．再灌流後，経食道心エコー検査で肺静脈血流を確認する．肺静脈の狭窄・閉塞があるとグラフト肺の肺水腫の原因となる．また，左心系への空気混入の有無も確認する．

グラフト肺換気開始時は吸入酸素濃度を1.0とし，その後血液ガス分析を行い適宜調節する．肺水腫，無気肺を予防するため5 cmH$_2$O程度の呼気終末陽圧を用い，過剰な輸液を避ける．体外循環離脱困難の原因は酸素化不良と肺高血圧が多い．慎重に流量を下げ，酸素化や循環動態を評価する．

閉胸の際は，胸腔内圧上昇による静脈環流低下，肺静脈の変形による肺高血圧悪化，換気条件の悪化（気道内圧上昇，1回換気量減少）が生じうる．特に胸腔に対してグラフトが大きい場合に呼吸・循環動態の変動が生じやすく，二期的閉胸を行う場合もある．

手術終了後，二腔チューブ挿入中の場合は一腔チューブへの入れ替えを行う．特に体外循環下手術の後は頭頸部の浮腫が強く喉頭展開困難な場合も多い．十分な人手を集め，複数の気道確保デバイスを準備してチューブ入れ替えにあたる．

術後管理

人工呼吸器離脱

京都大学医学部附属病院では，術後第2病日以降に①呼気終末陽圧5 cmH$_2$O以下で動脈血酸素分圧／吸入酸素濃度比200以上，②十分な自発呼吸，③循環動態の安定，の条件

を満たした際に人工呼吸離脱・抜管を考慮している[5]。早期抜管が見込まれる症例では手術翌日以降に止血・凝固能の改善を確認したうえで第4～第7胸椎レベルで硬膜外チューブを留置し創痛コントロールを行う。人工呼吸が長引くことが予想される場合は，ためらわず早期に気管切開を行う。

免疫抑制療法と急性拒絶

拒絶反応を予防するため，シクロスポリン（またはタクロリムス），アザチオプリン（またはミコフェノール酸モフェチル），ステロイドの3剤による免疫抑制療法を行う。急性拒絶の多くは移植後3週間以内に起こるとされている。急性拒絶は臨床所見と画像所見によって診断し，気管支鏡下生検はグラフト内の出血を来す場合があるため行わない。臨床的に急性拒絶と診断した場合はステロイドパルス療法を実施する。

感染対策

感染は肺移植術後早期の主要な死因の一つである[6]。免疫抑制薬による易感染性，肺が外気と直接接するため他の臓器移植と比較して感染の発生率は高い。移植後早期の感染原因の大半は細菌であり，原因菌としてグラム陰性桿菌（特に緑膿菌），メチシリン耐性黄色ブドウ球菌が多い。喀痰咽頭培養，感受性検査を行うとともにempiricalに広域スペクトル抗生物質の投与を開始する。

まとめ：留意すべき重要ポイント

- 脳死肺移植は手術決定から患者入室までの時間が短いため，平常時から手術チーム内の連絡や人員確保などの体制を整えておく必要がある。
- 著明な二酸化炭素貯留を認める症例や肺高血圧による右心不全兆候を認める症例など，麻酔導入に伴う呼吸・循環変動が予想される症例では急変時の速やかな心肺補助が行える体制で麻酔導入に臨む。
- 術中心肺補助が必要となる主な原因は一側肺換気に伴う低酸素血症や高二酸化炭素血症，肺動脈クランプに伴う肺高血圧である。
- 部分体外循環中，特に大腿動脈送血の場合は大脳への酸素供給を厳重にモニターする。
- グラフト肺再灌流時はしばしば著明な低血圧を来す。再灌流前は十分な前負荷を保ち，昇圧薬を準備する。
- 再灌流後は，グラフト肺の肺水腫・無気肺を予防するために呼気終末陽圧を用い過剰な輸液を避ける。

II 胸部外科領域

外科医からの要望

京都大学医学部附属病院呼吸器外科　陳　豊史

　肺移植手術は，通常，全身麻酔が禁忌であるような，低肺機能患者に対する全身麻酔であり，麻酔を施行すること自体に危険を伴う．特に，麻酔導入時の呼吸・循環状態の変化には注意が必要である．体外循環をすぐに導入できるように，体位を含めすべての準備をして麻酔導入を行うことも多い．また，多くの症例が人工心肺を要し，人工心肺使用による合併症も経験する．術中は，定期的な瞳孔のチェックだけでなく，継続的な脳のモニタリングも必須である．

　通常の移植手術においては，手術手順は確立しており，淡々と手術は進行する．手術における最大の障壁は，癒着である．胸部手術歴だけでなく，気胸や胸膜炎，胸膜癒着の既往は，手術難易度を上げるとともに，出血という，手術における最大の危険因子となる．つまり，癒着剝離に伴う出血のコントロールが重要で，通常の人工心肺ではなく，ACTを極力抑えたECMOの使用など，さまざまな工夫がなされている．

● 参考文献
1) Sato M, Okada Y, Oto T, et al. Registry of the Japanese Society of Lung and Heart-Lung Transplantation: official Japanese lung transplantation report, 2014. Gen Thorac Cardiovasc Surg 2014 ; 62 : 594-601.
2) Date H. Update on living-donor lobar lung transplantation. Curr Opin Organ Transplant 2011 ; 16 : 453-7.
3) Mizota T, Matsukawa S, Fukagawa H, et al. Preoperative hypercapnia as a predictor of hypotension during anesthetic induction in lung transplant recipients. J Cardiothorac Vasc Anesth 2015 ; 29 : 967-71.
4) Chen F, Chin K, Ishii H, et al. Continuous carbon dioxide partial pressure monitoring in lung transplant recipients. Ann Transplant 2014 ; 19 : 382-8.
5) Chen F, Chin K, Sato M, et al. Postoperative respiratory management in living donor lobar lung transplantation. Clin Transplant 2013 ; 27 : E383-90.
6) Kramer MR, Marshall SE, Starnes VA, et al. Infectious complications in heart-lung transplantation. Analysis of 200 episodes. Arch Intern Med 1993 ; 153 : 2010-6.

溝田　敏幸

III 心臓血管外科領域

- 経皮的大動脈弁置換術
- 補助人工心臓植え込み術
- 低侵襲心臓手術
- 成人先天性心疾患手術
- 胸部大動脈瘤ステント留置術
- 経皮的心腔内遺残物摘出術
- ロボット支援心臓外科手術
- 心筋シートを用いた心筋再生手術
- 心臓移植術

III 心臓血管外科領域

経皮的大動脈弁置換術

はじめに

　経皮的大動脈弁置換術（transcatheter aortic valve implantation：TAVI）はカテーテル操作により大動脈弁人工弁置換術を行う手術手技として，2002年にフランスで大腿静脈から心房中隔経由で初めて成功した。2005年以降，大腿動脈や心尖部アプローチが導入され飛躍的に増加してきた。日本でも2013年10月より保険償還となり，約2年間で2,000症例を超える手術が施行されている。TAVI治療にはハイブリッド手術室があること，経食道心エコー施行件数年間200症例以上，人工心肺のスタンバイが可能なことなどの施設認定条件があるが，現在日本で70施設以上が認定されており，今後のさらなる増加が予測される。

疾患と手術の概要

　対象となる疾患は狭心症，失神発作など有症状がある高度大動脈弁狭窄症例であり，TAVI治療を行うことで1年以上の延命効果および生活の質（quality of life：QOL）の改善が望める症例が対象となる。大動脈弁逆流症や先天性二尖弁は基本的に適用とならない。また，認知症や重篤な合併症をもった症例も除外されるべきである。
　現在日本で使用できる種類としてSapien XT™（エドワーズライフサイエンス）とCoreValve™（メドトロニック）の2つがある。TAVIのアプローチとして，大腿動脈アプローチが基本となり70％前後で施行されている。大腿動脈が狭小化している症例では，小切開下での腸骨動脈アプローチが施行されることもある。下行大動脈が大きく蛇行している症例や，浮遊する大きな粥腫が存在する症例では，左鎖骨下動脈や上行大動脈アプローチで施行される症例が5～15％程度ある。大動脈から大腿動脈に合併症がある症例での穿刺方法として心尖部アプローチがあり，20～25％前後の症例で施行されている。左前

III 心臓血管外科領域

胸部側方を小切開して左第4～5肋間から開胸して，左室心尖部穿刺からのアプローチでTAVI装着が行われる。心尖部アプローチはSapien XT™のみが適用となる。

大腿動脈アプローチでの手術操作は循環器内科医もしくは心臓外科医が施行する。その他の外科的処置が必要となるアプローチでは心臓外科医が対処する施設が多い。すべての症例で人工心肺がいつでも使用できるように，装置と臨床工学技士のスタンバイが必要である。透視装置の操作は放射線技師が，経食道心エコーの操作は循環器内科医もしくは麻酔科医が評価診断することになる。

術前管理

TAVIでは症例の術前状態の評価から適応の診断が重要となる。高齢者が多いため，呼吸機能や合併症に留意する。閉塞性肺障害や肺高血圧，肺塞栓症などはリスクとなる。心駆出率低下，心拍出量低下や僧帽弁逆流，冠動脈疾患合併などの評価も重要である。経皮的冠動脈インターベンション（percutaneous coronary intervention：PCI）の既往や開胸手術歴などの把握も必要である。

術前のCTでの大動脈弁輪部断面積の計測からTAVIで使用する人工弁サイズが決定される。弁輪部から左右冠動脈起始部までの距離計測も重要であり，Sapien XT™では10 mm以下の場合には冠動脈閉塞のリスクが大きくなる。また，バルサルバ洞の大きさや形状も影響する。

主治医，術者とともにコーディネータによる連携が重要である。術前の検討により，アプローチ方法や使用される種類などが決定される。冠動脈疾患合併症例では術前検討により，人工心肺を使用しない冠動脈バイパス術（off-pump coronary artery bypass：OPCAB）が同時手術として施行されることもある。

上行大動脈アプローチや鎖骨下アプローチでは頭側右半分が術野となるため麻酔器の配置などを考慮する。心尖部アプローチでは左側が清潔野の中心となり，大型画像スクリーンが左側頭側に位置するため，エコー装置や自己血回収装置の配置を考慮することになる。緊急時の人工心肺位置なども確認しておく。

術中管理

麻酔導入維持に関しては吸入麻酔薬，静脈麻酔薬の制限はない。ただ，手術室での覚醒，抜管を前提とした管理が必要となる。高齢者で心機能が低下している症例が多いことから簡易脳波を利用したbispectral index（BIS™，メドトロニック）やSedLine®（マシモ）など，麻酔深度モニタリング下での適切な麻酔維持が有用である。心尖部アプローチ症例では麻酔導入後の傍脊椎神経叢ブロックによる術後鎮痛が有用となるかもしれない。観血的動脈圧ラインを橈骨動脈に確保する。FloTrac™による心拍出量連続モニタリングも有用となる。

中心静脈圧モニタリングおよび血管作動薬投与ラインとして内頸静脈から中心静脈ライ

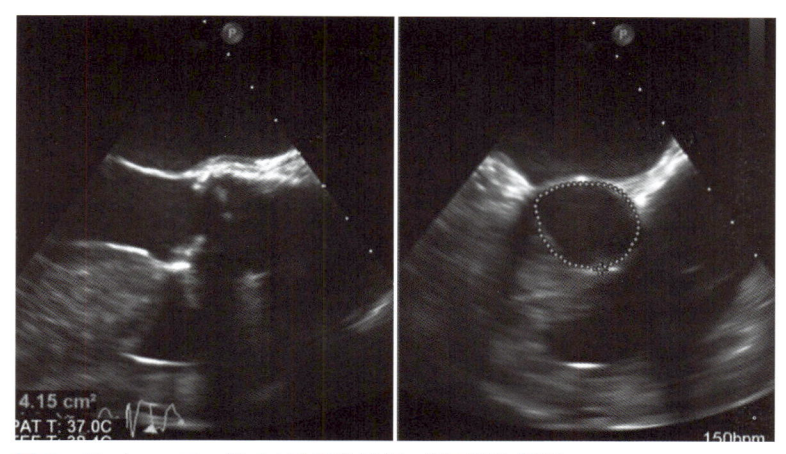

図1 X-plane モードで大動脈弁輪部の断面積を計測
4 cm^2 以上なので 26 mm の弁サイズが適用となる。

ンを確保する。心室ペーシングが必要となるため，内頸静脈もしくは大腿静脈からテンポラリペーシングカテーテルをペーシングしながら挿入する。挿入中もしくは挿入後に透視によりカテーテルが右室流出路近位部の適切な位置にあることを確認する。OPCAB 同時手術症例や左室流出路狭窄症例などで心尖部アプローチや上行大動脈アプローチが施行される症例では肺動脈カテーテル（pulmonary artery catheter：PAC）の挿入を考慮する。駆出率 40% 以下の重症心不全症例や肺高血圧合併症例でも PAC の挿入が考慮される。心尖部アプローチや上行大動脈アプローチでは自己血回収装置を準備しておく。

　体温管理も重要であり，中枢温として咽頭温や鼓膜温，膀胱温が使用される。温風式加温マットや循環式加温装置が低体温予防に有用となる。アミノ酸製剤の点滴も有効である。

　術中経食道心エコー（transesophageal echocardiography：TEE）は透視装置とともに術中画像診断として必要不可欠である。最初に大動脈弁輪部面積の測定を行う。X-plane モードもしくは 3D 画像を利用して左室流出路と弁輪の接合部の断面積をトレースして計測する（図1）。計測は収縮中期の流出路面積が最大となるときに計測する。弁輪部で石灰化病変がある位置を確認する。次に弁輪部から左右冠動脈の開口部までの距離を確認する[1]。

　手術操作は最初に大腿動静脈にシース確保から行われる。大腿動脈シースからは大動脈弁輪部までカテーテルが挿入され造影や圧測定に使用される。その後ヘパリン 100 〜 150 unit/kg が静注される。活性凝固時間（ACT）は 300 sec 以上を目標とする。透視装置の角度を調節した後に，造影剤注入により大動脈弁輪部の cusp が 3 つ均等に並んだ形状が確認される。ラピッドペーシングが可能かどうかを確認しておく。ラピッドペーシングでは 180 bpm を基準として脈圧があまり減少しない場合には，160 〜 200 bpm 前後に変化させて有効な bpm を確認する。

大腿動脈アプローチ

　60 〜 70% の症例は大腿動脈アプローチで行われる。大腿動脈アプローチでは造影用カ

III 心臓血管外科領域

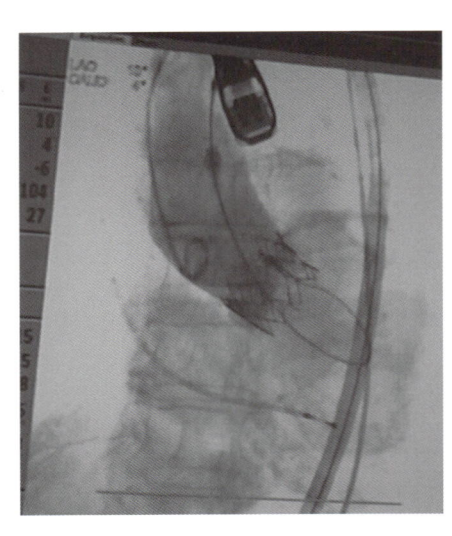

図2 Sapien XT™ バルブ装着時の造影所見

テーテルの対側大腿動脈からカテーテルが挿入され左室内まで進められる。本体用シース（16〜20 Fr）が挿入されて、最初にバルーンによる弁輪部拡張（balloon aortic valvuloplasty：BAV）が行われることが多い。呼吸停止下に大動脈弁造影とラピッドペーシングを行いながらBAVが行われる。BAVにより中等度以上の大動脈弁逆流が発生すると、体血圧低下からの循環不全が生じることがあり、大量輸液輸血や高濃度カテコールアミンが必要となることが多い。昇圧はノルアドレナリン、ネオシネジンなどのα作動薬で対処して、徐脈に対してはペーシングを使用する。高齢者や貧血症例が多いことから早めに輸血を開始する。バルーンから本体を挿入するときに用いられるガイドワイヤはもっとも硬いタイプが使用されるため、左室穿孔からの心タンポナーゼに留意する。

　BAV後は循環動態が不安定となるため速やかに生体弁装着へと進む。バルサルバ洞が小さく冠動脈起始部が弁輪部より10 mm以下と近い症例では、あらかじめ冠動脈内にレスキューカテーテルを挿入、PCIへ対応できるようにしておく。挿入時にバルーンから脱落して生体弁がmalpositionとなる合併症がある。弓部大動脈や下行大動脈まで生体弁が飛来したときには重要分枝のない下行大動脈で拡大して装着することになる。生体弁装着時もBAV時と同様に、呼吸停止下に大動脈造影、ラピッドペーシングを施行しながらSapien XT™ ではバルーン拡大して大動脈弁輪部に生体弁装着が施行される（図2）。装着後は自己心拍が少ないときには50〜60 bpmのバックアップペーシングを行いながら昇圧を試みる。CoreValve®では自己拡張するためバルーン拡大の必要はないが、比較的ゆっくりと装着されるためバックアップペーシングが必要となることが多い。操作時にはdebrisや微小空気塞栓の可能性があるため麻酔深度モニタリングなどにも注意する。

　装着終了後は速やかにTEEにより弁周囲逆流の有無とその程度を観察する（図3）。低血圧が継続するときには左室機能や僧帽弁逆流なども観察する。弁輪部石灰化が強い症例では弁輪部破裂の可能性があるので、弁輪部周囲の血腫拡大がないかどうかにも留意する。また、心タンポナーデがないこと、大動脈解離がないことなども確認する。多くの症例は弁装着後に大動脈弁狭窄が解除されることから体血圧は徐々に上昇してくる。カルシウム拮抗薬やニトログリセリンの持続静注で対処する。mild以上の明らかな弁周囲逆流が

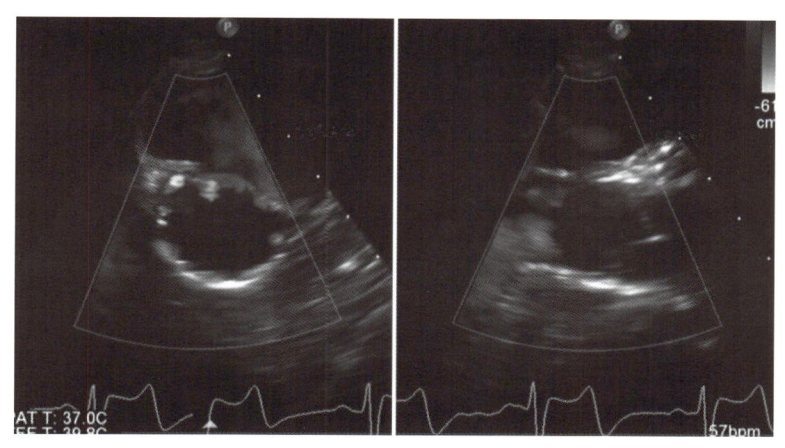

図3 TAVI装着後のparaleakage

TEEおよび大動脈造影で確認できる症例では再度BAVを施行する[2]。

問題がなければシースを抜去して，プロタミンを静注しながら止血が行われる。腸骨動脈や大腿動脈に問題がないかどうかの確認を行う。

心尖部アプローチ

上行大動脈から下行大動脈に明らかな壁在血栓が確認される症例や腸骨動脈から大腿動脈が狭小化している症例では心尖部アプローチが適用となり，20〜30%症例で施行される。胸壁エコーで左室心尖部が確認され，主に左第5肋間を開創してアプローチが行われる。TEEで左室心尖部を確認しながら穿刺されてガイドワイヤが上行大動脈に向けて挿入される。TEEでの左室長軸断面像の描写が補助となる。テンポラリペースメーカが左室心尖部に装着される。

ガイドワイヤを通して24〜26 Fr本体用シースが左室内に挿入される。シースが挿入されると左室の長軸方向の収縮が制限され，左室内腔がさらに狭小化するため心拍出量が低下する。心尖部からの持続的な出血により循環血液量が低下することも多い。α作動薬や輸液輸血負荷で対応する[3]。

BAVは施行されない症例が多い。シースから大動脈生体弁（Sapien XT™）が挿入され，大動脈造影で位置確認が行われる。呼吸停止下に大動脈造影，ラピッドペーシングを行い，バルーン拡大により生体弁が装着される。迅速に弁周囲逆流および弁輪部周囲の血栓の確認を行う。また，僧帽弁逆流や心機能に異常がないことも同時に確認する。

問題なければラピッドペーシングを行いながらシースが抜去され，プロタミンを静注して止血操作が行われる。止血操作時には必要に応じてラピッドペーシングが要求される。

上行大動脈，腋窩動脈アプローチ

腸骨動脈などに問題がある症例で，左室内血栓や左室内腔狭小などのため心尖部アプローチが適用とならない症例では，直接上行大動脈もしくは腋窩動脈アプローチで施行さ

れる。
　上行大動脈アプローチでは主に右第2肋間からアプローチされる。大動脈弁までの距離が短いため，左室流出路側に装着されやすい。左腋窩動脈アプローチでは鎖骨下動脈開創下に施行される。操作自体は大腿動脈アプローチに準ずる。上行弓部大動脈での解離に留意する。OPCAB同時症列では上行アプローチが選択されることが多い。

術後管理

　術後は集中治療室もしくはハイケアユニットに一時的に入室することになる。多くの症例は手術室で抜管されて搬送される。送風式加温マットを使用して体温の回復を確認する。5～10%程度の症例で房室ブロックとなるため，テンポラリーペーシングは1日程度挿入した状態で経過観察する。
　大腿動脈アプローチ症例の多くは疼痛管理が必要とならない。心尖部アプローチ症例では傍脊髄神経叢ブロックや少量麻薬の持続静注が有効となる。集中治療室は半日程度で退室となり，多くの症例は術後5～7日で退院となる。
　術後早期には血栓からの脳合併症や腎不全が多いため，適切な抗凝固療法が必要となる。一般的な生体弁置換術後は3カ月程度までの抗凝固療法が推奨されているが，TAVI術後は半年から1年後まで継続するほうが望ましいようである。

まとめ：留意すべき重要ポイント

- TAVIの麻酔循環管理ではガイドワイヤの心室挿入からBAV，そして生体弁装着までの20～30分程度の時間を集中して管理することが重要である。術者は手技操作に集中しているため呼吸停止やラピッドペーシングのオンオフの指示を忘れたり遅れることがあるので，麻酔科医の判断により適切に対応することも時に必要となる。
- TAVIは高齢者の大動脈弁狭窄症例が対象となるが，循環血液量が少ないため容易に血圧低下が起こる。必要ならば躊躇することなく輸血輸液負荷を行い，循環作動薬を適切に投与する。体血圧低下時にはα作動薬を中心に対応し，血圧上昇時には静脈麻酔薬や吸入麻酔薬で対処しながら血管拡張薬持続静注を開始する。
- TEEによる評価診断は不可欠ではあるが，透視操作の邪魔にならないようバルーン拡張時，生体弁装着時の大動脈造影時には若干引き抜いて待避することが要求される。そうした処置が終了したら速やかに弁周囲逆流，弁輪部破裂，左室機能回復，心タンポナーデなどを迅速に評価診断することが重要である。

外科医からの要望

国立循環器病研究センター成人心臓外科　島原　佑介

　TAVIは高齢者大動脈弁狭窄症に対する低侵襲治療として飛躍的に増加してくることが予測される。より多くの麻酔科医に慣れていただければと思う。

　術中は造影透視画像を見ながらカテーテル操作や手術手技に集中しているため，循環動態管理や呼吸管理はお任せする。集中しているときにはヘパリン投与，呼吸停止やラピッドペーシングなどの指示を忘れていることもあるので，適切な対処をお願いする。

　TAVIではコーディネータを含めた心臓外科医，麻酔科医，看護師，循環器内科医，放射線技師，臨床工学技士などハートチームでの対応が必要となる。誰一人が欠けても成立しないTAVIは低侵襲手術ではあるが，非常に繊細でチームワークの必要な治療である。外科医は緊張と集中力を持って手技操作を行っている。麻酔科の皆さんも集中して瞬時の的確な判断，対処をお願いする。

　TAVIでは弁周囲逆流を含めて，さまざまな合併症が起こる可能性がある。TEEでの迅速な評価診断と治療をお願いする。

● 参考文献

1) Klein AA, Skubas NJ, Ender J. Controversies and complications in the perioperative management of transcatheter aortic valve replacement. Anesth Analg 2014 ; 119 : 784-98.
2) Jerez-Valero M, Urena M, Webb JG, et al. Clnical impact of aortic regurgitation after transcatheter aortic valve replacement. J Am Coll Cardiol Intv 2014 ; 7 : 1022-32.
3) Dunne B, Tan D, Chu D, et al. Transapical versus transaortic transcatheter aortic valve implantation: a systematic review. Ann Thorac Surg 2015 ; 100 : 354-61.

大西　佳彦

III 心臓血管外科領域

補助人工心臓植え込み術

はじめに

　2011年に植え込み型左室補助装置（left ventricular assist device：LVAD）が保険償還されて以降，わが国における心臓移植までのブリッジ使用（bridge to transplantation：BTT）としてのLVAD治療の主流は，体外設置型から植え込み型に完全に移行した．現在わが国で保険償還されている4種類の植え込み型LVADは，いずれも連続流型で（EVAHEART®，DuraHeart®，HeartMate II®，Jarvik2000®），麻酔管理上はその特性に留意しなければならない．本項では植え込み型LVADの麻酔管理に関して概説する．

疾患と手術の概要

　薬物療法や冠動脈血行再建などの治療が限界となった末期重症心不全が適用で，J-MACSレベル1（重度の心原性ショック）が体外設置型LVAD，レベル2（進行性の衰弱）と3（安定した強心薬依存）が植え込み型LVADの適用となる[1]．原疾患としては，拡張型心筋症，拡張相肥大型心筋症，不整脈源性右室心筋症などの特発性心筋症のほか，虚血性心筋症，薬剤性心筋症，劇症型心筋炎後の心機能不全遷延，サルコイドーシス，ベッカー型筋ジストロフィなどが挙げられる．わが国での植え込み型LVADは，現状ではBTTとしてのみ認められている．

　手術は通常，人工心肺下に行われる．人工心肺確立後，左室心尖部にLVADの脱血管を，上行大動脈にLVADの送血管を装着し，人工心肺を離脱しながらLVADの駆動を開始する．人工心肺離脱時の心機能低下を最小限にするため，心拍動下，または心室細動下に行うことが多いが，大動脈弁の同時手術が必要な場合は心停止下に行う．Jarvik2000®は送血管を下行大動脈に装着することが可能で，その場合は左開胸アプローチで行われる．

術前管理

　植え込み型LVAD装着症例は，β遮断薬やアンギオテンシン変換酵素（angiotensin converting enzyme：ACE）阻害薬，利尿薬の投与，心臓再同期療法（cardiac resynchronization therapy：CRT）に加えて，強心薬やホスホジエステラーゼⅢ（phosphodiesterase Ⅲ：PDE Ⅲ）阻害薬の持続投与がされていることが多い。大動脈内バルーンパンピング（intra-aortic balloon pumping：IABP）や経皮的心肺補助（percutaneous cardiopulmonary support：PCPS）が導入されている場合もある。長期のACE阻害薬投与は，人工心肺中の血管収縮薬の必要量増加や，人工心肺離脱時の血管拡張性ショックを引き起こす可能性がある。

術中管理

末期重症心不全の特徴[2]

　末期重症心不全では1回拍出量はほぼ固定されており，前負荷と心拍数に依存している。
　通常の心機能であれば，前負荷が増加すると左室拡張末期容積が増加し，1回拍出量も増加するが，末期重症心不全では左室が最大限に拡張しており，前負荷予備能は限界に近いため，前負荷が増加しても1回拍出量は増加しない。
　通常の心機能ではわずかな1回拍出量の減少ですむ後負荷の上昇が，末期重症心不全では劇的に1回拍出量を減少させる。したがって，気管挿管や手術侵襲による急激な後負荷の上昇は避けなければならない。
　末期重症心不全では体血管抵抗（systemic vascular resistance：SVR）を保つために血中カテコールアミン濃度が上昇している。全身麻酔による交感神経抑制は，SVRの著しい低下，ひいては循環動態が破綻するレベルの血圧低下につながる可能性がある。
　循環時間が長いため，麻酔薬投与から入眠を得られるまでに時間を要する場合がある。
　分布容積が減少しており，麻酔薬の必要量は通常より少ない。

麻酔導入，維持，モニター

　上記を踏まえ，麻酔薬は必要量を見極めながら緩徐に投与し，必要に応じて血管収縮薬によりSVRを維持しながら麻酔導入を行う。動脈圧ラインは導入前に確保するのが望ましい。筆者は，心筋抑制を最小限にしつつ十分な鎮痛効果を同時に得るためにフェンタニル10～20 μg/kgの緩徐投与で導入し，導入時からフェニレフリンの持続投与を開始（もしくは術前から投与されている血管収縮薬の増量）することが多いが，緩徐に投与するのであればミダゾラム，プロポフォール，レミフェンタニルなどを用いた導入も可能である。
　麻酔維持は吸入麻酔薬でもプロポフォール持続投与でもよい。血圧を維持するために麻酔深度が浅くならないよう，BIS（bispectral index）モニターを使用して術中覚醒を予防す

る。術中はレミフェンタニルの持続投与やフェンタニルの間欠的投与を十分に行う。

　導入後，中心静脈カテーテル，肺動脈カテーテル，経食道心エコー（transesophageal echocardiography：TEE）を挿入し，術中は中心静脈圧（central venous pressure：CVP）と肺動脈圧（pulmonary arterial pressure：PAP），混合静脈血酸素飽和度，心係数（cardiac index：CI）をモニターする。重度三尖弁逆流の合併や，CRT カテーテルが挿入されている場合，肺動脈カテーテルの挿入に難渋することがある。難渋する場合は TEE ガイド下に挿入を試みる。右心系の術式が予定されている場合は，術野で肺動脈カテーテルを誘導してもらうのがよい。

TEE

　LVAD 装着術では TEE による評価が欠かせない。ここでは術前評価のポイントを挙げる[3)〜5)]。

■卵円孔開存（patent foramen ovale：PFO）

　LVAD 駆動後の PFO の存在は，右左シャントによる低酸素血症の原因となるため，必ず有無を確認する。カラードプラのゲインを 30 〜 40 cm/sec に設定しても PFO の血流が確認できない場合は，コントラストエコーを行う。右房圧も左房圧も高い両心不全では，コントラストエコーでも PFO の血流が発見できない場合があるため，LVAD 駆動後に左房圧が低下した状態で再度 PFO の有無を確認する。

■大動脈弁閉鎖不全（aortic insufficiency：AI）

　AI は LVAD の駆動効率を低下させるため，中等度以上の AI は外科的介入が必要となる。末期重症心不全では左室拡張末期圧上昇により AI が過小評価されている可能性があるため，人工心肺中や LVAD 駆動後に左室内圧が低下した状態で再評価する。

■僧房弁狭窄（mitral stenosis：MS）

　LVAD 装着症例で MS の合併はまれだが，MS は左室流入血流を制限し，LVAD 流入血流が確保できなくなるため，必ず除外する。

■その他

　僧房弁逆流や三尖弁逆流，右室収縮能，送血管装着部位の大動脈病変，脱血管装着部位の心尖部血栓などの検索を行う。

人工心肺離脱，LVAD 駆動後

　LVAD にとっての前負荷，すなわち右室の有効な拍出がなければ LVAD 循環は成立しないため，LVAD 装着後の麻酔管理の肝要は右心不全管理となる。

■肺血管抵抗（pulmonary vascular resistance：PVR）

右室後負荷であるPVRを下げるために，血管拡張薬やPDE Ⅲ阻害薬の投与，一酸化窒素（nitric oxide：NO）の吸入を開始する．吸痰や肺加圧による無気肺の解除，アシドーシスの補正，低体温予防，十分な麻酔深度の維持に努める．

■右室前負荷

右室前負荷を保つため，出血による循環血漿量の減少は膠質液輸液や輸血で速やかに補正し，出血傾向を是正する．人工心肺離脱直後は高めのCVP（>10 mmHg）が必要なことが多い．一方で，右心機能が低下した状態での過度の容量負荷は右心不全悪化の原因となるため，CVPやPAP，TEEのモニター下に（後述），適切な循環血漿量を維持する．

■右室機能

右室機能を維持するため，PDE Ⅲ阻害薬に加えてカテコールアミンを投与する．過量投与とならないよう，各種モニター下に，十分な容量負荷のもとで投与量を調節する．

■SVR

連続流型LVADでは大動脈圧と左室内圧の差（揚程）によって流量が決定される．すなわち，大動脈圧が低く，左室内圧が高いほうが流量が出やすい．SVRが上昇すると流量は減少するため，過度の血管収縮は避け，平均体血圧70〜80 mmHgを目標とする．

一方，急激なSVR低下はLVAD流量を急激に増加させる．LVAD流量過多（＝右室前負荷過多）は左室内腔の虚脱と右室拡張を来し，心室中隔の左方偏位によって三尖弁逆流の悪化や右室機能の悪化の原因となるため（suck-down event），麻酔鎮痛薬の急激な投与は避け，一定の麻酔深度の維持に努める．

人工心肺離脱時に，vasoparalysisによるSVR低下が原因で体血圧が維持できない場合がある．十分なLVAD流量が確保されているにもかかわらず血圧が維持できない場合は（平均体血圧60 mmHg以下），PVRへの影響が少ないバソプレシンを少量投与することがある（2 U/hr程度）[6]．ほとんどの場合，手術終了までに漸減中止が可能である．

■人工心肺離脱時・離脱後のTEE

上記の管理を達成するためにTEEを活用する．LVADの前負荷が保たれ，適切なLVADの流量が得られていれば，左室は虚脱も拡張もしていない．また，適切な右室前負荷と右心機能であれば，右室は拡張も虚脱もしていない．これらを総合し，両心室の内腔が保たれ，心室中隔が右にも左にも偏位していないneutral positionを目指して右心不全管理を行う（図1）．

心室中隔が右方偏位している場合，LVAD流量不足や，カニューレ閉塞による左室拡大を疑う．止血操作や閉胸によるカニューレ圧迫が原因となることがある．手術操作の確認や，TEEでLVAD脱血管，送血管のフローパターンを確認することが診断の一助となる．

心室中隔が左方偏位している場合，前述のLVAD流量過多，もしくは右心不全を疑う．人工心肺を離脱してLVAD循環が成立した後でも右心不全となる可能性は常にあるため（心内遺残空気による右冠動脈空気塞栓，プロタミン投与によるPVR上昇，止血操作や胸骨閉

III 心臓血管外科領域

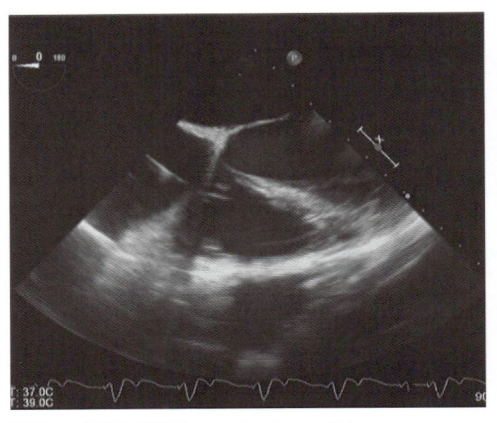

図1　心室中隔の neutral position
LVAD 駆動開始，人工心肺離脱後の TEE。右室と左室が拡張も虚脱もしておらず，内腔が保たれている。

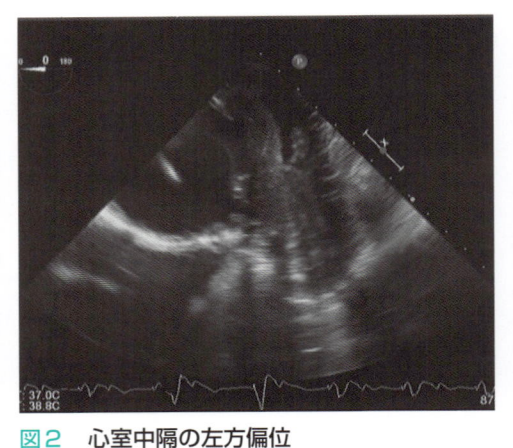

図2　心室中隔の左方偏位
図1と同症例において，プロタミン投与中に体血圧低下（収縮期血圧 80 → 40 mmHg）と肺動脈圧上昇（収縮期肺動脈圧 35 → 50 mmHg）を認めた際の TEE。右室が著明に拡張し，左室が虚脱している。術野での心臓マッサージ，輸液負荷，塩化カルシウムとフェンタニルの投与で改善した。

鎖による右室の圧迫，不整脈など），TEE による連続的なモニターを行う（図2）。右冠動脈空気塞栓の予防のために，心内遺残空気を可及的に除去してから人工心肺を離脱する。

■右室補助装置（right ventricular assist device：RVAD）

　上記管理を徹底しても LVAD 循環が維持できない場合，RVAD を装着した両心室補助（biventricular assist device：BiVAD）が必要となる。BiVAD が必要となる症例は LVAD 単独の症例よりも予後が悪いことが知られているが，RVAD を短期的に装着することで全身状態が改善する場合もあり，しかるべき症例において RVAD 装着のタイミングを逸するべきではない[7)8)]。

　LVAD 装着後の RVAD 装着，もしくは右心不全を予測する術前因子に関する報告は数多くあり，術前からの人工呼吸管理，術前からの血管収縮薬の使用，右心機能パラメータ，血中総ビリルビン値やクレアチニン値などの肝腎機能障害のパラメータ，感染症の存在などが挙げられている[7)9)〜13)]。これらの因子を把握したうえで右心不全管理に全力を尽くし，術者と密にコミュニケーションを取りながら治療方針を立てていくことが重要である。

術後管理

　術後早期に抜管可能な症例もあれば，挿管管理を数日間継続する症例もある。術後の呼吸管理計画に合わせて，術中や手術室退室前の麻酔鎮痛薬の投与量を決定する。抗凝固療法は，出血がコントロールされ，経口摂取が可能になってから開始することが多い。

> **まとめ：留意すべき重要ポイント**
> - 麻酔導入は，麻酔薬の必要量を見極めながら緩徐に行う．必要に応じて血管収縮薬を投与し，SVR を維持する．
> - TEE による PFO の検索は必須である．術前のみならず，人工心肺離脱前後にも再度検索する．
> - 人工心肺離脱から手術終了時まで，TEE で心室中隔の位置や両心室の容量をモニターしながら，容量負荷，カテコールアミン投与，PVR 管理などの右心不全管理を行う．
> - LVAD 循環では右冠動脈空気塞栓による右心不全が致命的となるため，人工心肺離脱前に心内遺残空気の除去を確実に行う．
> - 連続流型 VAD では SVR が流量に影響を及ぼすことを理解する．

外科医からの要望

東京大学医学部附属病院心臓外科　縄田　寛

　まず，麻酔導入時には TEE で PFO の有無を確認していただきたい．

　人工心肺からの離脱準備段階では，右心補助を目的に適切にカテコールアミンを開始していただきたい．ドパミンよりもドブタミン，ノルアドレナリンよりもアドレナリンのほうが SVR を上げずに右心収縮を促す．右心機能が不良な場合には，容量負荷（中心静脈圧 10 mmHg 以上）とともに肺血管拡張薬（PDE III 阻害薬，NO 吸入）が有効である．ペーシングが効果的なこともある．平均体血圧 60 mmHg 程度を目安に，ポンプ流量（またはCI）を保ちつつ SVR をカテコールアミンや麻酔深度で調節していただきたい．

　人工心肺離脱後も，TEE による持続的な左室径評価をお願いしたい．四腔断面像で両心室の大きさを常に監視し，適切な右心管理で左室の大きさ，すなわち前負荷を保つことで，LVAD による sucking 現象とポンプ流量低下，それに起因する循環不全が改善する．

　麻酔の最終段階である手術室退出，CCU 入室前後には浅麻酔，痰詰まりや輸液不足などに起因するポンプ流量低下がしばしば見られることにもご留意いただきたい．

● 参考文献
1) 日本循環器学会／日本心臓血管外科学会合同ガイドライン（2011-2012 年度合同研究班報告）重症心不全に対する植込型補助人工心臓治療ガイドライン．循環器病の診断と治療に関するガイドライン 2013. p.147-90.
2) Mets B. Anesthesia for left ventricular assist device placement. J Cardiothorac Vasc Anesth 2000 ; 14 : 316-26.
3) Slaughter MS, Pagani FD, Rogers JG, et al. Clinical management of continuous-flow left ventricular assist devices in advanced heart failure. J Heart Lung Transplant 2010 ; 29 : S1-S39.
4) Ammar KA, Umland MM, Kramer C, et al. The ABCs of left ventricular assist device echocardiogrpahy: a systematic approach. Eur Heart J Cardiovasc Imaging 2012 ; 13 : 885-99.

5) Chumnanvej S, Wood MJ, MacGillivray TE, et al. Perioperative echocardiographic examination for ventricular assist device implantation. Anesth Analg 2007 ; 105 : 583-601.
6) Morales DLS, Gregg D, Helman DN, et al. Arginine vasopressin in the treatment of 50 patients with postcardiotomy vasodilatory shock. Ann Thorac Surg 2000 ; 69 : 102-6.
7) Kormos RL, Teuteberg JJ, Pagani FD, et al. Right ventricular failure in patients with the Heart-Mate II continuous-flow left ventricular assist device: incidence, risk factors, and effect on outcomes. J Thorac Cardiovasc Surg 2010 ; 139 : 1316-24.
8) Takeda K, Naka Y, Yang JA, et al. Outcome of unplanned right ventricular assist device support for severe right heart failure after implantable left ventricular assist device insertion. J Heart Lung Transplant 2014 ; 33 : 141-8.
9) Matthews JC, Koelling TM, Pagani FD, et al. The right ventricular failure risk score: a pre-operative tool for assessing the risk of right ventricular failure in left ventricular assist device candidates. J Am Coll Cardiol 2008 ; 51 : 2163-72.
10) Fitzpatrick JR 3rd, Frederick JR, Hsu VM, et al. Risk score derived from pre-operative data analysis predicts the need for biventricular mechanical circulatory support. J Heart Lung Transplant 2008 ; 27 : 1286-92.
11) Wang Y, Simon MA, Bonde P, et al. Decision tree for adjuvant right ventricular support in patients receiving a left ventricular assist device. J Heart Lung Transplant 2012 ; 31 : 140-9.
12) Topilsky Y, Oh JK, Shah DK, et al. Echocardiograpic predictors of adverse outcomes after continuous left ventricular assist device implantation. J Am Coll Cardiol Img 2011 ; 4 : 211-22.
13) Kato TS, Farr M, Schulze PC, et al. Usefulness of two-dimensional echocardiographic parameters of the left side of the heart to predict right ventricular failure after left ventricular assist device implantation. Am J Cardiol 2012 ; 109 : 246-51.

蜷川　純

III 心臓血管外科領域

低侵襲心臓手術

はじめに

　低侵襲心臓手術（minimally invasive cardiac surgery：MICS）は人工心肺を用いない，あるいは胸骨正中切開をしない心臓手術の総称で，標準的な術式よりも手術侵襲が小さい。利点として胸骨感染や縦隔炎の回避，心臓再手術における危険の軽減，輸血量の削減，術後呼吸機能の温存，術後人工呼吸・ICU滞在・入院の短縮，社会復帰の促進，術後痛の軽減がある[1]。欠点として心臓の全体像を直視できない，難易度の高い手術手技，人工心肺時間・大動脈遮断時間・手術時間の延長，大腿動脈からの逆行性送血による逆行性解離や脳虚血，送血管による末梢動脈合併症がある。
　MICSの代表的なものは僧帽弁手術であるが，三尖弁疾患，心房中隔欠損症，大動脈弁疾患，冠動脈疾患に対する手術も行われている。麻酔管理では一側肺換気，脱血・送血路，体位，経食道心エコー検査（transesophageal echocardiography：TEE），術後鎮痛が重要である。

疾患と手術の概要

対象疾患

　施設の態勢に応じてMICSの適用を決定する。対象となりにくいものは術野側の開胸手術の既往，上行大動脈の高度な石灰化，腹部から大腿動脈の高度の石灰化，大腿静脈や上下大静脈の奇形や閉塞，高度の胸郭変形，肺疾患[1]などである。

手術の概要

　体位は左側臥位，左半側臥位，仰臥位とする。いずれの体位でも手術台を左右に回転させ，良好な視野を確保する。

　大静脈や上行大動脈への直接的アプローチが制限されるため，人工心肺の確立には末梢血管を用いる。脱血は大腿静脈経由の下大静脈と右内頸静脈経由の上大静脈から行う。送血は大腿動脈からの逆行性送血となるが，大動脈の石灰化や粥状効果の強い症例では，右腋窩動脈からの順行性送血も追加する。左心ベントは右肺静脈経由で挿入する。

　皮膚切開の位置は対象疾患によって異なる。僧帽弁疾患，三尖弁疾患，心房中隔欠損症では，右第4肋間に3～8cmの小開胸を置く。第5あるいは第6肋間に内視鏡用のポートを挿入する。大動脈遮断鉗子は第3肋間から挿入する。大動脈弁手術における切開部位には，胸骨上方部分切開，胸骨下方部分切開，胸骨全横離断，傍胸骨切開，右開胸などがある。冠動脈バイパス術は左小開胸，オフポンプで行うが，多枝病変は難易度が高い。

術前管理

　急性期と慢性期で病態が異なる。手術までの待機期間と病態に応じた術前管理を行う。ガイドラインが参考になる[2)～5)]。

術前検査

　一般的な術前検査に加え，胸腹部造影CTと心臓カテーテル検査が重要であり，適用と除外症例を判断する。頭部MRIによる脳虚血，TEEによる僧帽弁の精査も有用である。

弁疾患

■僧帽弁狭窄症（mitral stenosis：MS）

　左房から左室への流入障害がMSの本態である。左房圧の上昇は肺動脈圧を上昇させ肺高血圧症を招き，進行すると右心系の拡大を来す。左房の拡大は心房細動を招き，血栓塞栓症を発症する一因となる。術前は利尿薬による肺うっ血の軽減，β遮断薬による頻脈発作の抑制，ヘパリンによる血栓症の予防を行う。

■僧帽弁閉鎖不全症（mitral regurgitation：MR）

　乳頭筋断裂などによる急性MRと慢性MRでは病態が異なる。急性MRでは左心系への容量負荷による肺うっ血，低心拍出から急激に血行動態が悪化する。末梢血管拡張薬，カテコールアミンの投与により血行動態が改善しない場合には緊急手術が必要となる。慢性MRでは左心系が徐々に拡大して容量負荷を代償するため無症状に経過するが，心拍出は徐々に減少し肺うっ血が出現する。利尿薬，カテコールアミン，ホスホジエステラーゼⅢ（phosphodiesterase Ⅲ：PDE Ⅲ）阻害薬で循環管理して手術に備える。

■大動脈弁狭窄症（aortic stenosis：AS）

突然死を起こす代表的心疾患で，心不全発症後の内科的治療による生存率は2年である。ほとんどが加齢による大動脈弁硬化症である。大動脈弁の狭窄は左室後負荷を増大させ，左室駆出率を低下させ，左室拡張末期圧を上昇させる。薬物治療には限界があり，手術が必要となる。肺うっ血に対する利尿薬や血管拡張薬は左室前負荷の低下から心拍出量を減少させる一因となるため，少量から慎重に開始する。

■大動脈弁閉鎖不全症（aortic regurgitation：AR）

急性と慢性で病態が異なる。急性ARは大動脈解離や感染性心内膜炎などで生じる。左室拡張末期圧が上昇し，僧帽弁逆流を伴い，肺うっ血や心原性ショックを来しうる。緊急手術の適用となる。慢性ARの原因はさまざまである。左室は拡大・肥大する。心不全症状には血管拡張薬とともに利尿薬やカテコールアミンを併用する。

冠動脈疾患

冠動脈バイパス術の絶対的適用は，①3枝病変，②左主幹部病変であるが，症例ごとに検討する。β遮断薬は中止せず継続投与するが，過量投与による低血圧から脳卒中を来す危険性に留意する。スタチンは急な中止により心合併症が増加するため継続投与する。ワルファリンはヘパリンで置換して手術の4～6時間前に中止し，アスピリンは継続投与することが多い。

術中管理

一般的な心臓手術の麻酔管理に準ずる。バランス麻酔の概念（鎮静薬，鎮痛薬，筋弛緩薬）にのっとって行う。

麻酔薬の選択

鎮静薬は利点と欠点を踏まえて選択するが，吸入麻酔薬よりもプロポフォールのほうが使いやすい。心臓手術における吸入麻酔薬の心保護作用は一定の支持を受けている[6]。しかし，吸入麻酔薬の肺血管拡張作用は低酸素性肺血管収縮（hypoxic pulmonary vasoconstriction：HPV）を抑制するため，仰臥位に近い体位で一側肺換気を行う場合には換気血流比の恩恵が得られずに，動脈血酸素飽和度の維持が難しい。また，人工心肺中に吸入麻酔薬を投与するには人工心肺の回路に気化器を組み込む必要があり，血中濃度の管理も難しい。プロポフォールには心保護作用はないが，HPVに与える影響は少なく一側肺換気中の麻酔薬として適しており，人工心肺中も安全に投与できる。セボフルランとプロポフォールの併用はセボフルランの心保護作用を阻害する可能性があるため注意する[7]。

鎮痛薬はレミフェンタニルとフェンタニルを用いる。術中はレミフェンタニルを持続投与し，フェンタニルを適宜，併用する。

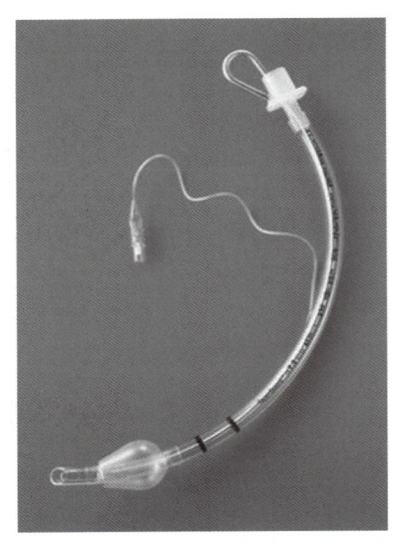

図1 テーパーガード®（Covidien）
カフが特殊な形状に形成されており，微小誤嚥低減効果がある。

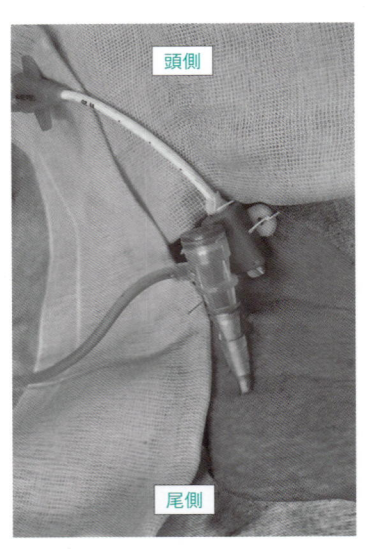

図2 中心静脈カテーテルと脱血管用シース
中心静脈カテーテルを頭側に，脱血管用シースを尾側に留置する。両者の距離は2cm以上空け，ドレープで隔離し，脱血管用シースは無菌的に取り扱う。

筋弛緩薬は効果発現が速く作用持続時間が短いロクロニウムを用いる。必要に応じて拮抗薬であるスガマデクスを使用する。

麻酔の導入

腋窩動脈を人工心肺の送血路として用いる場合は，左橈骨動脈に観血的動脈圧モニター用の動脈カテーテルを留置する。

プロポフォールとレミフェンタニルを用いた導入が一般的である。重症患者では脳波モニターで麻酔深度を観察しながら，少量のミダゾラムと十分量のレミフェンタニルで導入すると循環変動が少ない。冠灌流圧の維持が重要であるため，血圧を下げない導入を心がける。場合によっては，事前に中心静脈カテーテルを留置して，カテコールアミンによる循環補助のもとに麻酔を導入する。

一側肺換気のために二腔チューブや気管支遮断薬を用いる。二腔チューブは安定した一側肺換気が可能であるが，術後管理用の一腔チューブへ入れ替える必要がある。気管支遮断薬は術野操作による位置異常から一側肺換気が不安定になりやすいが，チューブ交換の必要がない。施設の態勢に応じて選択する。術後管理にはテーパーガード®（図1）のような微少誤嚥低減機能をもつものがよい。

上大静脈からの脱血は右内頸静脈に挿入する脱血管で行う。脱血管挿入用の3Frシースを中心静脈カテーテルの挿入と同時に行う（図2）。動脈の誤穿刺や静脈損傷は脱血管の留置に影響するので，挿入はエコーガイド下で慎重に行い，TEEでガイドワイヤの先端が上大静脈にあることを確認する。

ペーシングリードの装着が難しい症例では，ペーシングカテーテルの挿入が必要となる。麻酔導入時に挿入する施設もある。

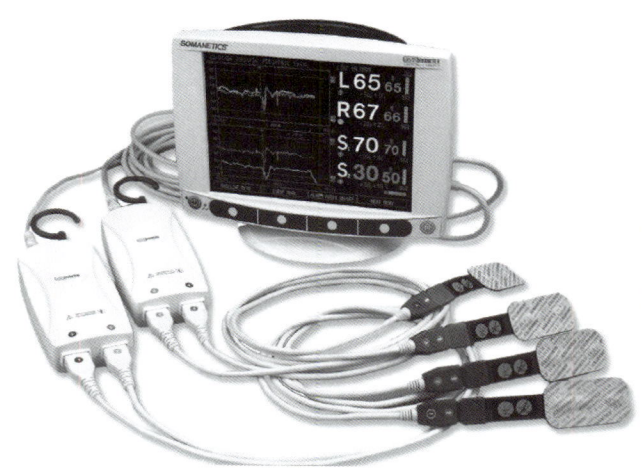

INVOS® (Edwards Lifesciences)

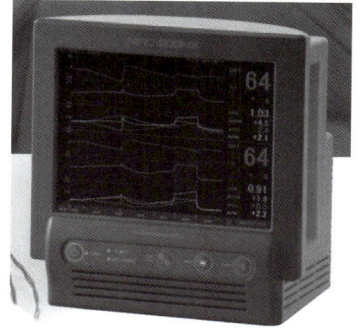

NIRO®（浜松ホトニクス）

図3　組織酸素飽和度モニター
組織全体の酸素飽和度を測定するため，絶対値での評価はできない．経時的変化を監視し，基準値に対する低下度や左右差をもって虚血を検出する．

麻酔の維持

■人工心肺前

　僧帽弁手術では術野を確保するために，人工心肺の前に一側肺換気を開始する．仰臥位に近い体位では動脈血の酸素化が難しくなるため，換気側に呼気終末陽圧（positive end-expiratory pressure：PEEP）を付加して高濃度酸素で換気せざるをえない．大動脈弁手術では人工心肺の確立後に一側肺換気を開始するため，呼吸管理への影響は少ない．

■人工心肺中

　人工心肺は大腿静脈・内頸静脈からの脱血と大腿動脈からの送血で確立する．脱血・送血管の挿入時はTEEを活用して，偽腔送血や解離，管の位置異常による合併症を予防する．心臓の全体像を直視できないため，心筋虚血，弁修復の成否などの評価にもTEEが不可欠である．

　大腿動脈からの送血は逆行性送血となり，大動脈壁の塞栓子による脳虚血が問題となる．送血管挿入部よりも末梢側の下肢も虚血に陥る危険がある．虚血の発見には組織酸素飽和度モニター（図3）が有用である．頭部に加え両側の腓腹筋にもプローブを装着し，虚血の早期発見に努める．大動脈の石灰化や粥状効果の強い症例では，右腋窩動脈からの順行性送血も追加する．下肢虚血を疑えば，送血路の側枝からシースを介して末梢側を灌流する．

　末梢静脈からは十分な太さの脱血管を挿入できないため，落差脱血だけでは十分な脱血が得られず，－30〜－40 mmHgの陰圧脱血が必要となる．

　大動脈弁閉鎖不全症では大動脈遮断による心筋保護液の注入が不十分であり，左右の冠動脈へ選択的に注入する．右小開胸では視認による右冠動脈開口部の確認が難しいため，TEEを活用して心筋保護液の確実な注入を支援する．

117

III 心臓血管外科領域

■人工心肺後

人工心肺の離脱時に心臓を直視下に観察できないため，TEEで心機能を評価する．心腔内遺残空気の除去も容易ではなく，TEEによる注意深い観察が必要である．

自己心拍が少ない症例でペーシングリードの装着が難しい場合は，ペーシングカテーテルの挿入やドブタミンによる薬理学的制御も考慮する．

一側肺換気後の再膨張性肺水腫に注意する．MICSにおける再膨張性肺水腫の発生頻度は数％である[8)9)]．その発症には人工心肺に伴う虚血再灌流傷害やサイトカイン産生による肺血管透過性の亢進が関与しており，過剰輸液や膠質浸透圧の低下だけでは説明できない[10)]．無換気時間や人工心肺時間との関連も示唆されている．

術後管理

術野の視野制限による止血不良に注意する．大動脈切開を伴う大動脈弁手術は特に注意する．鎮静，気管挿管下に集中治療室へ搬送して体温や体液量の調節を行いながら，数時間観察した後に覚醒させる．

鎮 静

プロポフォールよりもデクスメデトミジンのほうが優れている[11)]．鎮静薬だけではなく必ずフェンタニルなどの鎮痛薬を併用する．

鎮 痛

フェンタニルの持続静脈内投与が中心となるが，術中に術野で留置したカテーテルによる持続肋間神経ブロックも効果的である．必要に応じて非ステロイド性抗炎症薬やアセトアミノフェンを併用し，multimodal analgesiaを心がける．

まとめ：留意すべき重要ポイント

- 予後の改善が見込まれる先進的な術式である．
- 難易度の高い手術手技で手術時間も長い．
- 上大静脈の脱血管を右内頸静脈から挿入する．
- 心臓を直視できないためTEEを活用する
- 大腿動脈からの逆行性送血に伴う合併症に備える
- 一側肺換気に伴う再膨張性肺水腫に注意する．

外科医からの要望

長崎大学病院心臓血管外科　松隈　誠司

　良好な術野を得るためには安定した一側肺換気が不可欠である。心臓を右方移動させるために，左肺への PEEP 付加を調節してほしい。右内頸静脈へのカテーテル留置は人工心肺の確立を左右する重要な処置であるので，細心の注意を払ってほしい。ペーシングカテーテルを必要としない薬理学的心拍数調節を期待する。

● 参考文献

1）古市結富子，清水　淳，田端　実ほか．当院における右小開胸アプローチによる Minimally Invasive Cardiac Surgery（MICS）に対する麻酔管理について．日臨麻会誌 2012；32：402-7.
2）松﨑益徳，石井正浩，和泉　徹ほか．慢性心不全ガイドライン（2010 年改訂版）．http://www.j-circ.or.jp/guideline/index.htm.
3）和泉　徹，磯部光章，伊藤　浩ほか．急性心不全ガイドライン（2011 年改訂版）．http://www.j-circ.or.jp/guideline/index.htm.
4）落　雅美，浅井　徹，天野　篤ほか．虚血性心疾患に対するバイパスグラフトと手術術式の選択ガイドライン（2011 年改訂版）．http://www.j-circ.or.jp/guideline/index.htm.
5）大北　裕，岡田行功，尾辻　豊ほか．弁膜疾患の非薬物治療に関するガイドライン（2012 年改訂版）．http://www.j-circ.or.jp/guideline/index.htm.
6）Landoni G, Biondi-Zoccai GGL, Zangrillo A, et al. Desflurane and sevoflurane in cardiac surgery: a meta-analysis of randomized clinical trials. J Cardiothorac Vasc Anesth 2007；21：502-11.
7）Zaugg M, Wang L, Zhang L, et al. Choice of anesthetic combination determines Ca^{2+} leak after ischemia-reperfusion injury in the working rat heart. Anesthesiology 2012；116：648-57.
8）Keyl C, Staier K, Pingpoh C, et al. Unilateral pulmonary oedema after minimally invasive cardiac surgery via right anterolateral minithoracotomy. Eur J Cardiothorac Surg 2015；47：1097-102.
9）Irisawa Y, Hirooka A, Tsurugawa T, et al. Re-expansion pulmonary oedema after minimally invasive cardiac surgery with right mini-thoracotomy. Eur J Cardiothorac Surg 2015；47：1-6.
10）小澤継史ほか：MICS 後に片側肺水腫が生じた 3 症例．日臨麻会誌 2015；35：166-71.
11）Djaiani G, Silverton N, Fedo-ko L, et al. Dexmedetomidine versus propofol sedation reduces delirium after cardiac surgery: a randomized controlled trial. Anesthesiology 2015 Nov 16 (Online first).

原　哲也

III 心臓血管外科領域

成人先天性心疾患手術

はじめに

　近年，先天性心疾患の手術成績は飛躍的に改善され，手術死亡が減少するとともに多くの患児が成人するようになった．その結果，1997年には小児，成人症例数とも30万人とほぼ同数となり，現在では成人患者数が小児患者数を上回るようになっている[1]．成人先天性心疾患（adult congenital heart disease：ACHD）の患者は，中等度以上の重症例は専門病院に送ることが推奨されている[2]が，専門病院に搬送する余裕がない状況に遭遇することが十分考えられる．したがって，今後多くの麻酔科医がACHD患者の心臓・非心臓手術に臨まざるをえないと考えられる．

疾患と手術の概要

　ACHDではその手術手技は，もちろん新しい手術手技や手術の改良はあるものの基本的にこれまでの成人，小児に対する手術手技，すなわち弁の形成・置換術，狭窄解除術，シャント血流の根絶・制限あるいは血流の流路変更と大きくは変わらず，これまでにない新しい手術機器を用いるのでもない．ACHDが本書で取り上げられるゆえんは，手術の対象となる先天性心疾患をもった成人の患者という患者群が，これまでにない新しい対象患者群なのである．ACHDの症例は次の3つのカテゴリーに分類される．すなわち原疾患に対し根治手術を受けているもの，原疾患に対し姑息手術を受けているもの，未治療のものである（表1）．

　根治手術を受けた症例に分類されていてほぼ後遺症の残っていないものもあれば，術後に合併症を呈しているものもある．姑息手術を受けているものの多くは循環動態が複雑で通常の生理とはかけ離れている．一般的には根治術後は比較的軽症例が多く，姑息術後あるいは未治療症例に重症例が多く見られることから，この分類によって大まかな麻酔上の

表1　成人先天性心疾患の分類

- 根治されて正常血行動態
  術後後遺症のないもの：ASD, VSD, TOF 術後
  術後後遺症があるもの：肺高血圧を合併した VSD 術後
- 姑息術後
  体肺動脈シャント術後，肺動脈絞扼術後
  生理学的根治術：フォンタン術後，ジャテーン術後
- 未治療のもの
  成人期に発症するもの：エプスタイン奇形，修正大血管転位
  成人期に診断されるもの：ASD, 大動脈二尖弁
  以前は治療不可能とされたもの

ASD：心房中隔欠損症，VSD：心室中隔欠損症，TOF：ファロー四徴症

リスクが理解できる。

術前管理

術前評価

　先行した手術術式を含め疾患に特異的な解剖・生理を理解し，現在の血行動態を確認する。そして，前述のように3つのカテゴリーに分類してみることでほぼ正常な血行動態なのか，チアノーゼ，肺高血圧（pulmonary hypertension：PH）などは改善されているが長期的には合併症が起こりやすい生理学的根治術が施行されたあとなのか，あるいは血行動態の複雑な姑息術後，未治療であるかのおおよそのリスクを評価する。次に PH，チアノーゼ（慢性低酸素血症），不整脈，心不全，再手術という5つのリスクファクターに留意しながら，疾患や先行手術に特異的な長期合併症を評価する。PH は外科的修復術後すなわちシャント血流がなくした後に PH が遺残した場合と手術未施行症例などシャント血流が残ったまま肺血管抵抗（pulmonary vascular resistance：PVR）が高くなった場合がある。修復術後に PH を合併した場合は PVR が高くなっており，肺血管の収縮に伴う PH の悪化により右心不全から左心不全を合併し循環虚脱を起こすこともある。肺動脈圧とその管理に使用されている薬剤と状況によっては肺血管拡張薬への肺血管の反応性を確認する。シャント血流が残った状態の PH ではその原因が高い PVR によるのか，高肺血流によるものなのかを評価するため肺動脈圧，PVR，肺体血流比（Qp/Qs）を確認する。肺血管拡張薬への肺血管の反応性の確認も大切である。長期にわたるチアノーゼ，低酸素状態による合併症として二次性多血症と中枢神経系をはじめ血液凝固系，心筋・冠循環，腎臓など全身多臓器の異常を伴うようになる。まず，ヘマトクリット値と鉄欠乏（球形赤血球）血栓症の既往の有無を確認する。長期低酸素状態によって von Willebrand 因子など凝固因子が低下するとともに血小板数・機能低下，線溶亢進が見られるようになるため凝固系の評価も重要である。さらにチアノーゼの症例では体-肺動脈側副血行路の発達が見られることがあるが大量出血のリスクとなる。長期低酸素血症による二次性障害により心機能低下[3]，頻度は少ないが腎機能低下[4]を来している症例がある。中枢神経系への影

響として脳膿瘍，脳梗塞，脳出血の既往もチェックする。先天的で術前から存在するものに加え，続発症としての不整脈が増えることからACHDでは不整脈を合併している頻度が高い。通常は問題とならないようなものでもACHDの場合は血行動態的に耐えられず心不全，突然死の原因となることもあるため，不整脈の有無・種類，発作がある場合は有効な治療法などを確認しておく。ACHDではその多くに心不全を合併しているため，その程度と原因の評価を行う。心エコー検査は循環系の評価に不可欠であり緊急時でも最低限行うべき術前検査である。循環系，呼吸器系の予備力のおおまかな評価にはニューヨーク心臓病協会（New York Heart Association：NYHA）機能分類がシンプルだが有用である。ACHDの心臓手術の場合，再手術であることが多い。胸骨切開に際し胸骨の裏面に癒着した右室，心外導管などがあれば，これを損傷し大量出血に至ることもあるため術前にCT画像などで癒着の程度をよく確認しておく。以上に加え，一般の加齢による合併症（高血圧，糖尿病，冠動脈疾患など）の評価を行うが，チアノーゼ患者では脂質代謝異常があり粥状硬化病変は起こりにくいといわれる[3]。

術前管理

　チアノーゼ患者では脱水で血栓・塞栓症のリスクが上昇するため絶飲食時に積極的に輸液を行う。二次性多血症を合併している場合，時間的余裕があれば鉄欠乏の補正，瀉血によるヘマトクリット値の適正化を考慮する。体・肺動脈，肺動脈・静脈，静脈・静脈などの側副血行路が発達している場合はこれも出血量増大のリスクとなる。可能であれば必要に応じて術前にカテーテルによる塞栓術を行う。

前投薬

　前投薬の施行は呼吸抑制作用によりPa_{CO_2}上昇，それに伴うPVR上昇の可能性がある。また交感神経緊張低下により体血管抵抗（systemic vascular resistance：SVR）が低下しチアノーゼが悪化する可能性があるためPH合併患者や体－肺シャント患者では慎重に投与する。チアノーゼ患者では呼吸に対する二酸化炭素刺激への反応は正常であるが，低酸素刺激への反応は減弱していることにも留意する[5]。感染性心内膜炎のリスクに対し抗生物質の予防的投与の要否を慎重に判断する[6]。

術中管理

モニタリング

　一般の麻酔に用いるものに加え手術や重症度に応じて上大静脈血酸素飽和度，局所組織酸素飽和度，心拍出量のモニターや経食道心エコーを用いる。各モニターにおける使用上・解釈上の注意点を表2に示す。

表2　各モニタリング上の注意点

- 観血的動脈圧
  体・肺動脈シャント（ブラロック・トーシッヒシャント）術後用いた鎖骨下動脈と同側でのAライン，Sp_{O_2} 測定は精度が落ちる
  人工血管を用いた場合でも観血的動脈圧は過小評価されることが多い
- パルスオキシメータ
  右 – 左シャントの推測に有用
  左 – 右シャント量の変化を推測することは困難
- Sv_{O_2}（Sr_{O_2}, Ssv_{O_2}）
  並列循環の血行動態把握にも有効
  GDTの目標としても有効である可能性
- カプノグラム
  右 – 左シャントの存在下では Pa_{CO_2} を過小評価する（死腔効果）
- 上下大静脈圧
  両方向性グレン手術後：上大静脈圧＝肺動脈圧　下大静脈圧が体心室の拡張終期圧を近似
  フォンタン手術後：上下大静脈圧＝肺動脈圧　体心室の拡張終期圧は測定困難
- 経食道心エコー
  非侵襲的なものではないことに注意

表3　疾患による麻酔維持のポイント

- 左 – 右シャント（ASD，VSD）
  体血管抵抗上昇を避ける，肺血管抵抗を維持
  産科的手術（帝切，無痛分娩）に硬膜外麻酔も有用
- 姑息術後の左 – 右シャント（BTシャント）
  体血管抵抗低下を避ける
- ファロー四徴症（右 – 左シャント）
  体血管抵抗を維持
  脊髄くも膜下麻酔は相対的禁忌
  静脈ラインへの空気の混入に注意（奇異性塞栓）
- アイゼンメンゲル症候群（右 – 左シャント）
  気道内圧を低値に維持しながらの過換気
  右室前負荷が維持可能なら硬膜外麻酔考慮
- 大動脈縮窄
  徐脈を避ける，体血管抵抗を維持
  脊髄くも膜下麻酔は相対的禁忌

麻酔導入・維持

　普遍的な麻酔法はなく，術前に行った評価に応じて特有の循環動態，患児の状態，手術侵襲などに応じて患者の状況に即した麻酔法を選択する。麻酔薬の多くは直接的な心筋抑制や交感神経緊張の緩和からある程度の循環抑制を来す。しかしながらオピオイドは心筋収縮力の抑制が非常に少ないことからオピオイドを中心とした麻酔が勧められる。特に心不全が重症であればあるほど，オピオイドに頼った麻酔が簡単で安全であると思われる。ケタミンは心筋酸素消費量増加，PVR上昇が懸念されるが，交感神経刺激作用があり心拍出量，SVRを維持することからPH，アイゼンメンゲル症候群の患者に有用である[7,8]。このとき両者ともに交感神経が過度に亢進している場合は血圧の低下を来すことがあるため血管収縮薬の準備が必要である。術中も前述の5つのリスクファクターに留意することが重要である。修復術後にPHを合併している場合は，PVRを下げ圧負荷を防ぐように管理するが，シャントが残存している場合は高肺血流が原因の場合はPVRを高くし容量負荷

III 心臓血管外科領域

を防ぎ，高PVRによりチアノーゼが問題になっている場合は低酸素血症を防ぐよう低く保つように管理する。チアノーゼ（慢性低酸素血症）患者では多くの症例で出血傾向となり，喀血（肺外出血），肺内出血の頻度も増加し，大量出血のリスクが上昇している。そのため凝固系に注意し，必要に応じて新鮮凍結血漿，血小板などを投与するなどの対応する。ACHDでは不整脈を合併している頻度が高く，不整脈により血行が悪化することが多いため予防と早期治療に努める。再手術症例の場合，癒着を剝離する際に出血量が増大したり不整脈が発生することがある。癒着の程度によっては術野からの除細動が困難な場合がある。除細動器の電極パッドをあらかじめ貼付しておく。主な疾患別の注意点を表3に示す。

術後管理

一般的には重症例では予防的に鎮静・人工呼吸を続け状態が安定してから覚醒・抜管するが，グレン手術後，フォンタン手術後などPVRを下げたほうが管理上益が大きい場合は抜管を治療手段の一つと考え積極的に行う。術後の疼痛は交感神経の緊張から呼吸・循環に大きな影響を与える。特にPH，心不全，不整脈を合併している場合はその影響が大きいため積極的に疼痛管理を行うべきであるが，長期チアノーゼ症例の呼吸中枢は高二酸化炭素に対しては正常反応，低酸素には低反応となっていることに留意する。

まとめ：留意すべき重要ポイント

- ACHDのリスクファクターは，PH，チアノーゼ（慢性低酸素血症），不整脈，心不全，再手術の5つである。
- 疾患の解剖・生理を理解したうえで疾患そのものや先行手術に特異的な長期合併症を評価するとともに，加齢による合併症の評価を行う。
- 普遍的な麻酔はなく，個々の症例に応じた麻酔法を選択する。

外科医からの要望

岡山大学大学院医歯薬学総合研究科
高齢社会医療・介護機器研究推進講座　　笠原　真悟

最近の統計で，アメリカ合衆国では成人期に到達した先天性心疾患（成人先天性心疾患）の概数は約300万人といわれ，小児期の先天性心疾患症例数を凌駕している。この疾患は生涯にわたって診療，治療すべき疾患であり，産科，小児科，循環器内科，心臓血管外科，そしてそれらを支える麻酔科単独では対応が困難な領域である。

手術では単心室か両心室かといった病態を理解することはもちろんであるが，まずは病歴の把握が重要である。十分な手術記録もなく，複数の病院での複数回の手術歴もあり，これを主科の医師に確認していただくことである。さらに小児期の手術と比較し，さまざまな特殊性がある。まずはその背景としての多臓器障害（不全）である。基礎疾患に伴う

肺因子や心臓因子はもちろんのことであるが，長期にわたる未治療の状態では，低酸素血症に伴う臓器障害，側副血行路の存在，多血症による血栓塞栓症の発生，さらには加齢に伴う多臓器障害の術前評価が不可欠である。また，実際の再手術の可能性が高いことから，緊急性のある出血が起こる。頻回の手術後の状態のために血管確保にも難渋する場合もあり，このためにも術前に複数の血管確保が重要である。術後管理においても，疾患の基礎に多臓器不全があることを念頭に置かなければならない。

● 参考文献

1) Shiina Y, Toyoda T, Kawasoe Y, et al. Prevalence of adult patients with congenital heart disease in Japan. Int J Cardiol 2011 : 146 ; 13-6.
2) Warnes CA, Williams RG, Bashore TM, et al. ACC/AHA 2008 Guidelines for the Management of Adults with Congenital Heart Disease: Executive Summary: a report of the American College of Cardiology/American Heart Association Task Force on Practice Guidelines (writing committee to develop guidelines for the management of adults with congenital heart disease). Circulation 2008 ; 118 : 2395-451.
3) Sakazaki H, Niwa K, Echigo S, et al. Predictive factors for long-term prognosis in adults with cyanotic congenital heart disease--Japanese multi-center study. Int J Cardiol 2007 ; 120 : 72-8.
4) Perloff JK, Lotta H, Barsotti P, et al. Pathogenesis of the glomerular abnormality in cyanotic congenital heart disease. Am J Cardiol 2000 ; 86 : 1198-204.
5) Burrows FA. Physiologic deadspace, venous admixture, and the arterial end-tidal carbon dioxide difference in infants and children undergoing cardiac surgery. Anesthesiology 1989 ; 70 : 219-25.
6) 循環器病の診断と治療に関するガイドライン．感染性心内膜炎の予防と治療に関するガイドライン（2008年改訂版）．http://www.j-circ.or.jp/guideline/pdf/JCS2008_miyatake_h.pdf（2015年11月閲覧）
7) Lovell AT. Anesthetic implication of grouwn-up congenital heart disease. Br J Anaesth 2004 ; 93 : 129-39.
8) Williams GD, Philip BM, Boltz MG, et al. Ketamine dose not increase pulmonary vascular resistance in children with pulmonary hypertension undergoing sevoflurane anesthesia and spontaneous ventilation. Anesth Analg 2007 ; 105 : 1578-84.

岩崎　達雄，森松　博史

胸部大動脈瘤ステント留置術

はじめに

　胸部大動脈瘤（thoracic aortic aneurysm：TAA）に対する治療として従来は，開胸下で人工心肺を使用し外科的に血管置換術を施行することが一般的であった[1]が，大量出血の可能性が高いなど手術侵襲が非常に大きいうえに，術後の対麻痺の懸念が大きく，リスクの非常に高い治療法であった。
　近年，TAAに対し大動脈ステント留置術（thoracic endovascular aortic repair：TEVAR）が施行されつつあり，従来の外科的治療と比べ皮切部位が鼠径部のみで済むことから格段に侵襲が低く，従来では手術不可であった症例も含め適用が広がっている。

疾患と手術の概要

　TEVARの適用となるTAAは最大径が50〜60 mm以上となった弓部大動脈瘤，下行大動脈瘤（大動脈解離後による慢性解離性大動脈瘤も含む）である。現在，TAAの30％がTEVARで治療されている。
　下行大動脈瘤の場合はステント留置のみで問題ないが，弓部大動脈瘤の場合は頸部血管がステントにより遮断され血流障害を来すため，分枝再建を行う必要が生じる。
　再建方法はTEVARのzone分類に基づき判断する。zone 2にステントを留置する場合は左鎖骨下動脈がステントに覆われるため左鎖骨下動脈起始部を塞栓したうえで左総頸動脈 − 左鎖骨下動脈バイパスを，zone 1にステントを留置し左総頸動脈がステント留置部に入る場合は左右腋窩動脈バイパス＋左総頸動脈バイパス分枝再建が必要となる（図1，図2）[1]。zone 0の頸部分枝3枝がカバーされる部位にステント留置を行う場合は，開胸下で上行大動脈より分枝再建を行う必要があるため本項では記述しない[2]。
　手術は基本的に全身麻酔下で行う。急変時の対応という面で可能であればハイブリッド

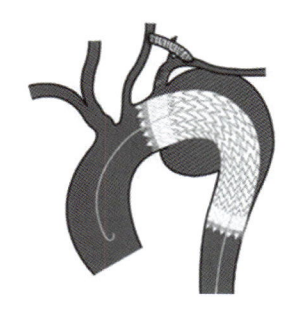

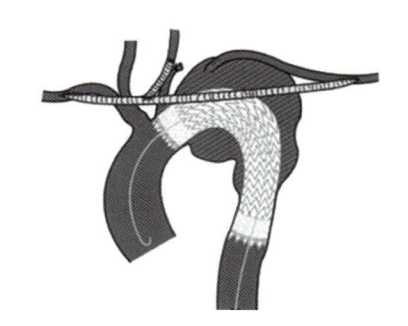

1枝 debranch + TEVAR
左総頸動脈 – 左鎖骨下動脈バイパス

2枝 debranch + TEVAR
左右腋窩動脈バイパス + 左総頸動脈バイパス分枝再建

図1　Debranch + TEVAR の頸部分枝再建の例
日本循環器学会．大動脈瘤・大動脈解離診療ガイドライン．(2011年改訂版) より引用

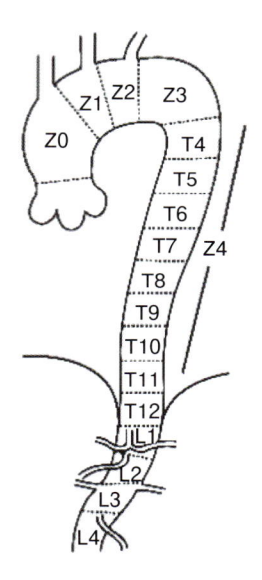

Zone 0：上行大動脈から腕頭動脈分岐部まで
Zone 1：腕頭動脈分岐末梢から左総頸動脈分岐部まで
Zone 2：左総頸動脈分岐末梢から左鎖骨下動脈分岐部まで
Zone 3：左鎖骨下動脈分岐末梢から T4 上縁まで
Zone 4：T4 以下

図2　ZONE 分類
日本循環器学会．大動脈瘤・大動脈解離診療ガイドライン．(2011年改訂版) より引用

　手術室での施行が望ましい。debranching TEVAR の場合は頸部のバイパス術を先行し施行する。右上腕動脈に造影用のシースを挿入し，両側大腿部を切開し大腿動脈を露出し直視下でイントロデューサシースを挿入する。動脈硬化が強く，血管の走行が蛇行しておりカテーテル挿入が困難と予測された場合は，後腹膜アプローチで開腹下で総腸骨動脈より挿入されるケースもある。

　その後ガイドワイヤを挿入し，透視下で大動脈瘤部を確認しステントを留置する。留置後エンドリークがないことを確認後，手術終了となる。

術前管理

　TAA の患者は診断がつきしだい降圧薬での内科的治療を行われていることがほとんどである。高齢患者であることが多く，心機能・呼吸機能が低下していることも多いため，

全身麻酔の適用となるか判断する．また，本術式では多量の造影剤を使用する関係上，術前の腎機能や造影剤アレルギーの有無，術後の腎代替療法の使用の可能性に関しても確認しておきたい．

TAA患者は胸部大動脈以外の血管病変を合併することが多く，特に脳・頸部血管や冠動脈，下肢血管の狭窄がないかを術前に確認することが肝要である．

TEVARの適用

・動脈瘤中枢に20 mm以上のlanding zoneが存在する．
・landing zoneの大動脈径が36 mm以下である．
・landing zoneのneck角度が30度以下．
が挙げられる[3]．

弓部大動脈におけるdebranching TEVARの場合，頸部分枝血流不全に伴う脳梗塞が懸念される．術前に造影CT，MRAや頸部血管超音波検査を施行しておく．

下行大動脈瘤に対するTEVARでもっとも問題となる合併症は，脊髄動脈血流不全による対麻痺である．開胸による人工血管置換術に比べ，TEVARでは対麻痺の発症率は有意に低いとされているが，4％前後発生するとされているため[3]，神経モニタリング（motor evoked potential：MEP）を施行し異常を素早く察知して対応するとともに，スパイナルドレナージによる予防あるいは発症後の治療も考慮する．

対麻痺のリスクファクター

・広範囲の肋間動脈閉塞．
・腹部大動脈手術，または内腸骨動脈閉塞の既往．
・左鎖骨下動脈がステント留置部にカバーされる．
ことが挙げられており，複数該当する症例では脊髄保護のため術前にスパイナルドレナージ挿入の適用となりうる．ただし，スパイナルドレナージによる合併症もあるため，その適用は厳密に検討するとともに，患者へのリスク・ベネフィットの詳細な説明と同意が非常に重要である．

脊髄の灌流圧は，脊髄灌流圧＝末梢側平均大動脈圧－（脳脊髄圧，中心静脈圧の高い値を採用）で表される．スパイナルドレナージは髄液を体外へ排出することで脳脊髄内圧を低下させ，脊髄灌流圧を上昇させることで対麻痺の予防に効果的であるとされる[3]．術前日に留置するが，具体的にはクロピドグレルは7日，チクロピジンは10～14日前に休薬し，さらに血小板数≧10万/μl，PT-INR<1.3，活性化部分トロンボプラスチン時間（activated partial thromboplastin time：aPTT）が正常であることを確認する．穿刺はL4/5またはL3/4から行い，くも膜下腔に到達後8～10 cm挿入する[3)4)]．

術中管理

　TEVARの麻酔は前述のとおり，基本的には全身麻酔で行う。前投薬は基本的に投与しない。麻酔法に関しては，神経モニタリングを行う場合はプロポフォールとフェンタニル，レミフェンタニルなどのオピオイドを主体とした全静脈麻酔で行うことが望ましい。モニタリングを行わない症例の場合，どの吸入麻酔薬を使用しても問題ない。ただ手術室抜管を行うことを考慮すると，術後の覚醒が良好であるデスフルランを使用することが好ましいと思われる。気道確保は気管挿管が好ましいが，ラリンジアルマスクを用いても可能である。

　INVOS®やNIRO®といった脳組織酸素化モニターの装着は特にdebranching TEVARにおける脳虚血の早期診断に有用な可能性があり考慮すべきであろう。

　また，FloTrac®，Presep®カテーテルの使用に関してもTEVARの術中管理に関して十分なエビデンスが存在していないが，循環管理の一助となりうるため症例に応じて使用を考慮する。

　術操作における注意点としては大腿動脈よりガイドワイヤ用シース，右肘動脈より造影用のシースを挿入するため，動脈圧ラインは原則的に麻酔導入前に左橈骨動脈より確保する。debranching TEVARの場合，腋窩動脈遮断時に動脈圧が消失しモニタリング不可となるため，反対側の橈骨動脈，または足背動脈にもう1本動脈圧ライン確保することを考慮する。

　導入時における注意点としては，急激な血圧の変動は動脈瘤の破裂を惹起するため，特に挿管時の血圧上昇である。挿管時は4%リドカインを声帯部，気管内に散布し循環変動を極力抑えるように慎重に行うべきと考える。

　大量出血に備え，18G以上の太い静脈路を最低でも2本確保する。中心静脈ラインに関してはハイリスク症例であれば確保することが望ましい。経食道心エコーに関しては心機能低下症例では適用となりうるが，透視下でステント圧着時の視野障害となりうるため術者と相談のうえ，必要と判断されたときのみ挿入する。

　鼠径部への切開や，下腹壁小切開による後腹膜アプローチなどに備えて，執刀前に超音波ガイド下腹横筋膜面ブロック（TAP block）や腸骨鼠径・腸骨下腹神経ブロックなどの併用も，執刀による血圧上昇を抑える意味で有効と考えられる。ブロックを併用する場合は局所麻酔薬の極量に留意し施行する（ロピバカインの場合は3 mg/kgなど）。

　執刀開始後，鼠径部への切開，大腿動脈の露出以降は大きな侵襲もないため，しばしば血圧は低下傾向となりがちである。血圧を低く保つことは動脈瘤破裂予防としてはメリットもあるが，脳虚血や脊髄虚血による対麻痺の遠因となりうるため，ステント留置前でも術前の血圧値を考慮し動脈圧を適切な値に保つことが望ましい。

　シースを大腿動脈に挿入後，ガイドワイヤーを造影下で動脈瘤部分に誘導する。適切な部位を決定しステントを展開しバルーンで圧着する。ステント圧着の際，バルーンを拡張させると一時的に血圧上昇を来す。この際，動脈瘤の破裂を来すと動脈圧波形が急激に低下し平坦化することがあり，緊急での開胸修復術も必要となりうるため，バイタルの変化には最大限の注意を払う必要がある。

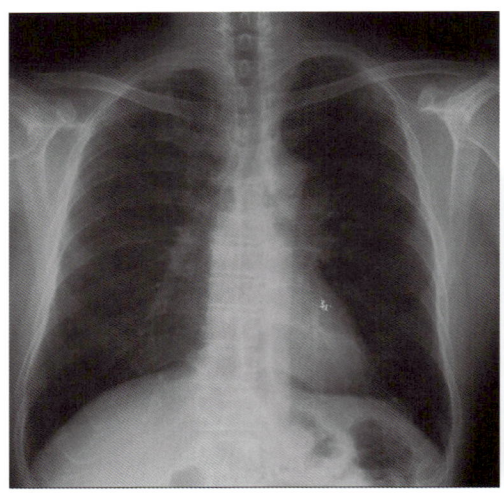

図3 胸部単純X線写真
左第1弓の心陰影拡大を認める。

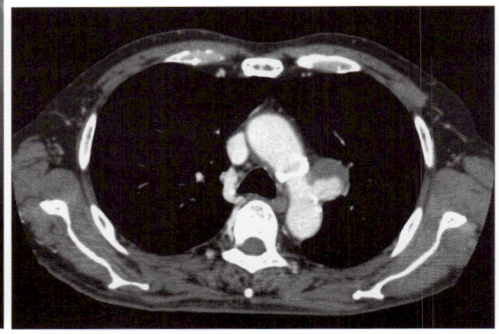

図4 術前胸部CT
大動脈遠位弓部に動脈瘤を認める。瘤内に造影効果あり。

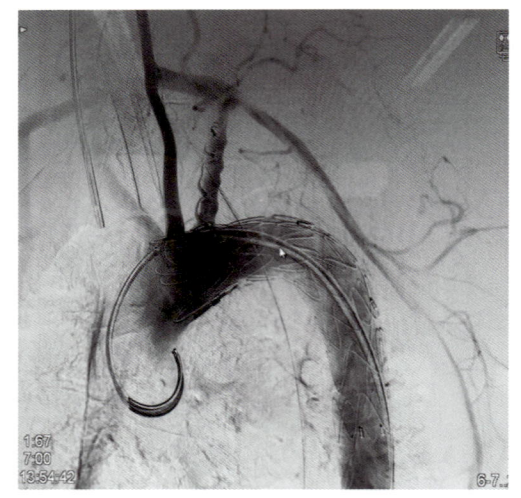

図5 ステント留置後の造影画像
大動脈弓部にステントが留置され、左鎖骨下動脈起始部はコイル塞栓されて血流が途絶している。

　ステント挿入後，再度造影を行いエンドリークが存在しないことを確認後，硫酸プロタミン〔ヘパリン投与量（ml）の半量〕を緩徐に投与しヘパリンリバースを行う。
　出血量は少量のことが多いが，術野でのシース挿入部分からの出血量がカウントされないことが多く，しばしば実際の出血量は意外と多くなっていることがある。貧血は脊髄虚血の一因となるため頻回に採血しヘモグロビン値を確認し，必要があれば輸血を遅滞なく行う。ステント留置後は対麻痺予防のため，血圧を高めに（平均血圧 80 mmHg 以上）保つよう管理することがきわめて重要である。手術終了後問題がなければ抜管，対麻痺有無など合併症の有無を評価したうえで ICU での管理を行う。

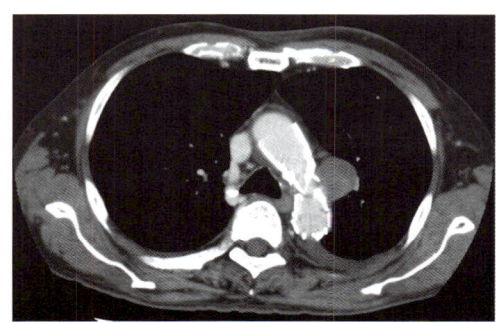

図6　術後2カ月後の胸部CT
ステントが大動脈瘤部に挿入されている。大動脈瘤部内の造影効果も消失し，瘤内への血流は途絶している。

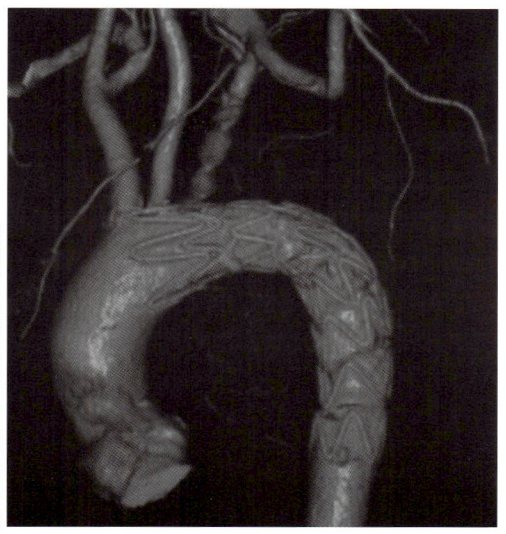

図7　3DCT（術後2カ月時）
ステント留置と左鎖骨下動脈－左総頸動脈バイパスが確認できる（左鎖骨下動脈はコイル塞栓されており，左鎖骨下動脈－左総頸動脈バイパスにて分枝再建されている）。

自験症例の呈示

症例：74歳，男性。

遠位弓部に最大径約53mmの胸部大動脈瘤（図3，図4）を指摘されていた。zone 2 にステントを留置する必要があるため左総頸動脈－左鎖骨下動脈バイパスを伴う debranching TEVAR 施行の予定となった。以前より高血圧の加療中であったが，そのほか大きな既往症は指摘されていなかった。

右橈骨動脈に動脈圧ラインを確保後，プロポフォール 1.2 mg/kg，レミフェンタニル 0.2 μg/kg/min，フェンタニル 100 μg で麻酔を導入した。筋弛緩薬としてロクロニウム 0.8 mg/kg を投与したのち喉頭展開し，4％リドカインを局所に散布し，気管挿管を行った。

MEP 施行予定はない症例であったため術中の麻酔維持はデスフルラン4％，レミフェンタニル，フェンタニルで行った。平均血圧を低下させないよう，術中適宜エフェドリン，フェニレフリンの間欠投与を行い，必要に応じてドパミンを 3 μg/kg/min で投与した。

最初に左鎖骨下動脈のコイル塞栓を伴う左総頸動脈－左鎖骨下動脈バイパスを施行した。血管吻合前にヘパリンを5,000単位投与し活性凝固時間（activated clotting time：ACT）が250秒以上に延長したことを確認した後バイパスを行った。その後，大腿動脈よりガイドワイヤを動脈瘤部分に誘導しステント留置を行った（図5）。手術中は大きなバイタル変動はなく，手術時間4時間25分，麻酔時間6時間31分，出血量51 ml で終了となった。抜管したうえで ICU 入室となった。術後対麻痺も認めず，フォローアップの CT においても問題は認められず（図6，図7）経過は良好であり術後9日目に退院となった。

III 心臓血管外科領域

術後管理

　術中大量出血など問題が生じていない場合であっても，手術終了後ICUへ入室し全身管理を行うことが望ましい。可能であれば抜管しての入室が好ましい。

　術後もっとも問題となる合併症は，脊髄虚血による対麻痺の発生である。脊髄灌流圧を保つため，平均血圧は手術終了後も脳脊髄圧≦10 mmHgまたは脊髄灌流圧≧60 mmHg，平均動脈圧≧80 mmHgを目標に管理する[1)3)]。

　スパイナルドレナージは有効性が期待される一方で，もっとも重大な合併症として頭蓋内硬膜外血腫があり，過剰なドレナージが原因となる[4)]。脳脊髄液はドレナージ量<10〜15 ml/hrを保つよう注意する。また，髄膜炎の報告もあり，穿刺部位の感染が認められる場合やドレーンから血液が確認された場合は中止する。感染予防の見地からドレナージ留置は72時間以内とする。また，血性脳脊髄液が確認された場合には頭蓋内血腫を疑いCT，MRI検査を行う。

　また，術前スパイナルドレナージを施行していない患者で術後対麻痺の症状が出現した場合，スパイナルドレナージを施行することで症状の改善を期待することが可能である。

　脳脊髄ドレナージ抜去のタイミングはヘパリン中断2〜4時間後とし，凝固系が正常化したことを確認後行う。具体的には血小板数≧10万/μl，PT-INR<1.3，aPTTが正常であることを確認する。ヘパリンの再開はドレーン抜去1時間後以降とする。

　ステント挿入術に関し，造影剤を大量に使用する関係上，造影剤腎症による腎機能の悪化が認められるため尿量やクレアチニン値の経過を確認する。

　ステント術後，大動脈に存在するプラークが術操作の影響で遊離し末梢動脈で塞栓を来すことがある（コレステリン塞栓）。腎動脈塞栓することで腎機能障害を，腹部動脈の塞栓を来すことで虚血性腸炎，腸管壊死を，足部の動脈を塞栓することで趾の壊死をそれぞれ来すことがある。術後は下肢の色調変化や冷感，特に足趾の動脈塞栓症を示唆する"blue toe syndrome"と呼ばれる所見を認めた場合は，内臓虚血の可能性を念頭に置いて，その疑いがあれば迅速に対応することが肝要である[6)]。

まとめ：留意すべき重要ポイント

- TEVARは従来の開胸手術と比べ，格段に侵襲が低い手術法である。
- 動脈圧ラインは左手に確保する。
- 対麻痺予防はスパイナルドレナージ，MEPも併用するが，その際麻酔法は全静脈麻酔（total intravenous anesthesia：TIVA）とする。
- 局所麻酔下に行う場合は神経ブロックも併用する。
- 術中の予期せぬ瘤の破裂に備え，太い静脈路を確保する。
- スパイナルドレナージの合併症に注意する。
- ステント留置後は，血圧を高く（80 mmHg以上）保つ。

外科医からの要望

名古屋大学大学院医学系研究科血管外科分野　古森　公浩

　胸部大動脈瘤ステント留置術の麻酔管理において，外科医から要望する一番重要な点は血圧管理である．通常の待機手術の場合，ステントグラフト留置前には特に留意すべき点はないが，破裂に対する緊急手術の際は，留置前の再破裂を予防するために，臓器灌流を最低限維持できる程度の低血圧（収縮期圧で60 mmHg程度）を維持することが大事である．ステントグラフト留置時には正確な位置への留置を行うために，できるかぎり低い血圧が理想となる．特に大動脈弓部へのTEVARの際には，留置時の血圧コントロールのために一時的ペーシングを行うこともある．ペーシング終了後も心室細動から復帰しない場合も考慮し，除細動器の準備が必要となる．留置後は脊髄虚血の予防のため，血圧を上げることが重要とされている．通常平均血圧で85〜90 mmHg以上が目標とされている．

● 参考文献

1）日本循環器学会．大動脈瘤・大動脈解離診療ガイドライン．（2011年改訂版）
2）末田泰二郎．TEVAR．オペ室必携心臓血管外科ハンドブック．東京：南江堂；2013. p.141-5
3）Fedorow CA, Moon MC, Mutch WA, et al. Lumbar cerebrospinal fluid drainage for thoracoabdominal aortic surgery : rationale and practical considerations for management. Anesth Analg 2010 ; 111 : 46-58.
4）椎谷紀彦．大動脈外科と脊髄保護—コンセプトの変化と麻酔科の役割—．日臨麻学会誌 2010 ; 30 : 497-505.
5）後藤　徹，田崎淳一，東谷暢也ほか．スパイナルドレナージ併用の胸部ステントグラフト挿術後に急性硬膜下血腫を生じた1例．心臓 2013 ; 45 : 465-70.
6）高井　学，鈴木健吾，宮内元樹ほか．大動脈内浮遊粥状血栓に対し，大動脈ステントグラフトにて治療を行った1例．J Cardiol Jpn Ed 2013 ; 8 : 137-41.

佐藤　威仁，西脇　公俊

III 心臓血管外科領域

経皮的心腔内遺残物摘出術

はじめに

　経皮的心腔内遺残物摘出術は，感染・故障したペースメーカリードあるいは植え込み型除細動器（implantable cardioverter-defibrillator：ICD）リードを経皮的に摘出する手術である。いくつかの方法があるが，その高い摘出成功率のため，エキシマレーザーを用いた方法が近年広まっている。エキシマレーザーを用いてリードの癒着を剝がすことにより低侵襲に経皮的に摘出可能となった。血管内でレーザーを用いるという特殊性から，血管損傷・血気胸・心タンポナーデといった重篤な合併症を起こすことがあり，麻酔管理には特別な注意が必要となる。

疾患と手術の概要

リード抜去の適応

　大まかな適応は以下のとおりである。リードを含めたデバイスのシステム感染（図1），感染性心内膜炎，デバイスポケット感染，グラム陽性球菌菌血症，デバイスが原因の重症慢性痛，リードが原因の血管閉塞，リードが原因の致死的不整脈である。詳細な適応については参考文献1）を参照されたい。

エキシマレーザーの原理

　エキシマレーザーは，レアガス（クリプトン，アルゴン，キセノンなど）とハロゲン（フッ素，塩化水素）の混合ガス中で励起された二量体（excited dimer）が解離する際に生じる紫外線領域のレーザー光である。強い紫外領域のレーザーが得られ，CO_2レーザーなど

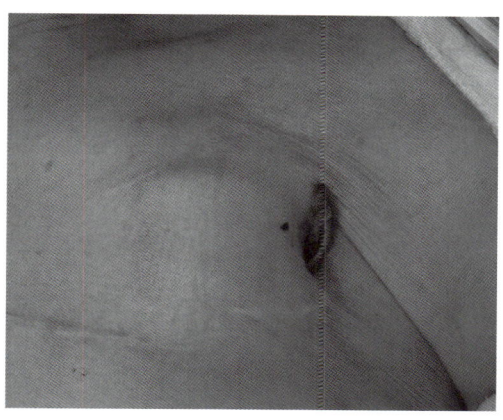

図1　感染したデバイス
左鎖骨下静脈から植え込まれたデバイスの感染。

の赤外線レーザーと異なり，熱を発生しないためにより鋭利で微細な処理が可能であり，レーシックなどの視力矯正手術でも利用されている。エキシマレーザーの作用により，生体組織を構成する分子結合を非熱的に直接切断し，周辺組織に熱損傷を加えることなく病変部を蒸散させることができる。Spectranetics社の開発したエキシマレーザー発生装置は，キセノンクロライドを活性媒体とし，波長308 nmの紫外線領域のレーザーを発生させる。このエキシマレーザーにより血管内癒着組織を破壊・蒸散させる。

エキシマレーザーシースによるリード抜去の歴史

1997年食品医薬品局（Food and Drug Administration：FDA）に認可されて以来，欧米において急速に普及し，高い成功率と安全性が報告されている。日本では，2008年に厚生労働省の認可を受け，2010年より保険適用となった。

術前管理

患者全員がペースメーカあるいはICDを植え込まれており，その作動状況のチェックが必要である。デバイスが植え込まれている理由もチェックしなければならない。低心機能患者の割合が多く，心エコー・アンギオグラフィーの結果を踏まえた麻酔準備が必要である。感染・心機能低下により全身状態の悪い患者も多い。

リード感染の患者の場合

どのような菌が検出されており，どのような抗菌薬が投与されているのかをチェックする。疣贅付着の可能性がある場合，追加の術前経食道心エコー検査（transesophageal echocardiography：TEE）が必要かどうかを検討する。明らかな疣贅がある場合は，外科的手術による抜去が適応となる。

III 心臓血管外科領域

デバイスとリードの場所

リード先端が，右房・右室・冠静脈洞のいずれにあるのかをチェックする。時に，卵円孔開存あるいは心房中隔欠損部位から左心系にリード先端がある場合がある。リードは心筋を貫き心外膜を貫通しているかもしれない。デバイスとリードの場所に疑問があれば，CT や TEE を追加するべきである。

リード先端の情報（図2）

胸部 X 線写真が，リードの数と場所を知る唯一の検査である。リードの固定方法には，active と passive がある。active は，スクリューインリードとも呼ばれ，リードの先端のスクリューが心筋にねじ込まれている固定方法である。active のほうが抜去は容易であるといわれている。passive は，心筋を穿孔することなく，フランジ型（つば状の突起物）・フィン型（ひれ状の突起物）・タイン型（ひげ状の突起物）といった形状で心筋に引っかけて固定する方法である。

デバイス治療の継続の必要性

もともとのデバイスが必要となった適応を見返す必要がある。現在の患者の状況はそのときと変わっている可能性がある。抜去後に再びデバイスが必要かどうかを抜去の前に決定しておく必要がある。そして，一時的デバイスか永久的デバイスの選択，デバイスを適応する時期，経路，テクニックを決定しておく必要がある。

術中管理

血管損傷・血気胸・心タンポナーデといった致死的合併症が起こりうる手術であり，いったん致死的合併症が起こると迅速な対応が必要となる。術中管理においては，術者・心臓外科医・放射線技師・人工心肺技師・手術室看護師・麻酔科医の連携が非常に大切である[2]。

協力体制

当院では術者は循環器内科医である。緊急時の開胸・人工心肺確立に備え，心臓外科医と人工心肺技師のスタンバイのもと，手術は行われる。

麻酔管理

当院では，全症例，全身麻酔で行っている。ベースラインの情報として，全血球算定（complete blood count：CBC）・生化学・凝固の血液検査と，血液型・クロスマッチ検査

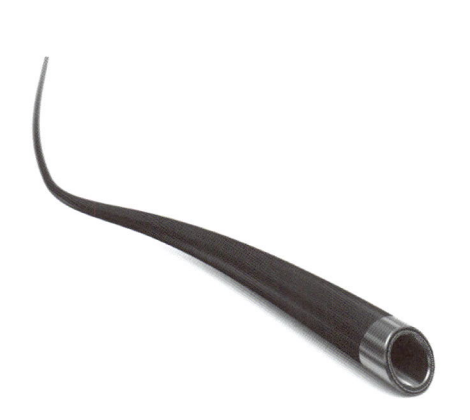

図2　エキシマレーザーシース
シースの先端は15度の角度のついたベベルになっている。
Spectranetics社の許可を得て転載

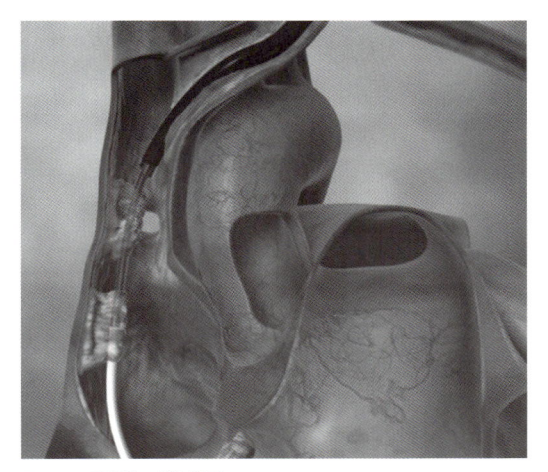

図3　手術の模式図
リード外側にかぶさったレーザーシースが静脈内を進んでいく。この図では，レーザーシース先端は，無名静脈と上大静脈の接合部にある。
Spectranetics社の許可を得て転載

といった輸血検査が必要である。すべての症例で輸血の準備が必要である。太い末梢静脈ライン（18ゲージ以上が望ましい）・動脈ラインを確保し，TEEを挿入する。TEEにより，心機能・心嚢液貯留の有無・リードの状況・疣贅の有無を確認する。

手術手技（図3）

当院での実際の手順を紹介する。

■消毒・シース挿入

皮膚消毒は，緊急開胸に備えて，広い範囲を消毒する。消毒後に術者により，両側大腿静脈シース，大腿動脈シース，右内頸静脈シースが挿入される。静脈シースはリード抜去補助装置（snare catheter）挿入経路，一時的ペーシングワイヤ挿入経路，大量輸液経路，心血管作動薬投与経路として用いられる。動脈シースより，術中は動脈圧をモニターする。緊急事態のときはそこから人工心肺の送血管を挿入できる。

■デバイス挿入部の処置

X線透視で，デバイスの位置と鎖骨下静脈からのリードの状況を確認する。皮切を加えて，デバイスを皮下ポケットから取り出す。組織を剥離し，静脈のリード挿入部を露出する。

■リードの処置

固定方法がactiveのリードの場合，スクリューを逆に回して外す。リードロッキングデバイスを挿入し，リードを固定する。レーザーシースをリード外側にかぶせ，レーザーシースの外側にアウターシースをかぶせる。リードに沿ってアウターシースを前進させ，次にレーザーシースを進める手順を繰り返す。レーザーにより癒着を剥離しながら，心内にあ

るリード先端部までシースを進める。このとき血管損傷が起こりうる。心筋にレーザーが当たると危険であるので、レーザーシースはリード先端から1cm以内には進めてはならない。レーザーシースの先端は15度の角度のついたベベルになっており、ベベルの先端が血管の内壁に向かないように操作する。レーザーシースがリード先端部まで到達すると、カウンタートラクション法によりリードを抜去する。カウンタートラクション法とは、シースにより心臓の壁に抜去する方向と逆向きの力をかけておいて、リードを抜去する方法である。

血管損傷時の対応

胸腔内の血管を損傷した場合は、開胸して人工心肺を確立したのちに、外科的血管修復とリード抜去が必要である。人工心肺の送血管・脱血管の場所は、血管損傷の場所・程度、時間的余裕により決定する。損傷した血管からの出血を吸引して人工心肺回路のリザーバーに返すことができるため、基本的には経皮的心肺補助（percutaneous cardiopulmonary support：PCPS）ではなく人工心肺が適応となる。

心タンポナーデ時の対応

TEEにより、心嚢液の貯留がないかどうかを常にモニタリングしておく。心嚢液貯留と血圧低下が同時に起こったときは、心タンポナーデと判断し、心嚢ドレナージを考慮する。急性の心嚢液貯留であるので、少量でも急激な血圧低下が起こりうる。

術後管理

もともと感染・心機能低下で全身状態の悪い患者が多い。デバイス感染で抜去の適応となった患者では、術後の感染管理は非常に重要である。また、デバイスが抜去されているため、術後のペーシングを含めた循環・不整脈管理も重要である。一般的には、ポケット感染で抜去の適応となった患者では、新たなデバイスを植え込むまでに2週間あける。全身感染症で抜去の適応となった患者では、新たなデバイスを植え込むまでに4～6週間あける[4]。施設の症例数により術中の致死的合併症発生率・死亡率は変わらないが、症例数の多い施設のほうが術後30日死亡率が低いという報告がある[3]。この結果は、術後管理の重要性を示している。

まとめ：留意すべき重要ポイント

- エキシマレーザーを用いた経皮的心腔内遺残物摘出術は，血管内でレーザーを用いるという特殊性から，血管損傷・血気胸・心タンポナーデといった重篤で致死的な合併症を起こすことがある。
- 感染，心機能低下により，全身状態の悪い患者が多い。
- 術中管理においては，術者・心臓外科医・放射線技師・人工心肺技師・手術室看護師・麻酔科医の連携が非常に大切である。
- 術後管理（感染管理・不整脈管理）も非常に重要である。

外科医からの要望

岡山大学先端循環器治療学講座　西井　伸洋

　術中のモニタリングは血圧とTEEの所見のみである。リード抜去をしている最中は，両方のモニターをしていただけると非常に助かる。特にinnominate veinから上大静脈（superior vena cava：SVC）にかけて剥離をする際に胸腔穿破した場合は，血圧のみ変動することが予想される。そのため，少しの血圧変動を注意深くモニタリングしていただけると大きな損傷を防ぐことができる可能性があるので，少しの変動でも教えていただけるとありがたい。そのため，術中の麻酔深度による血圧変動も少ないほうが術者にとってはストレスが少ない。

　術中に透視は正面からだけではなく，右前斜位や左前斜位も使用するため，手台が入ると透視が見えないので，準備をする場合には手台を外してもらったほうがありがたい。

　血圧モニタリングのために橈骨動脈の圧モニターのみでは，正確にモニタリングできないこともあるため，術野から中心動脈の圧も両方モニタリングすることが必要である。

　胸腔穿破，心筋損傷などの場合は血圧が急激に低下することが予想され平均動脈圧（mean arterial pressure：MAP）や新鮮凍結血漿（fresh frozen plasma：FFP）のポンピングの準備をしておいていただけると対応が早いと思う。

● 参考文献

1) Wilkoff BL, Love CJ, Byrd CL, et al. Transvenous lead extraction: Heart Rhythm Society expert consensus on facilities, training, indications, and patient management: this document was endorsed by the American Heart Association (AHA). Heart Rhythm 2009；6：1085-104.
2) 木村　聡, 戸田雄一郎, 杉本健太郎ほか. エキシマレーザーを用いたペースメーカーリード抜去術の麻酔経験. 麻酔 2012；61：1277-80.
3) Di Monaco A, Pelargonio G, Narducci ML, et al. Safety of transvenous lead extraction according to centre volume: a systematic review and meta-analysis. Europace 2014；16：1496-507.
4) Nishii N. Arrhythmia management after device removal. J Arrhythmia 2015；http://dx.doi.org/10.1016/j.joa.2015.09.004i Journal of Arrhythmia. (Article in press).

杉本　健太郎，森松　博史

III 心臓血管外科領域

ロボット支援心臓外科手術

はじめに

　ロボットを使用した心臓手術は十数年前より試みられている。使用方法は2種類に分けられ，一つは左内胸動脈を剥離するときに使用する方法で，すべての操作を内視鏡的操作で行う完全内視鏡下心拍動下冠動脈バイパス術（totally endoscopic coronary artery bypass：TECAB）や左肋間小切開を合わせる低侵襲直接冠動脈バイパス手術（minimally invasive direct coronary artery bypass：MIDCAB）などの冠動脈バイパス手術で使用される方法である。もう一つは右肋間開胸で施行される心臓手術で，僧帽弁手術，心房中隔欠損口閉鎖術，粘液腫切除術，Maze手術などが人工心肺下に施行されている。いずれも小切開内視鏡手術として確立された心臓手術からの応用であり，da Vinci®（ダヴィンチ）というロボットシステムが使用されている（図1）。現在の保険診療では心臓手術は認められ

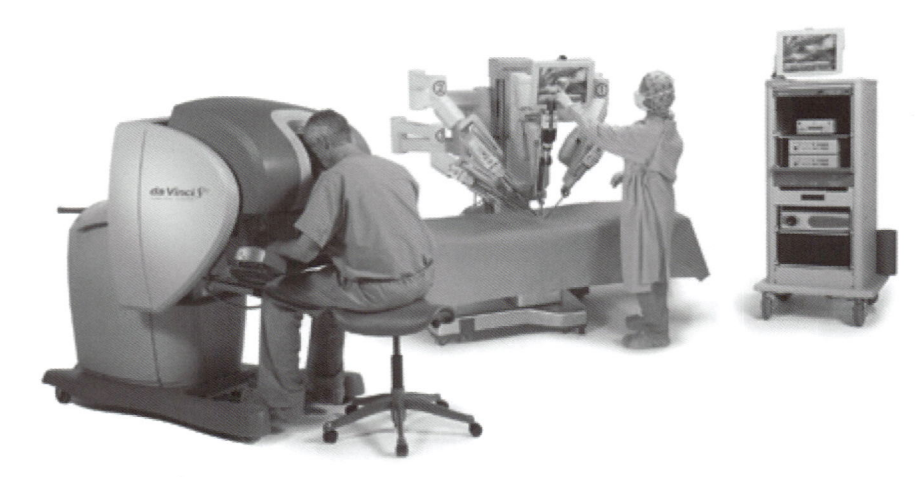

図1　da Vinci® Surgical System S のセット
術者はコンソール内で内視鏡からの3D画像を見ながら手術操作を行う。

ていない．右肋間開胸での人工心肺下心臓手術は治験が終了して，保険償還申請中である．

疾患と手術の概要

　ロボット手術でもっとも多く施行されているのは右肋間開胸による僧帽弁手術であり，その多くが僧帽弁形成術である．分離肺換気を用いた全身麻酔下に施行される．左片肺換気が要求されるため左用二腔挿管チューブが一般的に用いられる．

　手術操作に先立って脱血管が右内頸静脈および右大腿静脈から挿入され，送血管が右（もしくは左）大腿動脈から挿入される．右肺脱気後に右第4もしくは第5肋間に直径3～4cmの円形ポートに開胸される．ロボットアーム用に3本，内視鏡用に1本の1.5cm程度のポートが追加開創される．人工心肺は吸引脱血で確立される．術者は離れた位置にあるコンソール内で内視鏡からの3D画像を見ながら，両手を動かしてアームを操作して手術が行われる．助手はポートそばで内視鏡からのビデオ画面を見ながらロボット操作で使用する道具の交換などの介助を行う．心房中隔欠損口閉鎖術や左房粘液腫切除術なども同様の手順で施行される[1]．

　MIDCABでは左胸部に3か所ポートを開けてロボットアームと内視鏡が挿入される．分離肺換気は使用せず，二酸化炭素（CO_2）の持続注入による気胸で左内胸動脈の剥離が施行される．その後，左第4もしくは第5肋間に小切開を開けて左内胸動脈の前下行枝や対角枝への吻合を行う．吻合自体をロボット操作で行うこともある[2]．

術前管理

　僧帽弁手術など右肋間開胸で手術操作を行う症例では，術中長時間の左片肺換気が要求されるため呼吸機能が問題となる．肺活量が正常の80％以下の症例や高度閉塞性障害などは除外される．また，高度肥満症例や80歳以上の高齢者なども適用外である．経食道心エコー（transesophageal echocardiography：TEE）によるモニタリングも必要不可欠となるため，食道静脈瘤などTEE挿入不可能な症例も適用外となる．

　僧帽弁形成術では後尖逸脱症例や交連部逸脱症例など弁尖一部切除縫合＋人工リング装着症例などが適用となる．前尖逸脱に対する人工腱策再建＋人工リング装着症例も良い適用となる．バーロータイプの複合疾患症例など複雑な手術手技を必要とする疾患は適用外となることが多かったが，最近は技術の向上によりある程度の複合疾患は適用とすることも多い[3]．心房中隔欠損口閉鎖術では直接閉鎖術症例が基本的に適用となっている．

　MIDCAB吻合術症例でも右片肺換気もしくはCO_2送気による左肺の圧迫が行われることから呼吸機能が重要となる．TEEも必要なため挿入不可能な症例は適用外となる．緊急的に人工心肺装置が必要となることがあるため，経皮的心肺補助（percutaneous cardiopulmonary support：PCPS）のスタンバイは必要となる．

　前下行枝，対角枝への冠動脈バイパス術が適用となり，その他の部位へは吻合が必要ないもしくは経皮的冠動脈インターベンション（percutaneous coronary intervention：

PCI）治療が適用となる症例が選択される。

術中管理

麻酔導入・維持に関して静脈麻酔薬，吸入麻酔薬に特に制限はない。ただ，人工心肺使用症例では持続静注鎮静薬が必要となる。術中モニタリングとして TEE は不可欠である。体温管理のため送風式加温マットを使用する。自己血回収装置も準備しておく。早期覚醒を目指すため麻酔深度モニターが必要となる。

右開胸人工心肺症例手術

僧帽弁手術などの右肋間開胸手術では肺動脈カテーテル（pulmonary artery catheter：PAC）による肺動脈圧モニタリングが有用となる。右内頸静脈からは血管作動薬持続静注用のトリプルルーメンカテーテル，PAC とともに上大静脈への脱血管（17～19Fr）を挿入する。脱血管先端が上大静脈内にあり右房内に入っていないことを TEE で確認する。体位は右手を下げて右胸部を若干持ち上げた伸展位となる。体温保持のための送風式加温マットが使用される。挿管には左用二腔チューブが使用されるが，術中は首が左向きに固定されるため，固めの挿管チューブを使用するほうが至適部位からのずれのリスクが少ない。術後疼痛管理に傍脊椎神経叢ブロックが有効となるかもしれない。

僧帽弁手術は左片肺換気により右肺を脱気した状態で手術操作を行う。第 4 肋間（もしくは第 5 肋間）に直径 3～4 cm の円形に術野を確保して，その周囲の肋間よりロボットアーム用 3 本，内視鏡用 1 本の直径 1.5 cm 程度のポートが開創される。

右（もしくは左）大腿動脈よりガイドワイヤが挿入され，TEE により下行大動脈に確認された後，17～19Fr の送血管が挿入される。送血側の下肢は虚血を生じるリスクがあるため近赤外線分光モニターを下肢に装着しておく。右大腿静脈から 23～27Fr の脱血管が肝静脈吻合部を越えた下大静脈と右房の境界まで TEE ガイド下に挿入される。

ロボット手術では僧帽弁人工リングのサイズを直接計測しにくいため，TEE での前尖弁輪径および弁尖高径を 3D TEE で計測しておくと有用となる（図 2）。弁尖の病変部位，腱索断裂の有無や弁尖接合状態などを TEE で評価することが弁形成術の補助となることが多い[1]。

上下大静脈からの吸引脱血と大腿動脈からの送血により人工心肺が開始される。32～34℃の軽度低体温下に大動脈遮断から上行大動脈に挿入された 7Fr の前行性冠灌流チューブから心筋保護液が注入される。

心停止後，ダビンチを操作して右側左房からアプローチして僧帽弁手術が施行される。da Vinci® Surgical System S（もしくは Si）では可動関数が 2 か所となり，圧センサーも持ち合わせており下部背面の手術操作も可能となっている。コンソール内では 3D の拡大された画像であり複雑な治療も可能となっている[4]。特に乳頭筋の性状など深い部位の視野が詳細に把握できることから人工腱索再建には有用となる。人工リングも通常の手術と同様に的確な位置に装着される（図 3）。

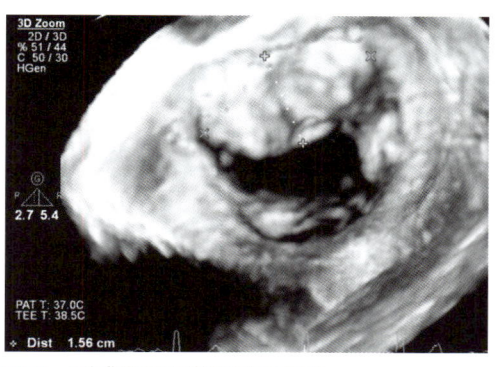

図2 形成術前の僧帽弁の評価
前尖交連部径と弁尖高径の計測

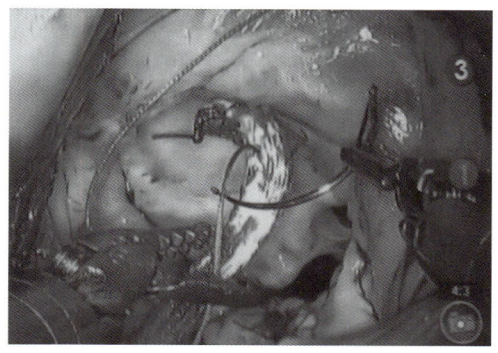

図3 ロボット操作による僧帽弁人工リング装着

　手術操作後は，拍動を再開してTEEにより残存逆流の評価診断が行われる。カラーモードで少量でも人工リングに直接ジェットが当たるような逆流や偏心性逆流は溶血の可能性があるため再修復が必要となる。

　人工心肺離脱時には，一時的にポートを抜去して両肺換気を行う。循環動態の安定と十分な酸素化が確認されたら，再度人工心肺を開始して，左片肺換気としてポートを挿入して術野の止血を確認する。止血が確認されたらその状態から再度人工心肺離脱を行い，プロタミン静注を施行する。

　止血閉胸後は挿管人工呼吸下にICUへと搬送される。

左開胸内胸動脈剝離術

　仰臥位やや頭を下げたトレンデレンブルグ体位とする。ロボットアーム用2か所および内視鏡用ポート1か所を左胸部に開創（第3, 5, 7肋間）してCO_2を6〜12 mmHg程度での持続送気胸下に内胸動脈剝離手術が施行される。ほとんどの症例は通常の挿管チューブにより両肺換気下に施行されるが，癒着が強い症例などで右片肺換気が要求されることもある。

　緊急PCPSに備えて，大腿動静脈に19Gカニューレでラインを確保しておく。肺高血圧症例や重症左心不全症例ではPACのモニタリングを行う。

　TEEでは左室容量の把握とともに壁運動評価をしておく。左鎖骨下動脈から左内胸動脈を描写して流速波形を把握しておくと吻合後血流の目安となる。

　内胸動脈の前下行枝への吻合は左肋間小切開下に小型スタビライザーで圧着して拍動下に施行される。ロボットアームでの吻合が試みられることもある。U字クリップで圧着して行われる。

　止血閉創後は保温を心がけ。可能ならば抜管してICUへと搬送する。術後の疼痛管理にはポート部への局所麻酔（0.5%ロピバカイン）で対処する。

術後管理

　僧帽弁形成術など右肋間開胸症例では術後4〜6時間程度で覚醒抜管が行われる。通常の小切開低侵襲心臓手術（minimally invasive cardiac surgery：MICS）での約6cmの術野に比べるとロボット手術では3〜4cmと小さいため術後疼痛管理が容易となる。翌日にはICUを退室して一般病棟に移る。7〜10日後には退院となる。

　MIDCABでの症例では，手術室抜管が試みられることもある。挿管でICU搬送症例も2〜3時間後には抜管となる。翌日にはICUを退出して一般病棟へ移り，7日程度で退院となる。

まとめ：留意すべき重要ポイント

- 片肺換気で施行される右肋間開胸のロボット手術では確実な分離肺換気が要求される。右胸郭を軽度持ち上げた状態で，首から頭部は左向きに位置するため気管チューブの位置が動きやすいため，体位をとった後に気管支ファイバーを使用して気管分岐部の適切な位置にあることを確認する。浅めになっていることが多い。
- 麻酔科医になった頃，上司の先生から心臓麻酔では心臓の動きを直接観察して管理を行うように指導された。しかし，ロボット手術では術野から心臓の状態を把握することはできないため，TEEによる心機能モニタリングが重要となる。特に心室容量や流出路狭窄の同定，壁運動異常の観察が要求される。僧帽弁の評価診断は術前・術後とも必要である。術前は弁病変（逸脱部位，腱索断裂部位，穿孔部位など）の把握とともに弁尖（交連部径，前尖高径）の大きさを計測することで，使用する人工リングサイズを助言することが可能となる。最近のTEEでは3D画像を構築することで術者へ多くの情報を提言することが可能となっている。術後は再修復が必要かどうかを評価診断して伝える必要がある。特に術後溶血の可能性が高い残存逆流は見逃してはならない。MIDCAB症例では内胸動脈血流を計測することで拡張期流量から吻合された冠動脈血流を推測することも可能である。

外科医からの要望

国立循環器病研究センター成人心臓外科　藤田　知之

　メインの術者はコンソール内で手術に専念するため，呼吸管理をはじめとして全身管理はすべてお任せとなる。止血操作に難渋している途中で換気状態が悪くなったりすると困るので，問題があるときには早めの連絡をお願いする。

　ロボット心臓手術は欧米では数多く施行されている。デバイス類の技術改良も進んできており，より適用範囲が拡大していくことが予測される。現在は麻酔科医に上大静脈への脱血管カニューレ挿入をお願いしているが，ペーシングカテーテル，逆行性冠灌流カニュー

レの挿入などもお願いすることになるかもしれない。

　低侵襲手術により手術を受ける皆様のQOLは大きく向上することになる。また，手術の適用範囲も大きく拡大していくことになる。術後管理を含めた全身管理をお願いする。

● **参考文献**
1 ）Rodrigues ES, Lynch JJ, Suri RM, et al. Robotic mitral valve repair : a review of anesthetic management of the first 200 patients. J Cardiothorac Vasc Anesth 2014 ; 28 : 64-8.
2 ）Deshpande SP, Lehr E, Odonkor P, et al. Anesthetic management of robotically assisted totally endoscopic coronary artery bypass surgery (TECAB). J Cardiothorac Vasc Anesth 2013 ; 27 : 586-99.
3 ）Suri RM, Taggarse A, Burkhart HM, et al. Robotic mitral valve repair for simple and complex degenerative disease Midterm clinical and echocardiographic quality outcomes. Circulation 2015 ; 132 : 1961-8.
4 ）Murphy DA, Moss E, Binongo J, et al. The expanding role of endoscopic robotics in mitral valve surgery: 1257 consecutive procedures. Ann Thorac Surg 2015 ; 100 : 1675-82.

大西　佳彦

III 心臓血管外科領域

心筋シートを用いた心筋再生手術

はじめに

　筋芽細胞シート移植は内科治療でコントロール困難な慢性心不全患者に対する新たな治療法として期待されている。当治療は患者由来の筋芽細胞シートを収縮能の低下した心筋に接着し，筋芽細胞より放出されるケミカルメディエーターによって自己心筋を再賦活化させる治療である[1]。2007年に初めてヒト成人患者に対し施行され，当院では2015年までに未成年患者を含む約40症例の臨床施行実績がある。現在も治験進行中であり臨床成績は確定していないが，左室補助デバイス（left ventricular assist device：LVAD）を離脱できるほどの改善がみられた症例報告[2]や，心臓再同期療法を対照とした比較でより良好な治療効果があったとの報告がある[3]。

疾患と手術の概要

　当治療は現在のところ拡張型心筋症または虚血性心筋症で内科的治療によるコントロールが不良の患者を対象としている。ニューヨーク心臓協会（New York Heart Association：NYHA）Ⅱ度程度で日常生活は自立している患者から，LVAD装着患者までステージはさまざまであった。
　当治療は，①患者自身の骨格筋を採取する，②採取した骨格筋標本から筋芽細胞を分離しシート状に培養する，③円型に切り取ったシート片を心室外壁に縫着する，という3つの工程からなる。麻酔科管理を要するのは①および③の部分であり，当院では両術式の呼称をそれぞれ"骨格筋採取術""心筋シート移植術"としている。②の培養工程に約1カ月を要するため，患者は1〜2カ月の間隔を置いて2度の外科手術を受けることになる。時に十分な量の心筋シート培養が達成できず，再度骨格筋採取術を行わなければならないケースもある。

骨格筋採取術の概要

筋芽細胞シートを作製するために 15～20 g の骨格筋を採取する。当院では通常, 大腿四頭筋を構成する筋肉の一つである内側広筋を選択している。内側広筋は膝関節の伸展をつかさどっているが, 切除後も日常生活に支障がなかったという報告もあり[4], まとまった量の筋肉が採取できる筋肉の中では事後の影響が最小限と考えている。左右どちらの内側広筋から採取するかは筋肉量の左右差や患者の希望によって決めている。またシート培養に必要な自己血約 80 ml もこの手術の際に採血している。手術時間は 1 時間程度であり出血量は少量である。大腿ターニケットの使用は行わない。

心筋シート移植術の概要

培養したシートを移植する手術は左第 5 または第 6 肋間からの肋間開胸アプローチで行っている。分離換気が必要で体位は右半側臥位である。直径 5 cm 程度の円型に切り取った筋芽細胞シートを両心室の表面に合計 5 枚程度縫着し, その上から生体接着剤を塗布している。さらに大網で覆う手法も大型動物実験では有用であったと報告されている[5]。心臓表面での手術操作だけなので心停止や人工心肺の使用は伴わず, 術中のヘパリン投与も行われない。ただし低心機能患者への全身麻酔と開胸手術はそれだけで高い侵襲があり, また手術直後には何の機能改善も得られていないため術後の全身状態の回復には想像以上に時間を要するケースがある。手術室では抜管せず ICU 管理を行っている。

術前管理

重症心不全患者であることを念頭に, 個々の患者の循環動態を把握し入念に麻酔計画を練らなければならない。術前情報として精密な循環器系の検査が必要であることはいうまでもないが, 検査値と同様に自覚症状, 耐運動能などの理学的所見が重要であり, 患者本人だけでなく病棟看護師にも入院中の様子を聴いておく。低心機能患者という前提はあるが, 少なくとも心不全はある程度コントロールされた状態で手術に臨むべきである。当治療では早急な成果が得られるわけではないので, 延期を考慮すべき条件があるなら無理に断行する必要はない。患者のできるかぎりのベストコンディションを整えることが何より重要であり, 術前内服薬の継続・中止についても個々の症例により是非が異なるため, 循環器内科医, 心臓外科医としっかり協議し適切な決定を下す必要がある。ペースメーカや植え込み型除細動器が装着された患者もいるので, 術中の設定についてもあらかじめ決めておく。

III 心臓血管外科領域

術中管理

骨格筋採取術

麻酔法としては，全身麻酔，脊髄くも膜下麻酔，伝達麻酔（大腿神経ブロック）が選択肢となりうる．麻酔法の選択は患者条件以外にも主科からの要望，担当麻酔科医の志向や慣れなど複数の要因で決定されるであろう．当院では当初全身麻酔で管理していたが，現在は大腿神経ブロックとプロポフォールによる鎮静を併用しており，循環作動薬や補助鎮痛薬の使用量が激減し好印象をもっている．

■全身麻酔

循環動態への影響はもっとも大きいが，当院でも"全身麻酔で気道確保してあれば何かあった場合にも安心"という考えのもと選択していた．特に施設として当治療の経験が乏しい期間は万事に備えることが妥当である．しかし実際のところ骨格筋採取術の手術侵襲は小さく，手術要因に起因するemergency eventが発生するリスクはきわめて低い．したがって，心機能が低下した患者にとっては全身麻酔こそが最大の侵襲であり，現在当院では第一選択となっていない．が，患者要因により全身麻酔のほうが安全と考えられる場合や，わずかでも区域麻酔による神経障害のリスクを負いたくないため全身麻酔を選択するのは妥当である．全身麻酔薬や循環作動薬の選択は患者の病態に応じて適切な選択をしなければならない．いずれの薬剤を用いるにせよ，投与は少量から開始し慎重に増量していくべきである．麻酔維持は吸入麻酔薬，静脈麻酔薬のいずれでも構わないと考えるが，心機能低下患者での薬物動態については注意を払う必要がある．血中濃度の上昇が遅延しクリアランスが低下するものと考えられるが，正確に予測することは困難であり，脳波モニタリングなどを参考に適宜調整していく必要がある．また当院での全身麻酔管理例では，ほとんどの症例で血圧低下に対して昇圧薬を使用したが，フェニレフリン，エチレフリンなどの単回投与を繰り返して対応できた．カテコールアミン投与のため中心静脈カテーテルを挿入することは，不要に侵襲を加え麻酔時間を延長するだけと考える．気道確保は声門上器具で十分であり，気管挿管に比べ麻酔導入時の投薬を低減させられることも有利である．

■脊髄くも膜下麻酔

脊髄くも膜下麻酔が全身麻酔に比べリスクの低い麻酔法であるかについては意見が分かれるが，心不全患者に限定した報告はないため当術式に関しての脊髄くも膜下麻酔のメリットは不明である．当院でも施行した例はなく，あくまで"選択肢となりうる"としておく．急激な後負荷，前負荷の減少には注意すべきである．片側の手術であるため，骨格筋採取側を下にした側臥位のもと，高比重ブピバカインを通常より減量し，フェンタニルやモルヒネなどのオピオイドを加える手法が有用かもしれない．抗凝固療法中の患者での適用について厳密に判断すべきであることはいうまでもない．

■ 伝達麻酔（大腿神経ブロック）

　現在の当院での第一選択である。長時間作用性の局所麻酔薬（0.375% ロピバカインまたは 0.25% レボブピバカイン 15 〜 20 ml）の単回投与を行っている。通常，手術当日の夜間には知覚遮断効果が失われてしまうが，鎮痛薬のレスキュー投与が行われるケースは少数である。手術翌日の歩行開始時には疼痛を訴えることも多いが，通常自制内で離床が妨げられるほどではない。そのため術後持続ブロックは転倒リスクの上昇や合併症を見逃す可能性などを考慮し行っていない。カテーテルだけ留置しておき，レスキュー投与を行えるようにしておくことは有用かもしれない。

■ 鎮　静

　当院では術者，患者の希望を汲んでプロポフォールによる鎮静を行っている。target-controlled infusion（TCI）ポンプを用い 1.0 〜 1.5 μg/ml をターゲットに入眠濃度以上には上げないようにしているが，前述のとおり心機能低下患者では必ずしも TCI ポンプの予測血中濃度が正しくないことに注意が必要である。循環は十分保たれ昇圧薬を使用しないことが多いが，区域麻酔を選択するメリットは循環・呼吸の安定であり，それをわざわざ損なうリスクを冒してまで鎮静を行いたくないというのが著者の本音である。鎮静薬としてミダゾラムやデクスメデトミジン，ケタミンなども使用可能と考えるが，著者自身はもっとも使い慣れており細かな調節を行いやすいプロポフォールを選択している。

心筋シート移植術

　厳重なモニタリングの下で全身麻酔を行う。心機能低下患者の術中管理に共通したことであるが，適切な前負荷・後負荷の維持が管理上の重要なポイントとなってくる。それぞれの患者の循環動態の特徴を考慮したうえで理にかなった薬物投与，輸液療法を行っていく必要がある。そのためにモニタリングとして観血的動脈圧測定，中心静脈圧測定，スワンガンツカテーテル挿入による肺動脈圧・心拍出量・混合静脈血酸素飽和度の連続測定に加え経食道心エコー検査（transesophageal echocardiography：TEE）を行う。症例によっては麻酔導入前の動脈カテーテルを考慮する。近赤外分光法（near-infrared spectroscopy：NIRS）も有用なモニターとなりうる。大動脈内バルーンパンピング（intraaortic balloon pumping：IABP）や経皮的心肺補助（percutaneous cardiopulmonary support：PCPS）使用の可能性を考慮し大腿動静脈ルート確保を行うケースもある。当院でのこれまでの症例では，麻酔導入にはプロポフォール，ミダゾラム，ケタミン，フェンタニル，レミフェンタニルなどが麻酔担当医の選択に応じて用いられた。循環作動薬としてはフェニレフリン，エチレフリン，ドブタミン，ミルリノン，ノルアドレナリン，ニコランジルが比較的使用頻度が高かったが，アドレナリン，ランジオロール，カルペリチド，一酸化窒素の吸入が用いられたケースもあった。片肺換気には二腔チューブを用いてもよいが，挿管のまま ICU 入室となるため当院では通常の挿管チューブに気管支ブロッカーを併用している。左肺のブロックであり，術者の操作によるブロッカーの位置ずれも生じにくい術式のため管理しやすい。術側肺を終始虚脱させておく必要はないため，最近はブロッカーを用いず術者から要求があったときにだけ人工呼吸を停止する方式で対応していることもある。

術後管理

骨格筋採取術

　全身麻酔で管理した場合は少なくとも一晩は重症管理室などでの観察が勧められるが，大腿神経ブロック＋鎮静の場合，一般病室への帰室も可能である．翌日にはカテーテル類を抜去し歩行を開始する．

心筋シート移植術

　集中治療室で管理を行い，循環動態が安定するまでは挿管・鎮静のうえ人工呼吸を継続する．心拡大を認める患者が多く，呼気終末陽圧（positive end-expiratory pressure：PEEP）についての議論はさまざまであろうが，当院では 5 ～ 10 cmH$_2$O で用いている．IABP，PCPS による循環サポートや腎代償療法が用いられた症例もあった．肋間開胸であるため術後の疼痛は強い．浅呼吸，内因性カテコールアミン上昇などのきわめて有害な影響をもたらしかねないので，疼痛コントロールは重要である．当院では持続傍脊椎ブロックを行っており，手術室で麻酔導入後にカテーテルを挿入している．心臓手術においても循環動態への影響が少なくオピオイド投与量を減少させるとの報告もあり[6]，実際に有効であると感じるが，手術翌日までは覚醒させないことが多いため神経学的合併症の評価ができず，抗凝固療法中の患者や術前から神経学的異常所見のある患者などでは適用を慎重に見極める必要がある．当院でのこれまでの症例では，挿管日数が中央値で 2 日，ICU 滞在日数は 4 日であった．

まとめ：留意すべき重要ポイント

- 骨格筋採取術と心筋シート移植術の 2 回の外科手術が行われる．
- 骨格筋採取は大腿神経ブロックで管理可能．手術自体も低侵襲．
- 心筋シート移植術は術後集中治療管理が必要．心臓に対しての直接的な侵襲は低いものの，全身的には高侵襲．重症開心術同様の準備，計画が必要．
- 周術期管理方針に関して心臓外科医，循環器内科医，集中治療医，そのほか関連するコメディカルとの意思疎通も重要．

外科医からの要望

大阪大学大学院医学系研究科
外科学講座心臓血管外科学　　堂前　圭太郎

　これまで重症心不全患者に対する外科的治療としては補助人工心臓装着や心臓移植など限られた選択肢しかなかった．筋芽細胞シート移植はこれらの治療に比べ大幅に侵襲が低

いことに加え，医療費の抑制や現場の人的負担の軽減も期待できる．とはいえ心機能が低下した患者に全身麻酔を行うこと自体にも大きなリスクがあり，心臓血管麻酔領域に習熟した麻酔科医の存在はわれわれ外科医にとっても欠かせないもので非常に心強く感じている．幸い，これまでの症例では大きなトラブルなく治療が行われてきたが，予期せぬ循環動態の破綻，致死的不整脈の発生といった事態も十分起こりうる患者群である．当治療は再生医療促進事業として大きな期待を背負っており，われわれも一例一例の結果に強い責任を感じながら診療に当たっている．時に多大な負担をお掛けすることもあるかもしれないが，どうかご容赦いただきたい．麻酔科の先生方もこの画期的な新治療の一翼を担っていることに誇りを感じていただければ幸いである．

● 参考文献

1) 澤　芳樹．重症心不全に対する再生医療の現状と将来．Geriat Med 2015 ; 53 : 67-71.
2) Yoshiki Sawa, Shigeru Miyagawa, Taichi Sakaguchi, et al. Tissue engineered myoblast sheets improved cardiac function sufficiently to discontinue LVAS in a patient with DCM: report of a case. Surg Today 2012 ; 42 : 181-4.
3) Imamura T, Kinugawa K, Sakata Y, et al. Improved clinical course of autologous skeletal myoblast sheet (TCD-51073) transplantation when compared to a propensity score-matched cardiac resynchronization therapy population. J Artif Organs 2015; Published Online DOI 10.1007/s10047-015-0862-9.
4) 田中宏明, 鈴木勝己, 小林靖幸ほか．大腿内側広筋切除による膝関節 extensor mechanism におよぼす影響．整形外科と災害外科 1986 ; 35 : 624-8.
5) Shudo Y, Miyagawa S, Fukushima S, et al. Novel regenerative therapy using cell-sheet covered with omentum flap delivers a huge number of cells in a porcine myocardial infarction mode. J Thorac Cardiovasc Surg 2011 ; 142 : 1188-96.
6) Okitsu K, Iritakenishi T, Iwasaki M, et al. Paravertebral block decreases opioid administration without causing hypotension during transapical transcatheter aortic valve implantation. Heart Vessels 2015 Sep 18. [Epub ahead of print]

興津　賢太

III 心臓血管外科領域

心臓移植術

はじめに

　日本では1997年10月に施行された臓器移植法に基づいて第1症例目の心臓移植が1999年に実施され徐々に症例数を重ねていたが，2010年7月に臓器移植法が改正された後から臓器提供数が増加し，2015年12月までに263症例の心臓移植（心肺同時移植2症例を含む）が行われている[1]。心臓移植術の麻酔では，(1) 患者が重症の心不全で補助循環が装着されている，(2) 移植心の心機能が摘出前のドナー管理や虚血時間，レシピエントの肺血管抵抗の影響を受ける，(3) 移植後の心臓が除神経心である，(4) 術後に免疫抑制療法が必要である，といった心臓移植術に特有の問題に配慮して管理する必要がある。

疾患と手術の概要

　心臓移植が適応となる疾患は，従来の治療法では救命ないし延命が期待できない重症心疾患で，拡張型心筋症および拡張相肥大型心筋症，虚血性心疾患，その他の心疾患である。適応基準は，心臓移植以外に有効な治療手段がなく，患者・家族が移植治療を理解し，生涯にわたって必要となる免疫抑制療法などの移植後の治療を継続することができることであり，絶対的除外条件として，重症不可逆性臓器障害，活動性感染，重症肺高血圧症，喫煙・飲酒を含む薬物依存症，悪性腫瘍およびヒト免疫不全ウイルス（human immunodeficiency virus：HIV）抗体陽性が挙げられている（**表1**）[2]。
　心臓移植が適応となる原疾患は拡張型心筋症が約6～7割を占め，拡張相肥大型心筋症，二次性拡張型心筋症，虚血性心筋症と続く[3]。多くの症例で体外型ないし植え込み型の補助人工心臓によって移植までのブリッジ（bridge to transplantation：BTT）が行われており，平均の補助期間は896日（2013年は954日）である。臓器移植法の改正により臓器提供数が増えたにもかかわらず，心臓移植までの待機期間は900日を超えてきているの

表1　心臓移植の適応

1. 適応となる疾患

心臓移植の適応となる疾患は従来の治療法では救命ないし延命の期待がもてない以下の重症心疾患とする
1) 拡張型心筋症，および拡張相の肥大型心筋症
2) 虚血性心筋疾患
3) その他（日本循環器学会および日本小児循環器学会の心臓移植適応検討会で承認する心臓疾患）

2. 適応条件

1) 不治の末期的状態にあり，以下のいずれかの条件を満たす場合
　a) 長期間または繰り返し入院治療を必要とする心不全
　b) β遮断薬および ACE 阻害薬を含む従来の治療法では NYHA Ⅲ度ないしⅣ度から改善しない心不全
　c) 現存するいかなる治療法でも無効な致死的重症不整脈を有する症例
2) 年齢は 60 歳未満が望ましい
3) 本人および家族の心臓移植に対する十分な理解と協力が得られること

3. 除外条件

A) 絶対的除外条件
　1) 肝臓，腎臓の不可逆的機能障害
　2) 活動性感染症（サイトメガロウイルス感染症を含む）
　3) 肺高血圧症（肺血管抵抗が血管拡張薬を使用しても 6 Wood 単位以上）
　4) 薬物依存症（アルコール性心筋疾患を含む）
　5) 悪性腫瘍
　6) HIV（human immunodeficiency virus）抗体陽性
B) 相対的除外条件
　1) 腎機能障害，肝機能障害
　2) 活動性消化性潰瘍
　3) インスリン依存性糖尿病
　4) 精神神経症（自分の病気，病態に対する不安を取り除く努力をしても，何ら改善がみられない場合に除外条件となることがある）
　5) 肺梗塞症の既往，肺血管閉塞病変
　6) 膠原病などの全身性疾患

慢性心不全治療ガイドライン（2010 年改訂版）より引用

が現状となっている[3]。

　心臓移植の術式は Biatrial 法（Lower-Shumway 法）ないし Bicaval 法が用いられる。Biatrial 法と Bicaval 法では右房の吻合の方法が異なっている。Biatrial 法ではレシピエントの肺静脈カフ（左房）にドナーの左房，レシピエントの右房にドナーの右房を吻合する。その一方で Bicaval 法では左房は Biatrial 法と同様であるが，右房吻合の代わりに上下大静脈を各々に吻合を行う（図 1）[4]。

　Bicaval 法は Biatrial 法と比べて，術後ペースメーカの植え込みの頻度が低い，三尖弁逆流の程度が軽度，右房圧が低い，洞調律の頻度が高い，周術期死亡が少ない，といった利点があり，最近では Bicaval 法による植え込みが多くなってきている[5)6)]。わが国では上大静脈と下大静脈を離断してしまう代わりに右房の後壁を残して上大静脈と下大静脈を切断し，吻合を行う modified Bicaval 法が多くの症例で行われている。この方法によって吻合手技が容易になり，吻合部の緊張や kinking が起こりにくくなるとされている[7]。

III 心臓血管外科領域

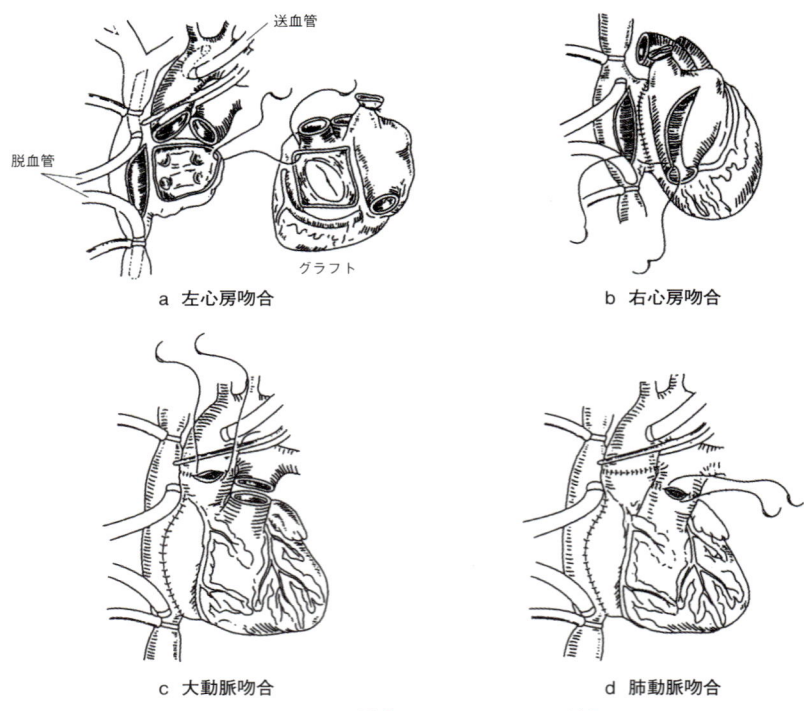

a 左心房吻合 b 右心房吻合 c 大動脈吻合 d 肺動脈吻合

Biatrial法（Lower-Shumway法）

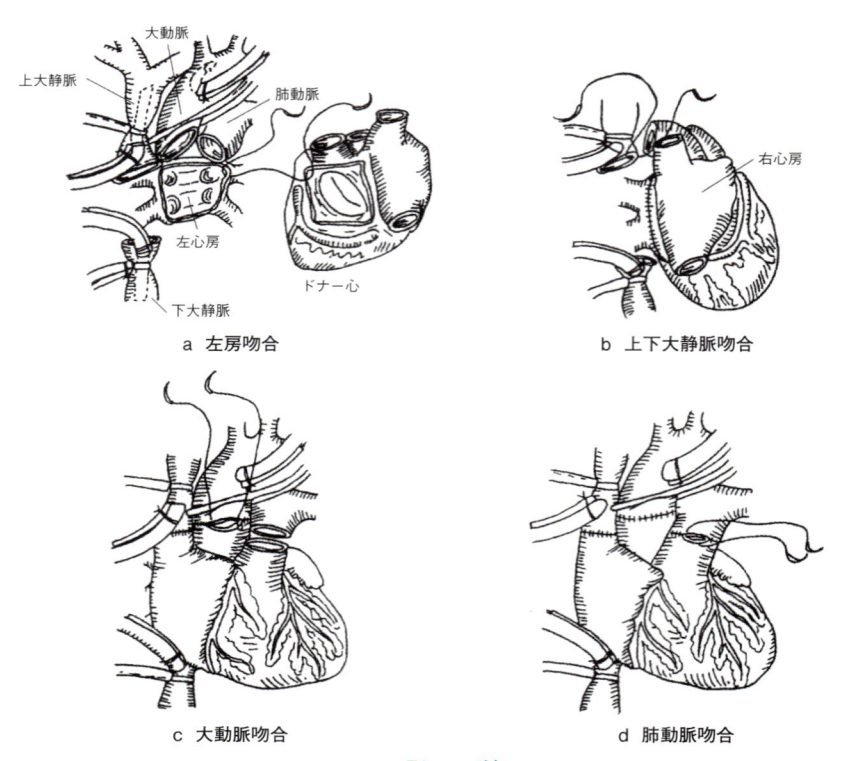

a 左房吻合 b 上下大静脈吻合 c 大動脈吻合 d 肺動脈吻合

Bicaval法

図1　心臓移植の術式
福嶌教偉，加藤貴光．心臓移植と体外循環法．許 俊鋭編．心臓手術の実際—外科医が語る術式，臨床工学技士が語る体外循環法—．東京：秀潤社；2008. p.183-94 より引用

術前管理

　心臓移植は基本的に緊急手術であり術前評価の時間に制約があるが，手術までにレシピエントの最新の情報を集める．気道の評価や絶飲食の時間，アレルギーの有無，心臓以外の既往歴などの通常の術前評価に加えて，(1) 患者の心機能や臓器不全の有無，(2) 薬剤の使用状況，(3) 補助循環や各種デバイスの作動状況についての情報を得る．

　さらに患者の身体所見，血液検査所見からうっ血や末梢循環不全，臓器不全の有無を評価するとともに，心エコーやカテーテル検査での左室や右室機能，弁機能，肺高血圧症の有無などを確認しておく．特にレシピエントの肺血管抵抗が高い場合，移植心の右心不全発症の可能性が高まるとされており，肺血管抵抗が 6 〜 8 Wood units より高い不可逆性の重篤な肺高血圧症は心臓移植の禁忌である[8]．

　重症心不全の患者の多くは β 遮断薬やアンギオテンシン変換酵素阻害薬，アンギオテンシン II 受容体拮抗薬，利尿薬，アミオダロンなどの抗不整脈薬，抗凝固薬などを服用している．カテコールアミンが使用されていることもあるので，それぞれの薬剤の使用状況を確認する．心臓移植前には抗凝固療法を中和しプロトロンビン時間国際標準化比（prothrombin time-international normalized ratio：PT-INR）を 1.5 以下まで低下させることが推奨されており，PT-INR を速やかに低下させるためには，少量のビタミン K，新鮮凍結血漿，プロトロンビン複合体濃縮製剤（prothrombin complex concentrate：PCC）の投与が有効である[9]．

　また，上述したように多くのレシピエントに左室補助人工心臓（left ventricular assist device：LVAD）が装着されている．LVAD，大動脈内バルーンパンピング（intraaortic balloon pumping：IABP）や経皮的心肺補助（percutaneous cardiopulmonary support：PCPS）などの補助循環の使用状況，ペースメーカや植え込み型除細動器（implantable cardioverter defibrillator：ICD），両室ペーシング機能付き植え込み型除細動器（cardiac resynchronization therapy-defibrillator：CRT-D）などの作動状況を確認する．内頸静脈穿刺の既往がある場合，ペースメーカ・ICD などのデバイスが植え込まれている場合には，内頸静脈や上大静脈，無名静脈が狭窄あるいは閉塞していることがあるので，あらかじめ胸部 CT や超音波で確認しておくとよい．

術中管理

麻酔導入

　レシピエントにとって心臓移植術が初回手術であるか再手術であるかにより，麻酔導入や執刀のタイミングが異なる．移植心の虚血時間を 4 時間以内にとどめるために摘出チームと連絡を取りながら麻酔や手術を進めていく．

　麻酔導入前に動脈ラインを確保する．レシピエントは周術期に免疫抑制療法を行うため，すべてのラインを清潔操作で留置する必要がある．植え込み型の遠心ポンプの LVAD の

場合には脈が触れにくいこともあるので超音波ガイド下での穿刺を考慮する。さらに術前の抗凝固療法や癒着剥離による出血に備えて太い静脈路の確保は必須である。薬物投与用の中心静脈カテーテルや肺動脈カテーテルについては麻酔導入後に留置することが多いが，心機能が悪い場合には麻酔導入前の留置を考慮する。

　補助循環が装着されていない場合，レシピエントは重度に心機能が低下しており予備能が低く，前負荷や後負荷の変動に追従できない。全身麻酔導入時には過度の血管拡張を避けるとともに，心拍数と収縮力を保ち肺血管抵抗の上昇を来さないようにする。一方，LVAD装着患者では全身麻酔による循環変動は比較的軽度であるが，適切な前負荷と右室機能の維持が循環の安定に重要である。このような目標を達成するためにはミダゾラムやジアゼパムといったベンゾジアゼピンとフェンタニルやレミフェンタニルなどの麻薬を用いた麻酔導入が望ましい[10]。重症心不全の患者では心拍出量が低いために投与薬物の効果発現が遅く，分布容量が少ないために麻酔導入に必要な麻酔薬の量は少ない。麻酔薬の効果発現を待ちながら少量ずつ麻酔薬を投与する。

　心臓移植は緊急手術でありレシピエントはfull stomachの可能性が高いため，輪状軟骨を圧迫しながらの導入・気管挿管を行うことが勧められている[11,12]。その一方で，ドナーが発生しレシピエントが呼び出されてから移植手術までには時間があることも多いので，レシピエントに連絡する際に食止めの指示を外科医に出してもらうようにしておくとよい。

手術開始〜体外循環開始までの管理

　麻酔維持ではどのような麻酔薬を使用するにせよ，心抑制と過度の血管拡張を避け重要臓器への血流を維持することが肝要である。そのためにカテコールアミンの増量や血管収縮薬の投与も必要となることがある。またレシピエントは肝機能や腎機能が低下していることが多く，臓器機能の低下が薬物の蓄積や薬効，薬物動態に影響するため，薬物のタイトレーションを慎重に行う必要がある[13]。

　LVADが装着されている患者では，LVADから血液が安定して駆出されるためには右心系から左心系へ十分に血液が送られ，左室腔が一定の大きさを保つようにしなければならない。したがって循環血液量を適切に保つこと，右室の機能を維持すること，右室の後負荷である肺血管抵抗を上昇させないことが重要である。肺動脈カテーテルから得られる血行動態のパラメータを適切に解釈し，経食道心エコー（transesophageal echocardiography：TEE）で左室と右室の大きさや壁運動，心室中隔の形態を観察しながら循環管理を行う。

　心機能が非常に悪い場合や心臓の剥離操作による心抑制や不整脈で循環維持が難しければ，ただちに体外循環を開始することも考慮する。LVADが装着されている患者では心臓周囲の癒着のため開胸時や癒着の剥離の際に思わぬ出血を来す可能性がある。LVAD植え込み後などの再手術の場合には迅速に体外循環を確立できるよう胸骨正中切開前に大腿動静脈を露出・確保してもらう。

　心臓の摘出ならびに体外循環確立の準備が完了した後に，ドナー心の搬送状況に合わせて全身ヘパリン化を行って体外循環を開始する。肺動脈カテーテルは手術操作の妨げにならないよう上大静脈（20 cmのマーカー）まで引き抜く。体外循環中の管理は通常の心臓

手術と同様である。

体外循環離脱〜体外循環離脱後の管理

　体外循環からの離脱の手順は一般の心臓手術と基本的には変わらない。吻合終了後にTEEで心腔内の遺残空気の有無を確認し，遺残空気を除去したうえで大動脈遮断を解除する。大動脈遮断解除前にステロイド（メチルプレドニゾロン）を免疫抑制のために投与することがあるので術者と確認しておく。移植心は洞房結節や房室結節の虚血性傷害のために接合部調律のことが多い。心拍数が少なければペーシングやイソプロテレノールの投与を行い心拍数を 90〜110 bpm に維持することによって，心拍出量や右室の収縮性を増加させ不整脈のオーバーペースを行うことができる[14]。移植心が動き出した時点で TEE によって心室機能，弁機能および吻合部狭窄の有無などを確認する[15]。なお肺動脈カテーテルは上大静脈の脱血管が抜去された後か体外循環からの離脱後に TEE ガイド下に肺動脈に進めるようにする。

　移植心の心機能はもともと正常ではあるが，摘出前のカテコールアミンの投与状況や虚血時間によっては心機能の低下を来すことがあるため，体外循環からの離脱にはドブタミン，アドレナリン，ホスホジエステラーゼⅢ（phosphodiesterase Ⅲ：PDE Ⅲ）阻害薬などの強心薬が必要となることが多い[16]。体外循環からの離脱に際しては，レシピエントの

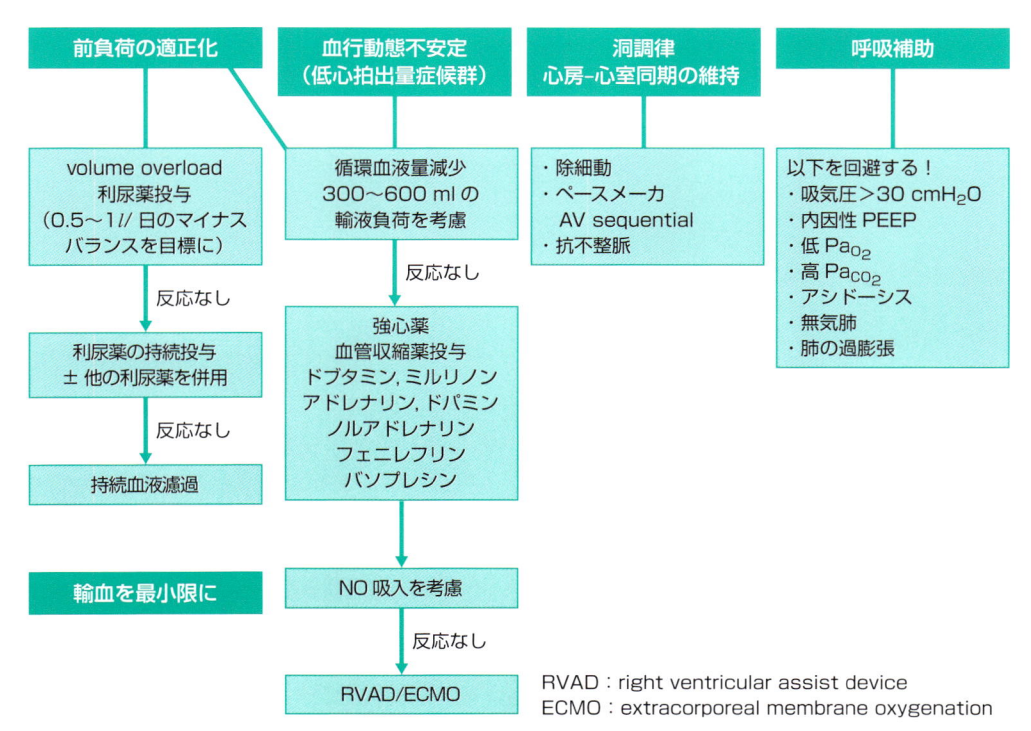

図2　右心不全の治療

Haddad F, Couture P, Tousignant C, et al. The right ventricle in cardiac surgery, a perioperative perspective: Ⅱ. Pathophysiology, clinical importance, and management. Anesth Analg 2009；108：422-33／坂口太一, 福嶌教偉. 移植後管理と退院指導. 布田伸一, 福嶌教偉編. 心臓移植. 東京：シュプリンガー・ジャパン；2011. p.185-91 を参考に作成

III 心臓血管外科領域

表2 除神経心における循環作動薬の薬効

薬剤	作用	心拍数	血圧
アドレナリン	直接	↑	↑
ノルアドレナリン	直接	↑	↑
イソプロテレノール	直接	↑	—／↑
ドパミン	間接・直接	↑	↑
アトロピン	間接	—	—
エフェドリン	間接・直接	—／↑	—／↑
フェニレフリン	直接	—	↑
ベラパミル	直接	↓	↓
フェンタニル	間接	—	—
ネオスチグミン	間接	—	—

↑：増加，↓：減少，—：効果なし

今田竜之，林 行雄．心臓移植の麻酔．布田伸一，福嶌教偉編．心臓移植．東京：シュプリンガー・ジャパン；2011. p.173-8／Dwarakanath K, Rother AL, Collard CD. Anesthetic management of cardiac transplantation. In: Hensley FA, Martin DE, Gravlee GP, editors. A practical approach to cardiac anesthesia. 5th ed. Philadelphia : Lippincott Williams & Wilkins ; 2013. p.481-505／Ramakrishna H, Rehfeldt KH, Pajaro OE. Anesthetic pharmacology and perioperative considerations for heart transplantation. Curr Clin Pharmacol 2015 ; 10 : 3-21 を参考に作成

肺血管抵抗上昇による移植心の右心不全と移植心が神経支配をもたない除神経心であることが問題となる。

　移植心の右心不全の原因は，術前から存在していた肺血管抵抗の上昇，臓器保護に関連した虚血再灌流傷害，虚血時間の延長が主なものである[14]。特に移植心の右室は高い肺血管抵抗に慣れていないため，移植後の後負荷の上昇に順応できず容易に右心不全を来してしまう。肺動脈カテーテルのパラメータ，TEEでの右室拡大，右室壁運動低下，心室中隔の偏位，三尖弁逆流，術野での右室の視診などから右心不全を診断する。右心不全の治療の眼目は右室の前負荷の適正化，収縮性の増加，後負荷の低下，冠灌流の維持であり，場合によっては補助循環を必要とすることもある（図2）[17]。

　移植心は摘出により除神経されているためレシピエントの自律神経との接続がない状態であり，移植心の心拍数と収縮性は循環している β アゴニストに依存している。したがって，アトロピンなどの自律神経を介した薬剤の作用は消失する一方で，カテコールアミンなどの α・β アドレナリン受容体に直接作用する薬剤の薬効は変わらない（表2）[13]。また移植心の心拍出量は前負荷に依存しており，適切な前負荷を保つことが循環維持に重要である[8)11]。

　LVAD装着例では体外循環離脱後の出血も問題になる。輸液や輸血で循環血液量を保ちながら，凝固障害に対して新鮮凍結血漿（fresh frozen plasma：FFP）やクリオプレシピテート，凝固因子製剤，血小板の使用を考慮する。

術後管理

循環・呼吸管理

　基本的には術中の循環・呼吸管理を継続していく。術後も引き続き，除神経されている移植心の特性，長時間の虚血，虚血再灌流傷害，primary graft failure による心機能の低下，レシピエントの肺血管抵抗上昇による移植心の右心不全の発症に注意を払う。循環の安定のために必要かつ最小限の強心薬（ドブタミン，PDE Ⅲ阻害薬，アドレナリン，イソプロテレノールなど）を使い，輸液や輸血で適切な充満圧を維持する[9]。

免疫抑制療法

　急性拒絶反応を予防するために術後から免疫抑制療法を開始する。メチルプレドニゾロン，プレドニゾロン，タクロリムス，ミコフェノール酸モフェチル，シクロスポリン，アザチオプリンといった薬剤が使用され，術直後は静脈内投与を行い，循環動態の安定，経口摂取開始に伴い経口薬に変更していく[18]。急性拒絶反応の診断は心筋生検によって行うが，炎症症状や心機能の低下，血行動態の悪化が誘因なく起きた場合には拒絶反応の発症を疑い精査する必要がある。

感染予防

　心臓移植の患者では術前の長期にわたる心不全と移植後の免疫抑制療法によって免疫機能が低下しているために，病原性の低い弱毒菌や常在菌，ウイルスによる感染症が発症しやすい[18)19)]。移植後の感染症は肺，尿路，血液，縦隔の4部位に主に発症する[19]。感染症の予防のためには，バイオクリーンルームへの収容，スタンダードプリコーションの徹底，適切な抗病原菌薬の予防投与，不要となった各種カテーテル・ドレーンの早期抜去，栄養管理が重要であり，感染症発症のモニタリングを適宜行い，早期診断・早期治療することで重症化を防ぐ。

III 心臓血管外科領域

まとめ：留意すべき重要ポイント

- 心臓移植が適応となる患者は拡張型心筋症や拡張相肥大型心筋症などの疾患によって重症の心不全を来しているために，循環の予備能も乏しく臓器機能も低下している。
- 術前にさまざまな内科的治療が行われ，LVADなどの補助循環装置や心臓再同期療法，植え込み型除細動器などの各種デバイスが使用されていることが多いので，術前に薬剤やデバイスの使用状況を確認する。
- 移植前は心抑制と過度の血管拡張を避け重要臓器への血流を維持する。肝機能や腎機能の低下や低心拍出が薬物の蓄積や薬効，薬物動態に影響するため，薬物のタイトレーションを慎重に行う。
- 移植後の循環管理は移植心の除神経・心機能低下・右心不全への対処が重要である。右心不全の治療の目標は右室前負荷の適正化，収縮性の増加，後負荷の低下，冠灌流の維持である。
- 術後急性期は術中の循環・呼吸管理を継続していくとともに，急性拒絶反応を予防するために免疫抑制療法を適切に行うこと，感染症の発生を予防することが重要である。

外科医からの要望

東京女子医科大学心臓血管外科　津久井　宏行

　心臓移植の成績向上のためには，虚血時間の短縮が重要な課題である。補助人工心臓（ventricular assist device：VAD）植え込み術後患者では，再開胸，癒着剝離に時間を要するため，ドナー心到着時に，遅滞なく植え込み作業を行うためには，迅速な麻酔導入やライン確保が重要である。

　摘出前の心機能や虚血時間を考慮したうえで，経食道エコーによる心機能評価が重要である。除神経により，硫酸アトロピンが徐脈に対して無効であるといった知識に加えて，心機能低下症例では，一酸化窒素（特に右心不全に対して），循環補助装置（IABP，PCPSなど）の導入を遅延なく行い，心筋ダメージを最小限にとどめるようにする。また，超急性期拒絶反応と心不全の鑑別を的確に行い，免疫抑制薬や血漿交換療法を考慮する必要がある。VAD植え込み後患者では，手術直前まで抗凝固療法，抗血小板療法が行われていることより，止血に難渋することが多いため，適切な輸血製剤の使用により，出血量を最少限にとどめ，感染症や拒絶反応に配慮する。

● 参考文献

1）移植に関するデーター．日本臓器移植ネットワーク．（Accessed 12/27, 2015, at http://www.jotnw.or.jp/datafile/index.html.）
2）慢性心不全治療ガイドライン（2010年改訂版）．
3）日本心臓移植研究会．本邦心臓移植登録報告（2014）．移植 2014；49：275-80.
4）福嶌教偉，加藤貴光．心臓移植と体外循環法．許 俊鋭編．心臓手術の実際―外科医が語る術式，臨床工学技士が語る体外循環法―．東京：秀潤社；2008. p.183-94.
5）Schnoor M, Schäfer T, Lühmann D, et al. Bicaval versus standard technique in orthotopic heart transplantation: a systematic review and meta-analysis. J Thorac Cardiovasc Surg 2007；134：1322-31.
6）Davies RR, Russo MJ, Morgan JA, et al. Standard versus bicaval techniques for orthotopic heart transplantation: an analysis of the United Network for Organ Sharing database. J Thorac Cardiovasc Surg 2010；140：700-8
7）Kitamura S, Nakatani T, Bando K, et al. Modification of bicaval anastomosis technique for orthotopic heart transplantation. Ann Thorac Surg 2001；72：1405-6.
8）Ramakrishna H, Jaroszewski DE, Arabia FA. Adult cardiac transplantation: a review of perioperative management Part-I. Ann Card Anaesth 2009；12：71-8.
9）Costanzo MR, Dipchand A, Starling R, et al. The International Society of Heart and Lung Transplantation Guidelines for the care of heart transplant recipients. J Heart Lung Transplant 2010；29：914-56.
10）今田竜之，林　行雄．心臓移植の麻酔．布田伸一，福嶌教偉編．心臓移植．東京：シュプリンガー・ジャパン；2011. p.173-8.
11）Quinlan JJ, Murray AW, Casta A. Anesthesia for heart, lung, and heart-lung transplantation. In：Kaplan JA, Reich DL, Savino JS, editors. Kaplan's cardiac anesthesia: the echo era. 6th ed. St. Louis：Saunders；2011. p.737-54.
12）Dwarakanath K, Rother AL, Collard CD. Anesthetic management of cardiac transplantation. In：Hensley FA, Martin DE, Gravlee GP, editors. A practical approach to cardiac anesthesia. 5th ed. Philadelphia：Lippincott Williams & Wilkins；2013. p.481-505.
13）Ramakrishna H, Rehfeldt KH, Pajaro OE. Anesthetic pharmacology and perioperative considerations for heart transplantation. Curr Clin Pharmacol 2015；10：3-21.
14）Fischer S, Glas KE. A review of cardiac transplantation. Anesthesiol Clin 2013；31：383-403.
15）Podgoreanu MV, Mathew JP. Assessment of cardiac transplantation. In：Savage RM, Aronson S, Shernan SK, editors. Comprehensive textbook of perioperative transesophageal echocardiography. 2nd ed. Philadelphia：Lippincott Williams & Wilkins；2011. p.661-74.
16）Shanewise JS. Cardiac transplantation. Anesthesiol Clin North America 2004；22：753-65.
17）Haddad F, Couture P, Tousignant C, et al. The right ventricle in cardiac surgery, a perioperative perspective: II. Pathophysiology, clinical importance, and management. Anesth Analg 2009；108：422-33.
18）坂口太一，福嶌教偉．移植後管理と退院指導．布田伸一，福嶌教偉編．心臓移植．東京：シュプリンガー・ジャパン；2011. p.185-91.
19）公文啓二．心臓移植の管理．国立循環器病センター心臓血管部門編．新 心臓血管外科管理ハンドブック．東京：南江堂；2005. p.250-3.

清野　雄介，野村　実

Ⅳ 消化器外科領域

- 胸腔鏡補助下食道悪性腫瘍手術
- 腹腔鏡下上部消化管手術
- 腹腔鏡下肝臓手術
- ロボット支援腹腔鏡下胃切除術
- ロボット支援腹腔鏡下大腸・直腸切除術
- 経口内視鏡的筋層切開術
- 経頸静脈肝内門脈大循環短絡術

IV 消化器外科領域

胸腔鏡補助下食道悪性腫瘍手術

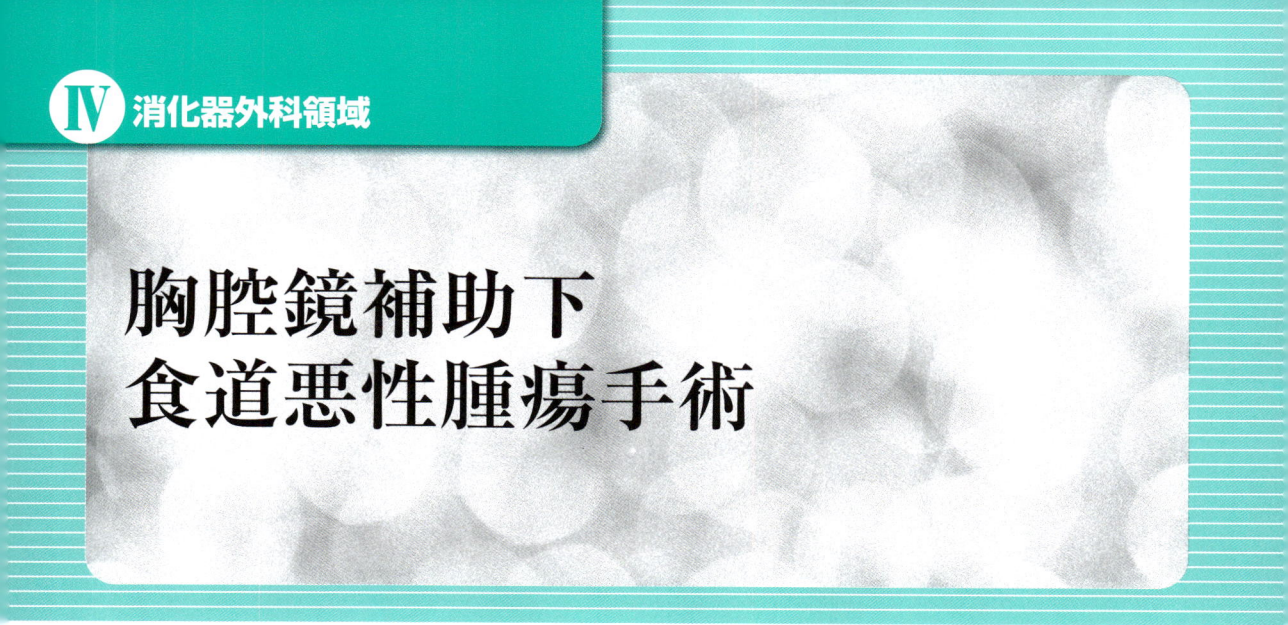

はじめに

　胸腔鏡補助下胸部食道がん全摘出術は，腹臥位で胸腔鏡補助下に胸部食道の剥離と切離を行うため，従来の側臥位での右開胸による食道操作と比較して，手術視野の確保と手術操作の的確さが向上した．さらに，胃管作製などの腹部操作も，内視鏡補助下で実施される．これらの操作により，開胸・開腹を余儀なくされていた胸部食道がん根治術は，その手術侵襲が著しく小さいものになった．小さくなった手術侵襲は，早期の気管チューブの抜管や離床を可能とし，患者の予後の改善に大きく貢献している．

疾患と手術の概要

　胸腔鏡補助下胸部食道がん全摘術は，胸部食道がんを対象に実施される手術手技である．手術は3期に分けられ，第1期は腹臥位胸腔鏡補助下に食道を剥離し，食道および縦隔，気管・気管支周囲のリンパ節郭清と食道動脈や奇静脈を含む血管の処理を行う．そして，剥離とリンパ節郭清，血管処理が終了すると，食道は切離されてそのまま胸腔内に残される．体位を仰臥位に戻した後から，第2期の手術が開始される．切離された食道は，腹腔鏡補助下に経横隔膜的に腹腔内に引き抜かれて，肛門側の食道を切離された後に体外に取り出される．続いて，腹腔鏡補助下に腹部リンパ節を郭清し，胃管を作製する．作製された胃管は，心窩部に小切開を加えて作られた胸骨後面のトンネルを通して，頸部に持ち上げられる．第3期手術は，持ち上げられた胃管と残存している頸部食道を吻合する操作になる．このとき，頸部リンパ節郭清を並行して実施することもある．

　中下部食道がんでは，頸部切開をおかずに，食道亜全摘を実施した後で，胃管と上部食道を胸腔内で吻合する完全内視鏡下手術が実施されることもある．

　左側臥位での胸腔鏡下手術の場合，食道の解剖学的な特徴により手術操作部位に血液が

IV 消化器外科領域

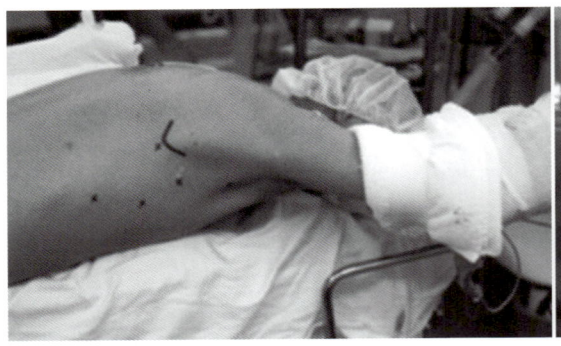

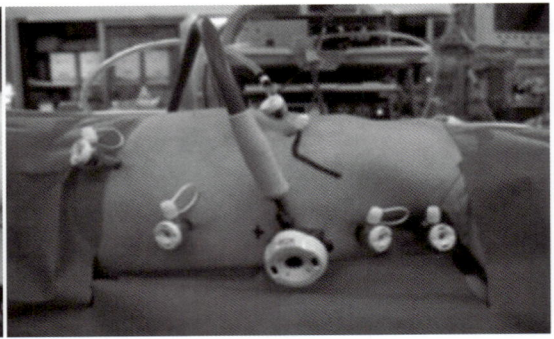

図1 腹臥位での胸腔鏡挿入のためのポートの位置

溜まりやすいことや，肺の圧排が必要なこと，下縦隔の視野展開が不良になることなど，縦隔の視野展開と確保に習熟した操作が要求された。腹臥位による手術の場合，重力により自然に肺は術野外に展開され，また，血液は腹側の術野外に溜まることにより，容易な縦隔の視野展開のもとに精緻な手術が可能となる。さらに，二酸化炭素送気（人工気胸）により肺を圧迫することで，手術視野はより明瞭に確保される（図1)[1)2)]。

術前管理

　食道がん患者では，早期がんと進行がんでは患者の栄養状態や予備能力に大きな違いが生じているので，担当する患者の全身状態を把握することに努める。さらに，食道がん患者では，飲酒や喫煙などの生活習慣歴が長いので，禁酒や禁煙の指導と呼吸機能や循環機能の向上を目的とした適度な運動を指導する。進行がんで食事摂取が十分でない患者では，経管栄養や中心静脈栄養などの適用か否かの判断を求められることもあるので，栄養サポートチームに相談することが大切である。胸腔鏡補助下胸部食道全摘術が緊急に実施されることは非常にまれであるので，がんの進行度にかかわらず手術決定から手術予定日までの期間を有効に利用して，患者の予備能力や心肺機能，栄養状態の向上を図ることが周術期管理を容易なものとする。特に，腹臥位での一側肺換気を必要とすることから，呼吸機能と心機能を詳細に評価しておく必要がある。また，気管や左右の主気管支の位置や形状は，一側肺換気を実施するうえで不可欠の情報である。
　腹臥位での手術に不利となる身体所見の有無についても，確認しておくことが大切である。顔面の状態，頸椎および肩関節や肘関節の可動域，胸郭変形の有無などを確認して，腹臥位における合併症の発症を予防する最善の策を講じておくことも必要である。

術中管理

　麻酔法は，吸入麻酔法あるいは全静脈麻酔法（total intravenous anesthesia：TIVA）のいずれでもよい。一側肺換気の実施から低酸素性肺動脈収縮を抑制しないTIVAのほ

うが有利ではあるが，体位変換などから接続するルートの数が少ない吸入麻酔法にも利点がある。本術式は，心窩部切開や食道摘出の際の上腹部切開を含む手術であるので，硬膜外麻酔を併用するほうが術中と術後管理が容易になる。硬膜外カテーテルは，上腹部切開や心窩部切開を考慮してT6～8を中心に挿入し，胸腔鏡挿入の妨げとならないように脊椎の左側に固定する。硬膜外麻酔以外の区域麻酔では，左右の腹直筋鞘ブロックや上腹部での腹横筋膜面ブロックが有用である。

輸液路は上肢に2路確保し，薬剤投与用と体液量調整用に分けておくと重宝する。動脈ラインは，左右いずれかの橈骨動脈に確保する。中心静脈カテーテル（central venous catheter：CVC）の挿入は，症例により異なる。CVCは，頸部リンパ節郭清を伴わない症例では右内頸静脈に確保し，頸部リンパ節郭清を伴う症例では左右の鎖骨下静脈あるいは大腿静脈に確保する。

気道は太めのシングルのらせん入りチューブで確保し，一側肺換気を気管支ブロッカーで確立する。らせん入りチューブは，標準のシングルルーメンカテーテルやダブルルーメンチューブに比べて柔らかいため，胸腔鏡下で食道を気管や気管支，周囲組織から剝離する際に食道の可動性が確保され，手術操作が容易となる利点を有する。明瞭な手術視野を確保するために，気管支ブロッカーの位置を気管支ファイバースコープで確認し，確実に右上葉を含めた3葉を虚脱させることが重要である。特に，右上極や下縦隔の視野を確保することが求められる。右上極の視野確保は右反回神経損傷の危険性を最小限にとどめ，下縦隔の視野確保は心嚢や横隔神経の損傷を回避するのに役立つ。

腹臥位での一側肺換気中に気道内圧が上昇し，換気不良になることを経験する。この換気不良は，食道周囲の剝離とリンパ節郭清により気管や気管支の支持体が失われることで，人工気胸による胸腔内圧（8～10 cmH$_2$O）で気管や気管支内腔が扁平して狭小化することで生じると考えられる。このことに対して，呼気終末陽圧を（PEEP）5 cmH$_2$O以上に設定して，気管・気管支の扁平による狭小化を防止する。

モニタリングは，通常のモニタリング（心電図，非侵襲的血圧測定，末梢動脈血酸素飽和度，呼気二酸化炭素分圧）以外に，中心静脈圧（central venous pressure：CVP），中心静脈血酸素飽和度，1回拍出量変動（stroke volume variation：SVV），脳波モニタリング，筋弛緩モニタリングを追加しておくと，長時間手術に対応した安全な麻酔管理が実施できる。特に，本術式は胸腔鏡下と腹腔鏡下の手術であるので，確実な不動化が求められる。特に，気管・気管支周囲のリンパ節郭清や上下大静脈および奇静脈周囲の血管処理中のバッキングは，生命予後にも関わる合併症を引き起こすこともある。筋弛緩は，筋弛緩薬の持続静注投与と筋弛緩モニタリングにより，確実な（深い）弛緩状態，すなわちpost-tetanic count（PTC）で5未満を目指すようにする。

輸液は，開胸開腹による食道全摘出術と異なり，本術式では出血量や体腔外への不感蒸泄量が少ないために大量投与を必要としない。しかし，乾燥した二酸化炭素を送気する関係で，臓器表面からの不感蒸泄は多くなる。CVPやSVVなどを参考にしながら過剰輸液とならないように必要十分な輸液を実施することが，術後の呼吸器合併症の予防や早期の気管チューブ抜去に緊密につながってゆく。輸血も，内視鏡下手術に移行してからは出血量が少なくなったため，術前に貧血が補正されていれば術中に実施する機会はきわめて少ない。反対に，術前に貧血が補正されていなければ，一側肺換気や長時間に及ぶ手術時間

IV 消化器外科領域

を勘案して，手術開始早期から輸血するほうが安定した呼吸・循環管理が可能となる。

　腹臥位の場合，BIS モニターのセンサーを前額部に貼付すると皮膚障害を引き起こすこともあるので，BIS モニターのセンサーは仰臥位に復してから貼付するほうがよい。さらに，腹臥位に伴う眼球や気道，四肢の神経や関節の合併症の発生を防止する目的で，良肢位を確保し，保護材を空間に挿入するなどの予防措置を講じる。本術式では，長時間手術と比較的大量の輸液で術中の体温低下が生じやすい。極端な低体温（＜35℃）は，止血機能や細胞免疫能，肝臓における薬物代謝の遅延などを生じさせ，麻酔覚醒時にはシバリングを誘発して酸素消費量を増大させる。体温低下を防止する目的で，強制送風式加温装置や吸湿性発熱素材覆布を積極的に使用する。

　気管挿管チューブの抜去は，慎重に行う。患者の呼吸状態や循環状態はもとより，体温や術中の輸液量，反回神経障害や嚥下障害の有無などを考慮して，抜管条件に適合しないと判断したときには，気管挿管のまま集中治療室に搬送して人工呼吸管理とするのが安全である。気管チューブ抜去の基準に適合しているならば，筋弛緩が完全に拮抗され，適切な鎮痛状態にあることを確認したのちに抜管する。

術後管理

　集中治療室へ搬送された患者には，人工呼吸管理に適した鎮静と鎮痛が施される。このときの鎮静には，Richmond agitation-sedation scale（RASS）で－1〜－3 を目標に，プロポフォールやデクスメデトミジンが使用されることが多い。鎮痛は，患者自己調節硬膜外鎮痛〔patient-controlled epidural analgesia：PCEA（局所麻酔薬：0.1% ロピバカイン＋フェンタニル 250〜300 μg/day あるいはモルヒネ 2〜3 mg/day）〕で提供されることが多いが，硬膜外カテーテルが留置されていない，あるいは硬膜外鎮痛では不十分な場合には，基礎流量のある静脈内患者自己調節鎮痛法（intravenous patient-controlled analgesia：IV-PCA）で対応する（基礎流量 25〜30 μg/hr，ボーラス投与 25〜30 μg，ロックアウトタイム 15〜20 分）。

　気管チューブを抜去された患者では，鎮痛は PCEA か，基礎流量のない IV-PCA で対応し，補助鎮痛としてアセトアミノフェンを 6 時間ごとに 15 mg×体重（kg）を静脈内投与する。頸部吻合している患者では，上気道の開通性と頸部の位置および安静に注意する。胸腔内吻合している患者では，胸腔内ドレーンからの排液性状や胸水の貯留などに注意を向ける。疑わしいときには，胸部X線写真や CT で確認する。

まとめ：留意すべき重要ポイント

- 術前管理では，患者の栄養状態を含めた全身状態の向上が最重要項目である。
- 腹臥位での一側肺換気は，らせん入りチューブと気管支ブロッカーで確立する。
- 食道周囲の操作を容易にするために，柔らかい気管チューブを使用する。
- 食道周囲組織や気管・気管支周囲の剥離とリンパ節郭清で，気管気管支の支持体が失われ，人工気胸による気管気管支の狭小化で換気困難になることがある。
- 術中の人工呼吸管理中は，呼気終末陽圧（positive end-expiratory pressure：PEEP）を付与するのが有用である。
- 術後鎮痛には，硬膜外鎮痛が有用である。
- 術後は頸部の安静を保ち，上気道の開放性と嚥下機能や発声機能に注意する。

外科医からの要望

鳥取大学医学部器官制御外科学講座　福本　陽二
病態制御外科学分野　齊藤　博昭

　胸腔鏡下食道切除術の手術体位は，左側臥位と腹臥位があり施設によって異なるが，特に腹臥位では術中トラブル（特に出血などによる開胸コンバート）への対処方法などに関して麻酔科医と外科医との検討が必要である。胸腔操作では右肺を虚脱させるため分離肺換気が必要であり，これが不可能な低肺換気や肺気腫症例では本手術は適用外となる。完全胸腔鏡操作時には，主気管支の展開が必要となるため，当院ではダブルルーメンチューブを用いるのではなく，らせん入りチューブにブロッキングバルーンによる分離肺換気を行っている。右気管支にブロッキングバルーンを挿入するが，右肺上葉枝は比較的中枢で分岐するため不完全なブロックとなることが多く，胸腔鏡操作時には6〜8 cmH$_2$Oの気胸圧をかけることで，右肺の虚脱を補助している。術中操作時は，心嚢の圧排による血圧低下や喀痰による気管閉塞のため，SpO$_2$低下などが起こりうる。麻酔科医には，適宜外科医とコミュニケーションをとり，素早く対応してほしい。

　また，大血管周囲での操作を行うため，安全な手術操作のためには麻酔深度と筋弛緩は深く維持することが望まれる。本手術は長時間に及ぶことが多い術式であり，他の消化器外科手術以上に麻酔科医と外科医が緊密かつ適切にコミュニケーションをとることが安全な手術を行ううえで必要と考えている。

● 参考文献

1) Fabian T, McKelvey AA, Kent MS, et al. Prone thoracoscopic esophageal mobilization for minimally invasive esophagectomy. Surg Endosc 2007 ; 21 : 1667-70.
2) Fabian T, Matin J, Katigbak M, et al. Thoracoscopic esophageal mobilization during minimally invasive esophagectomy: a head-to-head comparison of prone versus decubitus positions. Surg Endosc 2008 ; 22 : 2485-91.

稲垣　喜三

Ⅳ 消化器外科領域

腹腔鏡下上部消化管手術

はじめに

　腹腔鏡下胃切除術は，わが国で1991年に世界に先駆けて施行された。1990年代後半に脚光を浴び，2002年に保険適用が認められた。胃がんに対する腹腔鏡下幽門側胃切除術は，近年では比較的スタンダードな術式として多くの施設で行われている[1]。
　腹腔鏡下胃切除術は，従来の開腹胃切除術と比較すると手術時間は長時間であり，麻酔管理において術式を把握しておくことは重要である[2]。本項では，腹腔鏡下胃切除術の麻酔管理について概説する。

疾患と手術の概要

　疾患は胃がんが全体の約90％以上を占めており，残りを消化管間質腫瘍（gastrointestinal stromal tumor：GIST）やカルチノイド腫瘍などが占める。本項では，もっとも頻度が高い胃がんについて述べる。
　胃がん手術は占拠部位によって幽門側胃切除，噴門側胃切除，胃全摘術が施行され，所属リンパ節郭清はそのリンパ節郭清部位によってD1，D1＋，D2が施行される。従来開腹で行われていたこれらの手術を，現在では腹腔鏡手術にて施行可能となった。手術は開脚仰臥位，軽度頭高位で行われる。図1のような腹部に計6か所のポートが挿入され，手術が行われる。

術前管理

　上部消化管領域の周術期管理の特徴として，術前からの悪液質，通過障害などにより栄

養状態が悪化している症例も存在する。そのため，周術期の栄養管理の重要性が高まり，術後回復強化プロトコール（enhanced recovery after surgery protocol：ERAS protocol）も注目されつつある[3]。

進行がんの患者においては，通過障害から術前低栄養状態であることもあり，適切な栄養評価を行い，必要であれば術前から積極的な栄養療法を行うべきである。術前栄養療法の基本は経腸栄養（enteral nutrition：EN）である。進行がんにより狭窄を認める症例においては狭窄部を越えて胃管を留置し，ENを行うことができる。胃管が留置困難である症例においては完全静脈栄養（total parenteral nutrition：TPN）が選択される。がん患者に対する術前栄養療法の適用基準は"10％以上あるいは5kg以上の体重減少，血清アルブミン値3.5g/dl以下，予後栄養（判定）指数（prognostic nutritional index：PNI）で中等度以上のリスクの患者"が対象になることが多い[4]。

鍋谷ら[5]によれば，胃がんの術前患者においては，①10％以上の体重減少，②全粥食が十分に摂取できない，③腫瘍からの出血や穿孔の危険がある，のいずれかに該当する場合は，術前に積極的な栄養管理介入を開始するべきであるとしている。これらの栄養管理に加え，絶飲による水分の欠乏量を減らすために，筆者らの施設では術前の絶食は入室6時間前，絶飲は入室2時間前からとしており，術前の欠乏が少なくなるように努めている。

術中管理

麻酔の準備とモニター

麻酔の準備として，十分な輸液負荷と輸血が可能な末梢静脈ライン（18G以上）を上肢に2本確保する。モニターとして通常の全身麻酔モニター（心電図，非観血的血圧，経皮的動脈血酸素飽和度，呼気終末二酸化炭素）に加え，観血的動脈圧をモニタリングする。

麻酔方法

全身麻酔に硬膜外麻酔もしくは腹横筋膜面（transversus abdominis plane：TAP）ブロックを併用している。

硬膜外麻酔併用の場合，末梢静脈ラインを確保し，硬膜外カテーテルをT7/8から留置する。プロポフォール（1～1.5mg/kg），フェンタニル（4～6μg/kg）で急速導入を行い，ロクロニウム（1.0～1.2mg/kg）で筋弛緩を得た後，気管挿管する。気管挿管後に末梢静脈ラインをもう1本確保し，動脈圧ライン，胃管，バルーンカテーテルを挿入する。このとき，胃管は術中に食道もしくは食道胃接合部まで一度引き抜くため仮固定としている。麻酔の維持はセボフルラン，もしくはデスフルランを使用し，鎮痛はレミフェンタニル（0.2～0.5μg/kg/min）と0.25％ブピバカインの持続硬膜外注射で行っている。

TAPブロック併用の場合は，同様に全身麻酔を行い，気管挿管，末梢静脈ライン，動脈圧ライン，胃管，バルーンカテーテルを挿入後に0.25％ブピバカイン60mlでエコーガイド下にTAPブロックを施行している。

IV 消化器外科領域

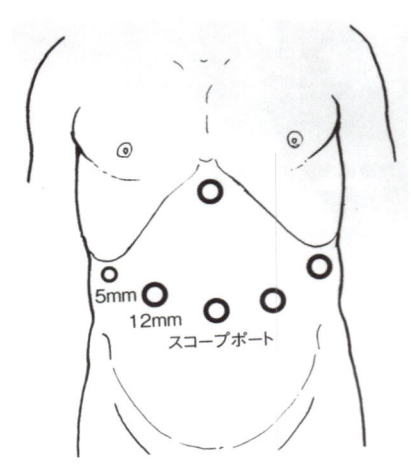

図1 腹腔鏡下胃切除術のポート配置
計6か所にポートが配置される。
古田晋平，石田善敬，稲葉一樹．胃全摘後再建方法．消化器外科 2015；38：1055-66 より引用

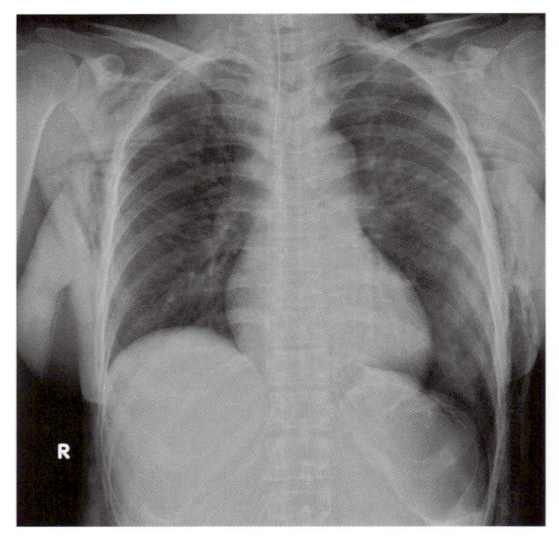

図2 術後に皮下気腫を認めた症例
左右両側に皮下気腫を認める。

手術開始から麻酔終了まで

　術中の体位は開脚仰臥位，軽度頭高位で行われる。腹部に計6か所のポートが挿入される（図1）。ポート挿入時のトラブルとして，多くはないが臓器損傷や出血の可能性があるため注意が必要である。特に腹腔内に癒着がある症例では小腸や結腸損傷の可能性がある。癒着が高度である場合はこの時点で開腹手術に移行する可能性がある。また，腹腔内の観察時に胃が充満していると観察が十分に行えないため，あらかじめ胃管挿入後に胃内容物を吸引し，胃管を開放しておく必要がある。

　気腹開始時の注意点として，二酸化炭素による気腹が開始されると，横隔膜の圧迫，胸腔内圧上昇，機能的残気量減少，肺コンプライアンス低下，気道内圧上昇，気管チューブの位置異常（相対的に深くなる），静脈還流低下，末梢血管抵抗上昇などを来す。このために血圧，パルスオキシメータ，カプノメータの変化に注意が必要である。

　大網の切離，リンパ節郭清，主要な動静脈の切離が終わると，幽門側の切離となる。このとき，自動吻合器に胃管が巻き込まれないように十分浅いところまで胃管を引き抜いておく必要があり，筆者は30 cmまで引き抜いている。胃管が巻き込まれていないことを術者とともに確認し，幽門側の切離となる。同様に噴門側の切離時も胃管を食道まで引き抜いていることを確認し，噴門側の切離となる。

　次いで再建となる。再建方法はビルロートI法，ビルロートII法，ルーY法があり，それぞれ腹腔内で行う方法と小開腹で行う方法があるが，現在では自動吻合器を用いた腹腔内で行う方法が主流である。

　再建方法が麻酔管理に与える影響は少なく，再建終了後に胃管を吻合部まで進め留置する。このときも術者とコミュニケーションをとりながら，適切な場所へ留置する。再建が終了すると，腹腔内洗浄，止血の確認，ドレーンの留置を行う。その後，気腹が終了し，

閉腹となり創部を埋没縫合し手術終了となる。

　手術終了後のX線写真で問題がなれば，覚醒し抜管となる。このとき，X線写真は必ず胸部と腹部が必要である。胸部X線写真では無気肺，気胸，胸水貯留に加え，皮下気腫，縦隔気腫のチェックが必要である。

　頻度は定かではないが，特に結合組織が脆弱な高齢者において長時間の気腹により術後の皮下気腫が生じる場合がある（図2）。この場合，二酸化炭素による皮下気腫のために，二酸化炭素が血管内に吸収され，術後に高二酸化炭素血症を呈する。また，頸部まで皮下気腫が及んでいると，喉頭や咽頭も気腫で膨隆している可能性があり，抜管後に気道閉塞を来す可能性がある。このため，筆者らの施設では重度の皮下気腫を合併している症例では手術室での抜管を行わず，挿管管理のままICUに入室させている。皮下気腫が減少し自発呼吸で十分な換気が担保されたところで抜管している。多くは翌日か翌々日に抜管となる。

術後管理

　腹腔鏡下胃切除術の術後管理におけるポイントは，1. 鎮痛，2. 離床の促進，3. 経口摂取，4. 吻合部潰瘍の予防である。

鎮　痛

　筆者らの施設では硬膜外麻酔もしくはTAPブロックを併用しているため，術直後に疼痛を訴える症例は少ない。硬膜外麻酔併用の場合，自己調節硬膜外鎮痛法（patient-controlled epidural analgesia：PCEA）の内容は0.2%ブピバカイン290 mlにフェンタニル10 mlを加えたものを4 ml/hrで投与している。患者が疼痛を訴えた場合は，①PCEAのフラッシュ，②アセトアミノフェン静注（アセリオ®），③非ステロイド性抗炎症薬（non-steroidal anti-inflammatory drugs：NSAIDs）静注（ロピオン®），④フェンタニルの持続静注の順番で対応している。TAPブロック併用の場合は術後12〜24時間後にブロックによる効果が消失するので，術直後からフェンタニルの持続静注を開始している。また，疼痛を訴えた場合は，①アセトアミノフェン静注（アセリオ®），②NSAIDs静注（ロピオン®），③フェンタニル50 µg静注で対応している。

離床の促進

　離床を促進するためには鎮痛コントロールが重要であることはいうまでもないが，十分な鎮痛を行うことに加え，術前からの患者教育が離床の促進には重要なファクターとなる。多くの施設では術後1日目から積極的に離床が行われる。

経口摂取

術後の経口摂取開始時期は施設によって違いはあるが，筆者らの施設では術後1日で飲水開始，術後3日目に三分粥食から開始し，術後6～7日に常食としている。胃切除後の患者は術前と比較し，1回当たりに摂取できる量が減少する。そのため，1日当たり術前と同量の食事を摂取するためには，1日5食の少量頻回摂取が必要となる。また，施設にもよるが，経口摂取開始前にガストログラフィンを用いた透視を行い，通過障害がないことを確認してから経口摂取を開始する施設もある。

吻合部潰瘍の予防

吻合部潰瘍の予防としてのプロトンポンプ阻害薬（proton pump inhibitor：PPI）投与は幽門側胃切除術や噴門側胃切除術などの胃酸分泌細胞が残存する症例において有効であり，胃全摘後におけるPPIの有効性は臨床試験などで再検証される必要がある。

まとめ：留意すべき重要ポイント

- 術前の栄養状態の評価と管理。
- 術前準備とモニター。
- 麻酔方法の決定と術式の理解。
- 気腹による合併症の理解と対応。
- 胃管の位置と外科医とのコミュニケーション。
- 術中から術後までの十分な鎮痛と早期からの離床の促進。
- 経口摂取の開始時期と吻合部潰瘍の予防。

外科医からの要望

公立西知多総合病院外科　青野　景也

腹腔鏡下上部消化管手術では胃がんの手術がほとんどを占める。大腸手術に比べて上部消化管疾患の手術はリンパ節郭清の手技が複雑で，消化管再建も腹腔内で2か所以上行われることが多く，長時間になるうえ難易度も高い。しかし，体位はそれほど極端な斜位をかける必要はない。また，胃全摘後の再建方法は機能的端々吻合，overlap法，OrVil™法などがあり，経鼻胃管チューブを操作して手術の補助をしていただくことが必須となるので，麻酔科医の協力が必要となる。また，腹腔鏡・内視鏡合同胃局所切除（laparoscopy endoscopy cooperative sugery：LECS）内視鏡医が頭側に立って長時間の操作をすることがあり，麻酔科医の作業スペースを狭めることがあるので理解が必要である。気腹圧は8～12 cmH$_2$Oであるが静脈性出血のある場合は気腹圧の上昇により，venous returnの減少やEt$_{CO_2}$が上昇し，循環・呼吸状態に影響を与えることがあるので注意が必要である

と考えられる．

● **参考文献**
1）胃癌治療ガイドライン医師用(第4版)
2）Wang W, Chen K, Xu XW, et al. Case-matched comparison of laparoscopy-assisted and open distal gastrectomy for gastric cancer. World J Gastroenterol 2013 ; 21 : 3672-7.
3）Fearon K C, Ljungvist O, Von Meyenfeldt M, et al. Enhanced recovery after surgery: A consensuss review of clinical care for patients undergoing colonic resection. Clin Nutr 2005 ; 24 : 466-77.
4）粟井一哉，石橋生哉，井上善文ほか．成人の病態別栄養管理．井上善文．静脈経腸栄養ガイドライン第3版．東京：照林社；2013. p.221-385.
5）鍋谷圭宏，外岡　亨，齋藤洋茂ほか．消化器外科における輸液・栄養管理．消化器外科 2014；37：1908-18.

秋山　正慶，新美　太祐，西田　修

Ⅳ 消化器外科領域

腹腔鏡下肝臓手術

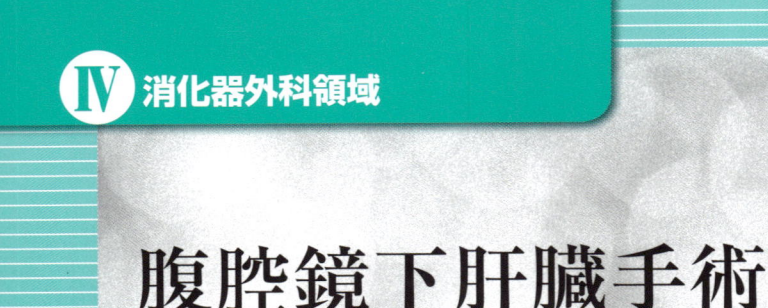

はじめに

　腹腔鏡下肝臓手術は，1992年ごろから欧米で行われ始め，腹腔鏡手術の手術器具の進化とともに，件数が増加し，2010年4月に部分切除・外側区域切除に限定して保険収載された。2014年には，第2回腹腔鏡下肝切除術・国際コンセンサス会議が開催され，開腹手術と比較しても，出血量や合併症の発生頻度において，必ずしも劣るものではないという位置づけとなっている[1]。新規の術式について，開発から定着までを4つのカテゴリーに分割したIDEAL分類[2]では，部分切除から2区域以下の区域切除までの肝切除術においては，おおむね方法論的に確立した術式の検証段階を示すIDEAL stage 3に分類され，右葉切除・左葉切除といった大手術においては開発した術式を普及させる段階であるIDEAL stage 2bと位置づけられている[1]。腹腔鏡下肝切除術に際しては，術前評価とそれに基づいて計画した術式の難易度を正しく把握し，開腹手術へのコンバージョンの可能性も含め，予想されるさまざまな状況への準備をして管理をすることが望まれる。

疾患と手術の概要

　腹腔鏡下肝臓手術における切除の対象は肝細胞がんや大腸がんの肝転移などであり，手術の種類としては，部分切除が約半数を占めるが，外側区域切除，区域切除，そして，世界的に見ると，右葉切除・左葉切除などでも試みられている[1,3]。肝臓という，血流の豊富な組織の切除においては，出血のコントロールが重要な課題となるが，内視鏡による切離面の詳細な観察や気腹下での切除操作であるという条件が，出血の制御という意味で有利に働く面もある[4]。さらに，内視鏡でのアプローチは肝臓を下方より眺める視野となるため，下大静脈や肝静脈系の脈管の観察もしやすいという利点も指摘されている[4]。カメラ，凝固デバイスなどの挿入ポート，さらに肝組織把持のためのニードルデバイス（ドラ

ムスティック)[5]用のポートを確立し，プリングル法による阻血の準備を行い，エコーによる切離面決定ののち，超音波外科吸引装置（cavitron ultrasonic surgical aspirator：CUSA）やバイクランプなどのデバイスによる切離および止血操作を行い，切離を進めていく．切除操作が終了すると，切除組織を回収し，必要であれば摘出組織の大きさに応じて小開腹を追加する形で組織を摘出し，ドレーンを留置して閉腹する．

術前管理

術前のポイントは，おおむね術前評価が基本であり，肝機能の評価，腫瘍の大きさ・位置と切除範囲を理解し，出血のリスク評価を行う．また，全身的な評価として，呼吸機能，腎機能，心機能についての評価を十分に行う．標準的なパスとしては，術後は高度治療室（high care unit：HCU）で管理しているが，手術の範囲や全身状態などを考慮し，必要に応じて，術後のICU入室について検討する．

肝機能評価

腹水の有無，血清ビリルビン値，血清アルブミン値，プロトロンビン時間，脳症の有無を検討し，Child-Pugh分類による肝機能評価を行う．Child Bに分類される患者ではChild Aの患者に比べて，全身管理上の問題に加えて手術の難易度も上がる[6]．

腫瘍の位置・大きさ

CT，MRIにより，腫瘍の位置・大きさを明らかにし，切除範囲のデザインについて情報を得ておく．大きさが3 cmを超えるものや，主要な血管（グリソン系脈管の第2分枝まで，主要な肝静脈，下大静脈）に近接するものでは，手術の難易度が上がる[6]．

呼吸機能

手術の最中，出血のコントロールとの観点から呼気終末陽圧（positive end-expiratory pressure：PEEP）を使用しない，あるいは圧を制限する必要が出てくるため，術前の肺機能について評価を行っておいたほうがよい．肺気腫をはじめとする呼吸器疾患の罹患者においては，内科的な評価・介入を検討するとともに，呼吸訓練などを指導することが望ましい．

腎機能

肝硬変の進行に伴い，腎機能が低下しているケースがあるため，estimated glomerular filtration rate（eGFR）の評価を行う．術中の出血や中心静脈圧を低めに管理することの影響が術後の腎機能にどう影響するかについては，結論は出ていないが，術後急性腎障害

IV 消化器外科領域

表　腹腔鏡下肝切除術における難易度スコア

1. 腫瘍の位置
    - S2　　2点
    - S3　　1点
    - S4　　3点
    - S5　　3点
    - S6　　2点
    - S7　　5点
    - S8　　5点
2. 切除範囲
    - Hr0（部分切除）　0点
    - Hr-LLR（外側区域切除）　2点
    - Hr-S（区域切除）　3点
    - Hr-1,2（区域切除を超えるもの）　4点
3. 腫瘍の大きさ
    - ＜3cm　0点
    - ≧3cm　1点
4. 主要血管（グリソン系脈管の第2分枝まで，主要な肝静脈，下大静脈）への近接性
    - なし　0点
    - あり　1点
5. 肝機能
    - Child-Pugh A　0点
    - Child-Pugh B　1点

難易度スコアは表中の5項目のスコアを加算して計算する。
Ban D, Tanabe M, Ito H, et al. A novel difficulty scoring system for laparoscopic liver resection. J Hepatobiliary Pancreat Sci 2014；21：745-53 より改変引用

発症のリスクがある患者では注意深く推移を見ていく必要がある。

心機能

術前の心機能評価については，一般的な大手術に準じた対応を行う。

手術の難易度評価

Banら[6]は，腹腔鏡下肝臓手術の難易度評価スケール（表）を提唱しており，わが国における本術式のエキスパートによる主観的な評価と比較的良好な相関を得られたと報告している。今後こういった難易度評価スケールの実効性を評価しながら，周術期管理の準備に役立てていくことができるかもしれない。

術中管理

効率よくかつ安全に肝組織の切除を進めるためには，出血のコントロールが重要となる。このためには，肝静脈のうっ滞を防ぐ意味で，中心静脈圧および気道内圧を低めに維持することが重要かつ有効とされている[7]。中心静脈圧については，輸液量を最小限に抑え，頭高位で管理する[7,8]などの方策がとられ，気道内圧については，一時的なPEEP設定圧

を下げるなどの対応をする。このような状況下での適切な輸液管理を客観的指標に基づいて行うことや，肺に対する保護的なアプローチをいかに成立させるかという点については，十分なエビデンスに基づく指針はないため，試行錯誤が行われている状況である。

麻酔導入から執刀まで

　開腹へのコンバージョンの可能性も想定し，硬膜外麻酔を併用することを原則としている。中心静脈圧測定ならびに出血が多くなったときの循環作動薬の投与経路の確保の目的で，中心静脈カテーテルを挿入する。動脈ラインは全症例で挿入している。また，体位について，下肢は砕石位のときのような開脚・屈曲肢位をとり，上半身を半側臥位とする形の，ひねった体位をとる。上肢は側臥位と同様に術側の対側に手台を設置して固定し，手術台の回旋により，仰臥位に近いポジショニングや側腹部からのアプローチが十分に可能となるようにする。したがって，体位変換が終了した段階で手術台の回旋テストを行い，体全体や頭部が適切に固定されているかどうかをチェックする。

　切除操作が開始されるまでの間は，肺保護換気戦略を可能なかぎり取り入れ，1回換気量は6〜8 ml/kg 推定体重，PEEP を6〜8 cmH$_2$O とし，20〜30分に1回程度リクルートメント手技を積極的に施行する。

術中管理

　切除操作の最中はプリングル法による阻血を行い，阻血15分，再灌流5分のサイクルを基本とする。体位を頭高位とし，止血を最優先する観点から，中心静脈圧（central venous pressure：CVP）を5 mmHg 以下にコントロールし，PEEP を0 cmH$_2$O に設定する。1回換気量は8 ml/kg くらいを目安に設定する。切除操作が終了したのちには，再び，切除直前の設定に戻し，リクルートメント手技を積極的に行う。

　出血量の評価は，術野画面が基本となるが，定量的な評価は吸引量やヘマトクリットの推移を参考にする。CVP を低めに維持するとの観点から，輸液が過剰にならないようにする必要があるが，一方で臓器血流を維持するという観点も必要である。適切な輸液量を客観的に評価するうえで，FloTrac™ センサー・Vigileo™ を用いたモニタリングも役に立つ可能性があるが，エビデンスに基づく指針が確立しているとはいえない状況である。

術中観察されうる合併症

■出　血
　内視鏡下の止血が難しいと判断される場合には，開腹手術へとコンバージョンし，十分な止血操作を術者に依頼しなければならない。

■ガス塞栓
　気腹下に肝静脈が破綻した場合に，気腹圧により静脈内に二酸化炭素が押し込まれ，ガス塞栓を発症することがある。開腹手術へのコンバージョンにより，破綻した血管を処理

IV 消化器外科領域

する．Imura ら[9]の報告によれば，わが国でのアンケート調査で集められた 2,259 症例の腹腔鏡下肝切除術症例のうち，ガス塞栓の発症による開腹へのコンバージョンは 2 症例（0.1％）であったが，二酸化炭素によるものであったためか，術後の合併症の発症はなかったとされている．

■気　胸

肋間からドラムスティックやトロカールが挿入される場合に，気胸となることがある．急激な酸素化の悪化や気道内圧の変化が観察された場合には，気胸を疑う必要がある．

■皮下気腫

トロカールの挿入部位から二酸化炭素が押し込まれることが原因で皮下気腫が起こる．高気腹圧，長時間手術がリスクファクターとなる．手術中も首や前胸部の触診を行うことが望ましく，皮下気腫があると判断された場合には，術者と相談し，気腹圧を下げることが可能かどうかを検討する．

麻酔からの覚醒・抜管

手術操作が順調に終了すれば，麻酔覚醒後，原則的には抜管を試みてよい．ただし，大量出血をはじめとするイベントが術中に見られた患者や，呼吸・循環予備能の低い症例ではオーバーナイトでの人工呼吸を考慮したほうがよい場合もある．肋間にポートを設置した症例では，気胸の有無をはっきりさせる必要があり，手術終了後に胸部 X 線撮影を行う．手術が終了し，体位を仰臥位に戻した段階で，術中直接加温できなかった部分も含め，全身加温を行い，体温の復温に努める．

抜管をする際には，適切な鎮痛を施した状態で，筋弛緩薬の拮抗を十分に行う．できるだけ，四連刺激（train-of-four：TOF）テストを行うようにし，TOF 比を 0.9 以上，理想的には 1.0 まで回復させる．全身麻酔薬については，吸入麻酔薬であれば呼気濃度を参考に，全静脈麻酔であれば，プロポフォールの予測血中濃度を参考にして，麻酔薬の体内残存量が十分に少ない状態で覚醒に持っていくことが望ましい．

また，術直後には，長時間，半側臥位などの体位に伴う皮膚障害や神経障害が起きていないかをチェックをする．

術後管理

術後，1～2 日間，ICU または HCU に入室し，術後出血，肝機能，循環動態，血糖値，凝固因子および電解質の推移についてモニタリングを行う．基本的に，開腹肝切除術に準じた術後管理を行うことになるが，一般的に，開腹肝切除術と比較して，腹腔鏡下肝切除術では，術後の疼痛は少なく，摂食開始が早い．硬膜外カテーテルの留置期間は約 2 日であり，離床・食事開始は手術翌日から検討する．在院日数は腹腔鏡下手術のほうが短く，合併症の発生率も腹腔鏡下手術のほうがやや少ないといわれている．一方，長期予後にお

いては，生存率で見た場合，開腹手術と腹腔鏡下手術の間では差がないといわれている。

まとめ：留意すべき重要ポイント

- 手術に際しては，切除する腫瘍の大きさや位置，肝機能評価などから手術の難易度を推定し，輸血のオーダーや開腹術へのコンバージョンのリスクを考える際の参考にする。
- 術中管理においては出血のコントロールが最重要課題であり，中心静脈圧を低め（5 mmHg 未満を目標とする）に設定する必要がある。
- 術中の呼吸管理においては，切除の前後においては，肺保護換気に基づく人工呼吸器設定を行うが，切除中は PEEP レベルを最小限に抑え，切除操作が終了した段階で，リクルートメント手技を積極的に行うようにする。典型的な経過では術直後の抜管が原則となる。
- 開腹術と比較して，手術創は小さく創部痛は少なく，摂食開始も早く，入院期間も短い。
- 術前評価・術中に考えられる合併症への対応について，術者と良好なコミュニケーションに基づく対応を行うことが，術後の良好な回復につながる手術の一例である。

外科医からの要望

東京医科歯科大学大学院医歯学総合研究科
先端医療開発学講座肝胆膵総合外科学　　伴　大輔

　腹腔鏡下肝切除はさまざまな消化器外科手術の中にあって，外科医から麻酔科に協力を依頼することが多い手術である。本文中に触れられていると思うが，肝静脈圧を低下するための麻酔管理であったり，特殊な体位をとるために普段と違う傾斜のなかの麻酔を依頼したり，頭高位を依頼したり，出血した場合は換気を一時的に止めてほしいと依頼したりする。いろいろと術野から麻酔科医に依頼することが多く，申しわけない気持ちにもなるが，その麻酔管理があってこそ肝静脈からの出血が気腹圧で抑えられ，流入血は肝門部遮断によって阻血されて無出血の肝離断が実現する。

　開腹肝切除が高侵襲であるだけに腹腔鏡肝切除の患者負担軽減のインパクトは大きく，元気に退院され日常生活に戻る様子を見ると患者さんへのメリットは大きい術式と実感している。本術式の施行においては，外科医と麻酔科医の良好なコミュニケーションが不可欠であり，手術成功の鍵となる。

参考文献

1) Wakabayashi G, Cherqui D, Geller DA, et al. Recommendations for laparoscopic liver resection: a report from the second international consensus conference held in Morioka. Ann Surg 2015 ; 261 : 619-29.
2) McCulloch P, Altman DG, Campbell WB, et al. No surgical innovation without evaluation: the IDEAL recommendations. Lancet 2009 ; 374 : 1105-12.

3) Nguyen KT, Marsh JW, Tsung A, et al. Comparative benefits of laparoscopic vs open hepatic resection: a critical appraisal. Arch Surg 2011 ; 146 : 348-56.
4) Wakabayashi G, Cherqui D, Geller DA, et al. Laparoscopic hepatectomy is theoretically better than open hepatectomy : preparing for the 2 nd International Consensus Conference on Laparoscopic Liver Resection. J Hepatobiliary Pancreat Sci 2014 ; 21 : 723-31.
5) 伴 大輔, 大庭篤志, 上田浩樹ほか. 手術手技 肝膵腹腔鏡手術における体内組み立て型臓器展開ニードルデバイス(ドラムスティック)の活用法. 手術 2015 ; 69 : 291-6.
6) Ban D, Tanabe M, Ito H, et al. A novel difficulty scoring system for laparoscopic liver resection. J Hepatobiliary Pancreat Sci 2014 ; 21 : 745-53.
7) Sand L, Rizell M, Houltz E, et al. Effect of patient position and PEEP on hepatic, portal and central venous pressures during liver resection. Acta Anaesthesiol Scand 2011 ; 55 : 1106-12.
8) Soonawalla ZF, Stratopoulos C, Stoneham M, et al. Role of the reverse-Trendelenburg patient position in maintaining low-CVP anaesthesia during liver resections. Langenbecks Arch Surg 2008 ; 393 : 195-8.
9) Imura S, Shimada M, Utsunomiya T, et al. Current status of laparoscopic liver surgery in Japan : results of a multicenter Japanese experience. Surg Today 2013 ; 44 : 1214-9.

内田　篤治郎

IV 消化器外科領域

ロボット支援腹腔鏡下胃切除術

はじめに

　手術支援ロボット da Vinci®（ダヴィンチ）サージカルシステム（以下，da Vinci）は，1990年代から国外では臨床応用されていたが，わが国でも2009年に薬事承認され，保険適用となった泌尿器科を中心に急速に普及しつつある。また，2014年に da Vinci Xi が発売され，われわれの施設でも臨床使用している。

　2003年以来，da Vinci 支援腹腔鏡下胃切除術の報告もなされており，近年，日本や台湾，韓国などアジアを中心に増加している。われわれの施設では，2009年より da Vinci 支援腹腔鏡下胃切除術を開始し，2015年までに約250症例施行している。2014年10月より厚生労働省の認める先進医療として同手術に取り組んでいる。

　da Vinci 手術をはじめとする鏡視下手術は低侵襲手術として認識されているが，麻酔管理においては鏡視下手術特有の問題点も多く，注意が必要である。

　本項では，われわれの施設で行っている da Vinci 支援腹腔鏡下胃切除術の麻酔管理法について述べる。

疾患と手術の概要

　当院では，胃がんおよび胃粘膜下腫瘍に対し腹腔鏡手術を行っており，主な術式は胃全摘術，幽門側胃切除術，噴門側胃切除術および胃部分切除術である。なかでも自費診療の同意を得られた希望患者に対しては，2009年1月よりロボット支援腹腔鏡下胃手術を行っている。ただし2014年10月より胃がん術前診断で Stage I・II の希望患者に対しては，先進医療Bによりロボット支援胃がん手術を行っている。

　当院のロボット支援腹腔鏡下胃手術では4本のアームを用いており，1本はスコープ把持，1本は術者左手，そしてあとの2本は術者の右手に設定している。左右のアーム1本

IV 消化器外科領域

ずつを用いて術野展開を行い，その場を崩すことなくもう1本の右手のアームで剝離，切開していく。もちろん助手も場の展開に協力はするが，ヒトである助手よりもda Vinciにおける展開のほうが，把持組織がちぎれたり，術野展開がくずれたりすることが少ない。この術野の安定感に加え，さらにda Vinciによるスコープの固定が非常に有益となる。ロボット支援手術のほうが従来の腹腔鏡手術より，ブレもなく圧倒的に安定した手術が可能となり，正しい層，正しいラインでの手術が行いえる。

手術内容については腹腔鏡胃手術に準じて行っており，たとえ進行胃がん手術においても，da Vinciを用いることによる手術内容の変更は行っていない。

術前管理

da Vinci支援腹腔鏡下胃切除術の術前管理に関しては，特別な注意は不要であると思われる。一般的には，術後回復強化（enhanced recovery after surgery：ERAS）プロトコールに従い，術前腸管前処置や前投薬を行わないこと，絶飲食時間を短縮することなどが望ましい。

術中管理

全身麻酔の麻酔導入法，麻酔維持法に関しては，一般的な鏡視下手術の麻酔管理法と同じく，基礎疾患や合併症を考慮して決定する。麻酔導入時には図1のような配置で行っている。基本的には，末梢静脈ライン2本と観血的動脈圧ラインを用いて管理することとしている。一方，手術中は配置を図2のように変更し，麻酔器は患者の左側に位置し，患者の左手は体幹に固定して管理している。

麻酔管理では一般的な鏡視下手術と同様に気腹，体位による影響が問題となるが，それ

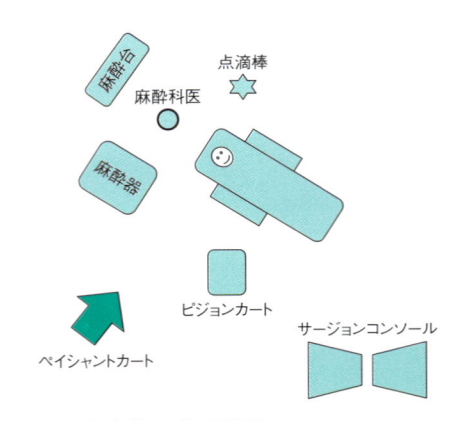

図1 麻酔導入時の配置
麻酔導入時はペイシャントカートなども患者から離れているため，一般的な手術の麻酔導入と同じ配置で行う。

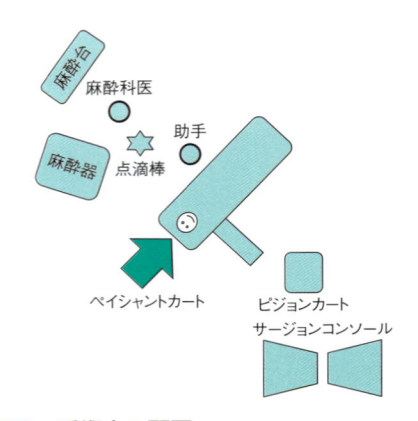

図2 手術中の配置
手術中は左手を体幹に固定し，助手が患者の左側に位置する。ペイシャントカートが患者の頭側より侵入するため，麻酔器は患者の左側に移動する。

ら以外にda Vinci特有の問題点もある。

気腹による問題点

　鏡視下手術では患者の不動化および良好な視野が特に重要である。ワーキングスペースを確保し，手術操作を円滑に行うために気腹が必要となる。気腹には，電気メスなどによる発火の危惧がないこと，人体に無害であること，ガス塞栓の危険が少ないという理由により二酸化炭素が用いられている。二酸化炭素は血中への溶解性が高いため，高二酸化炭素血症の原因となる。そのため一般的な腹腔鏡手術と同様，開腹手術時よりも分時換気量を多く設定し，高二酸化炭素血症を予防する。気腹は他にも，呼吸器系，循環器系，腎機能に影響を与える。呼吸器系への影響としては，気腹による横隔膜の挙上，機能的残気量の低下，気道内圧の上昇が認められる。循環器系への影響としては，気腹により下大静脈が圧迫されて静脈還流量が低下するため心拍出量が減少する[1]。また，二酸化炭素の貯留により，交感神経が刺激され，末梢血管抵抗が上昇し，血圧上昇，頻脈となる。また，気腹中は気腹圧依存性に腎血流が低下することが報告されており，術中は尿量が減少する[2]。しかし，尿量の減少は一過性であり，気腹終了後には尿量が増加することが多い。

　われわれの施設では，術中尿量は0.5 ml/kg/hrを保つように心がけている。しかし，尿量が確保できない場合は，輸液量を増やしても尿量が増加しない場合が多いため，術前と同程度の血圧を保つ，ヒト心房性ナトリウム利尿ペプチドを投与するなどして尿量確保に努めている。

　また，気腹の重大な合併所としてガス塞栓症がある。da Vinci支援下前立腺全摘術において経食道エコーを用いてガス塞栓の評価を行ったところ，17.1%の無症候性ガス塞栓が認められたとの報告がある[3]。また，腹腔鏡下肝切除中に，気腹圧8 mmHgと16 mmHgで経食道エコーでガス塞栓を比較した場合，気腹圧が高いほうが血管内ガスを多く認めたとの報告もある[4]。気腹圧が高くなると，ガス塞栓のみでなく呼吸・循環などへの影響も顕著となるため，気腹圧を適切に保つことは重要である。通常用いられる気腹圧は，8～12 mmHg程度であるが，気腹圧を7～8 mmHgに保った低圧群と12～14 mmHgに保った通常群でのランダム化比較試験（RCT）では，低圧群で有意に術後疼痛が少なく，術後管理に要した鎮痛薬の使用量も少なかったことが報告されている[5]。両群で術中合併症には，差を認めておらず，今後，適切な気腹圧についての見直しが必要かもしれない。

　気腹圧を適切に保ちながら手術に必要なワークスペースを確保するには筋弛緩薬が十分に効いていることが必要となる。腹腔鏡下手術に際して，post-tetanic countが1から2となる深い筋弛緩を行った場合，中等度の筋弛緩（train-of-fourカウント＝1～2）に比較して広い手術空間が得られ[6]，術者の満足度が高いこと[7]が報告されている。さらに，da Vinci支援下手術では，術者は患者から離れてサージョンコンソールで術野に集中しており，また，体内に挿入されたスコープやインストゥルメントを迅速に抜去するのは困難である。そのため，da Vinci支援下手術中に万が一バッキングした場合には重大な合併症につながりやすく，バッキングを避ける必要もある。筋弛緩薬の効果には個人差が大きいため，筋弛緩モニターを使用しながら筋弛緩薬を持続投与し，深い筋弛緩状態を保つことが推奨される。その際，da Vinci支援下胃切除術では，麻酔器との位置関係により上肢の

IV 消化器外科領域

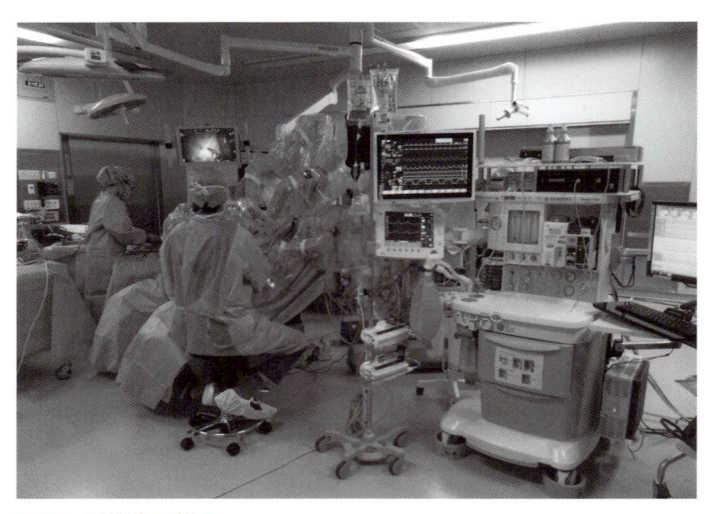

図3 手術中の様子
手術中は写真のようにオーバーヘッドアーキテクチャーが患者の頭上に位置するため，患者の顔面，気管チューブの観察や気管内吸引を行うのが困難である。

観察が困難なため，筋弛緩モニターは皺眉筋に装着することも考慮するとよい。

体位による問題点

da Vinci支援下胃切除術では頭高位の体位をとる。頭高位では気腹による横隔膜の挙上，気道内圧の上昇が軽減し，呼吸器系への影響は減少する。しかし，腎血流の低下は頭高位により増悪し，尿量減少は頭低位の手術に比して高度となりやすい[2]。また，気腹による下大静脈の圧迫に加え，頭高位になることにより下肢静脈のうっ滞が助長されるため，深部静脈血栓症の危険性が高くなる。そのため，当院では周術期の弾性ストッキングやフットポンプの使用に加え，術後に積極的に抗凝固薬の投与を行っている。

da Vinciシステム自体による問題点

da Vinci手術においてはda Vinciシステム，ベッド，麻酔器，点滴台，吸引器，電気メスなどの機器が多数必要となるため，各機器の配置が重要である。多くの施設で用いられているda Vinci Siでは，アームを動かすオーバーヘッドアーキテクチャーがペイシャントカートの進行方向に固定されているため，図2のようにペイシャントカートが患者の頭側から侵入し，ドッキングする。そのため，麻酔器は図3のように患者左側に位置することとなり，顔面の観察や気管チューブの位置の調節，気管内吸引などを行い難い状況となる。さらに，アームによる気管チューブや患者の体への圧迫にも注意が必要である。

また，手術中は助手が患者の左側に立つため，左手を体幹に固定する必要がある。そのため，基本的には右手に末梢静脈ラインおよび動脈圧ラインを挿入する。麻酔器とは反対側の血管ルートとなり，ペイシャントカート越しに点滴刺入部へアプローチするのが困難である。そのため，点滴ラインを延長し2本の静脈路を確保するとよい。

新しい da Vinci システムである da Vinci Xi ではオーバーヘッドアーキテクチャーを動かすことができるため，ペイシャントカートに対してアームを直交させることができる。このため，da Vinci Xi を使用する場合は，患者の頭側ではなく，横からペイシェントカートを侵入させることができるとされている。したがって，da Vinci Xi を用いた場合は，麻酔科医は患者の頭側に立つことができ，患者の顔面や気管チューブの観察も容易になる。今後，da Vinci Xi での手術が増加してくれば，現在，da Vinci Si での手術で抱えている上記のような問題点は解決する可能性がある。

術後管理

術後管理は一般的な腹腔鏡手術と同様である。開腹術に比べ，術後の疼痛は軽度であるとされるが術後疼痛管理は重要である。長時間にわたる頭高位の気腹手術は，術後，深部静脈血栓症発症のリスクが高い。術後に抗凝固薬を投与する場合が多いため，硬膜外鎮痛はその施行に細心の注意が必要である。われわれの施設では，硬膜外鎮痛を行わず，アセトアミノフェンや非ステロイド性抗炎症薬（nonsteroidal anti-inflammatory drugs：NSAIDs）の定期投与を軸に，フェンタニルの持続経静脈投与，末梢神経ブロックなどを症例に合わせて併用している。オピオイドの全身投与量の減少は，早期離床や早期経口摂取再開の観点からも有益であり，各種鎮痛薬を組み合わせて用いるマルチモーダル鎮痛は有用であると考える。

まとめ：留意すべき重要ポイント

- ロボット支援下胃切除術においては，気腹により静脈還流の低下，心拍出量の低下，腎血流量の低下がみられ，尿量が減少しやすい。血圧を術前と同程度に保つとともに，尿量が確保できない場合には，ヒト心房性ナトリウム利尿ペプチドなどの使用を考慮する。
- 気腹圧を適切に保ちながら良好な手術視野を得るために，術中は筋弛緩モニターを用いて深い筋弛緩状態を保ち，バッキングを防ぐ。
- ペイシャントカートの侵入により麻酔科医は患者の体や気管チューブを確認し難い状況となる。ロールインの際には，機械による患者の体や気管チューブの圧排に十分注意する。
- 術後疼痛管理は，術後抗凝固薬を使用することが多いことから，硬膜外鎮痛よりも，NSAIDs，アセトアミノフェン，フェンタニルの持続経静脈投与，末梢神経ブロックなどの併用が適している。

IV 消化器外科領域

外科医からの要望

藤田保健衛生大学医学部総合消化器外科　石田　善敬

　da Vinciは，決して執刀医の手術技能を飛躍的に高めるものではない。現在のロボット支援手術は腹腔鏡手術の一つの領域にあり，その術中管理における欠点・難点は，下記のごとく腹腔鏡手術に通ずる点が多い。①開腹と比較し長い手術時間，②術中の二酸化炭素による気腹状態，③術式によっては長時間に及ぶ不自然な体位，などが挙げられる。これらの点は，まさに麻酔科医への術中のストレスとなる。さらにロボット支援下胃手術では，da Vinciが患者頭側よりドッキングするため，麻酔科医の術中管理スペースが狭くなり，麻酔科医の動作を制限する。当院では麻酔科医に順応のある，かつ迅速なる対応をしていただいている。

　外科手術のハイテク化が進むほど，外科医のみならず麻酔科側にもさまざまなpit-fallが生じてくるであろうが，一つ一つ問題を解決し，患者に最善の治療を提供できる環境作りに今後も引き続きご協力をいただきたい。

● 参考文献

1) Kailash CS, Robert DB, Jeffrey MB, et al. Cardiopulmonary physiology and pathophysiology as a consequence of laparoscopic surgery. Chest 1996 ; 110 : 810-5.
2) Demyttenaere S, Feldman LS, Fried GM. Effect of pneumoperitoneum on renal perfusion and function: a systematic review. Surg Endosc 2007 ; 21 : 152-60.
3) Hong JY, Kim WO, Kil HK. Detection of subclinical CO2 embolism by transesophageal echocardiography during laparoscopic radical prostatectomy. Urology 2010 ; 75 : 581-4.
4) Eiriksson K, Fors D, Rubertsson S, et al. High intra-abdominal pressure during experimental laparoscopic liver resection reduces bleeding but increases the risk of gas embolism. Br J Surg 2011; 98 : 845-52.
5) Singla S, Mittal G, Raghav, et al. Pain management after laparoscopic cholecystectomy-a randomized prospective trial of low pressure and standard pressure pneumoperitoneum. J Clin Diagn Res 2014 ; 8 : 92-4.
6) Madsen MV, Gätke MR, Springborg HH, et al. Optimising abdominal space with deep neuromuscular blockade in gynaecologic laparoscopy--a randomised, blinded crossover study. Acta Anaesthesiol Scand 2015 ; 59 : 441-7.
7) Martini CH, Boon M, Bevers RF, et al. Evaluation of surgical conditions during laparoscopic surgery in patients with moderate vs deep neuromuscular block. Br J Anaesth 2014 ; 112 : 498-505.

須賀　美華，山下　千鶴，西田　修

IV 消化器外科領域

ロボット支援腹腔鏡下大腸・直腸切除術

はじめに

　ロボット支援腹腔鏡下直腸切除術の麻酔管理においては特別な麻酔方法はない。術中の気腹や頭低位などによる人工呼吸や循環動態の変化を熟知，予測し，適切に対応することがもっとも重要な点である。
　今回は当院での麻酔方法や考え方を述べるが，これが唯一正解の麻酔方法ではなく，いろいろと議論の残る点も多い。各施設の体制や考え方に適合した麻酔方法の確立に，本項が一助となれば幸いである。

疾患と手術の概要

　腹腔鏡手術では開腹手術と比較して，術野の拡大視によって，開腹手術では肉眼的には確認できない微細構造の把握が可能となり，より正確な手術操作を行うことができる。一方，従来型の腹腔鏡手術では，直線的な鉗子の可動性制限に主に起因する視野展開や手術操作の制限や，二次元画像による空間認識の困難さなどの問題点がある。
　これらの問題点に対し，da Vinci®（ダヴィンチ）Surgical System の Endo Wrist® instrument は，人間の手首より広い可動域を有し，術者の手指や手首の動作を高い自由度をもって正確に模倣できる。また，術者の手の震えを除去し，手指の動きに対する器具の先端の動きの縮尺を変更することもできる。それらに加え，本システムではアーム固定されたブレのない鮮明な三次元ハイビジョン画像を立体視できることにより空間認識能が改善し，より解剖構造に沿った正確で微細な手術が可能となった[1)2)]。
　骨盤腔内には膀胱，前立腺，子宮，膣など他臓器や後方の仙骨のほか，排尿・排便や性腺機能など重要な機能を支配する骨盤内自律神経が存在する。また骨盤内は血管のネットワークも豊富で出血の危険性も高い。直腸がん手術はこの骨盤腔という狭くて深い限ら

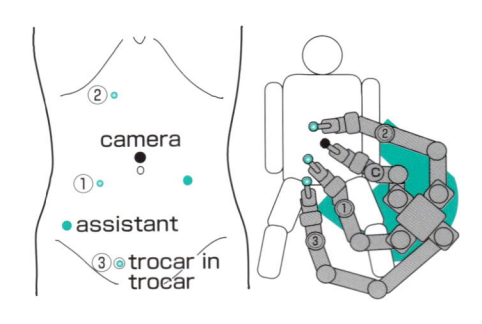

図1 single docking 法における腹部操作時のポート配置と docking
山口智弘, 絹笠祐介. 大腸外科領域 ロボット支援下直腸癌手術. 消化器外科 2014；37：43-50 より引用

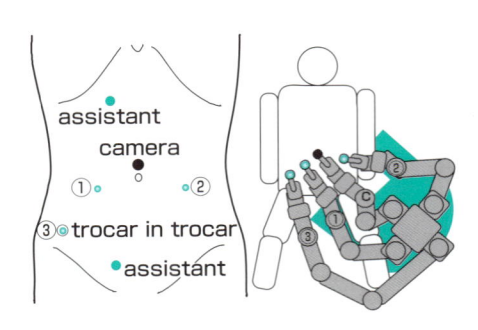

図2 single docking 法における骨盤操作時のポート配置と docking
山口智弘, 絹笠祐介. 大腸外科領域 ロボット支援下直腸癌手術. 消化器外科 2014；37：43-50 より引用

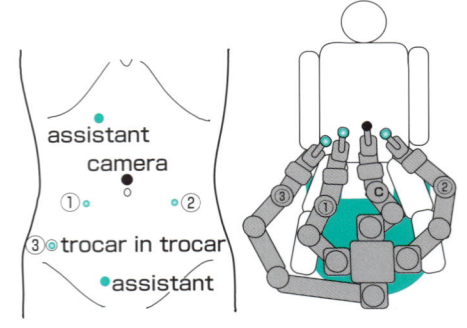

図3 dual docking 法における骨盤操作時のポート配置と docking
山口智弘, 絹笠祐介. 大腸外科領域 ロボット支援下直腸癌手術. 消化器外科 2014；37：43-50 より引用

たワーキングスペース内で，がんの根治性と自律神経温存を同時に求められる手術であり，肛門温存の可否，縫合不全，局所再発，排尿・排便・性腺機能障害など多くの困難な課題がある．

ロボット支援手術は，このように特殊性や難易度の高い直腸がん手術に対して，その利点を最大限に発揮することが期待され，現在当院では主に直腸がん手術に対してロボット支援手術を行っている．当院での各種ドッキング法におけるポート配置とペイシャントカート位置を図1～3に示す．

術前管理

術前腸管処置

通常の直腸手術に準ずる．当院では手術前日は流動食とし，手術前日の夕方から絶食としている．機械的腸管前処置として手術前日にピコスルファートナトリウム水和物液を服用させる．通常，術前の経口抗生物質の投与は行っていない．脱水補正のために手術前日に経口補水液（OS-1®）を 1,000 ml 服用させる．

術前検査

気腹・頭低位に対する耐術能の判断のため，ルーチンの術前検査に加えて胸腹CTで大血管や肺野の状態，経胸壁心臓超音波検査により心収縮・拡張能や弁疾患などを評価する。

虚血性心疾患が疑われる場合には，薬物負荷心筋シンチグラフィや心臓CT，場合により冠動脈造影検査により評価する。

各種合併症に対する術前管理

通常の手術と同様に禁煙指導，慢性閉塞性肺疾患に対する肺理学療法や気管支拡張薬の導入，虚血性心疾患に対する冠拡張薬の投与，糖尿病患者に対する術前血糖コントロール，肥満に対する減量指導，貧血や低栄養の改善などを行う。

術前の内視鏡やCTで腫瘍による狭窄や通過障害，閉塞性腸炎の所見がある場合は，術前の絶食期間を長くし，経静脈的な持続点滴や抗生物質投与を行う。

耐術能の評価

いわゆる重症の低心肺機能の患者については，患者の年齢，社会的背景，日常的な活動能や運動耐用能，原疾患の進行度や予後などを総合的に判断し，手術適用を決定する。このような患者では，可能なかぎり手術時間の短縮や出血量の減少が求められる。

術中管理

麻酔方法

腹腔鏡手術の術後疼痛は，オピオイド鎮痛薬，非ステロイド性抗炎症薬，創部局所浸潤麻酔や腹壁ブロックなどのマルチモーダルな鎮痛でコントロール可能であり，また当院では術後に抗凝固療法を施行するため，全身麻酔のみとしている[3)〜5)]。

一方で硬膜外麻酔併用により，肺コンプライアンスの上昇，酸素化能の改善[6)]，有害な交感神経刺激の遮断[7)]，術後横隔膜機能の改善[8)]などの利点もあり，心肺合併症の重症度に応じて硬膜外麻酔の併用を考慮する。

モニタリングおよびルート

ルーチンモニターに加え観血的動脈圧の測定を行う。術前合併症に応じて，1回拍出量変動／脈圧変動などの動的前負荷パラメータ[9)]や中心静脈圧の測定を行う。気腹による術中腹腔内温の低下に対し，膀胱温と咽頭温を測定する。必要に応じて末梢皮膚温，bispectral index（BIS）を追加する。

術中は両上肢が体幹側に固定されるため，母指内転筋での筋弛緩モニターが困難である。

必要なら眼輪筋でのモニタリングを行う。

また同じ理由で，術中の末梢静脈路の追加確保は困難である。十分に滴下する静脈路を確保し，出血の危険性がある症例では静脈路を2本以上確保する。

麻酔導入

通常の急速導入でよいが，胃内の空気が手術操作の妨げとなるので，麻酔導入時の胃内への空気流入を防ぐようにする。十分な前酸素化を行い，マスク換気は低圧で必要最小限とし，筋弛緩が得られたら速やかに気管挿管に移る。気管挿管後，経鼻胃管を挿入し胃内容を十分に吸引する。

手術体位

左側高位および頭低位（トレンデレンブルク位）とする。体幹のずれ防止のため，両上肢は体幹側壁に固定し，両上肢外側および両肩で陰圧型体位固定具（ハグユーバック®）により固定する。両下肢は下腿支持器（レビデーター®）で砕石位とする。術中にアームと下肢が接触しやすいので，下肢の可動範囲を確認しておく。

呼吸管理

気腹および頭低位により腹腔内圧上昇，横隔膜の頭側への挙上，肺コンプライアンス低下，気道内圧上昇，機能的残気量低下，死腔量増加，無気肺形成，酸素化能低下などが生じる。呼気終末陽圧は酸素化能改善や無気肺防止に有効である[10]。

換気モードは容量調節式換気と比較して，圧調節式換気で動的肺コンプライアンスや気道内圧の低下が認められたという報告もあるが，他のパラメータにおいては差がなく[11]，どちらでもよいと思われる。肺に重度の気腫や囊胞性病変がある患者では，圧損傷の原因となる過度な気道内圧の上昇を避ける。

術中は気腹二酸化炭素の吸収や分時換気量の減少などから動脈血二酸化炭素分圧（Pa_{CO_2}）が上昇する。分時換気量上昇により対応するが，気道内圧が大きく上昇する場合は，一般的に45～50 mmHg程度のPa_{CO_2}上昇は許容してもよい。呼気二酸化炭素分圧とPa_{CO_2}との較差が開大する傾向があるので，動脈血液ガス分析を適宜行う。

循環管理

本手術では手術自体の侵害刺激によるカテコールアミンやコルチゾールなどの分泌亢進だけでなく，気腹・頭低位による腹膜伸展などの侵害刺激やストレス反応，気腹・頭低位による直接的あるいは間接的な前負荷・後負荷の変化など，複数の要因によって循環動態の変化が生じる（図4）。

頭低位腹腔鏡下手術における循環動態に関する研究は，ロボット支援腹腔鏡下前立腺根治的摘除術を対象とした研究が多く，また報告により相違点もあるが，通常の心機能の患

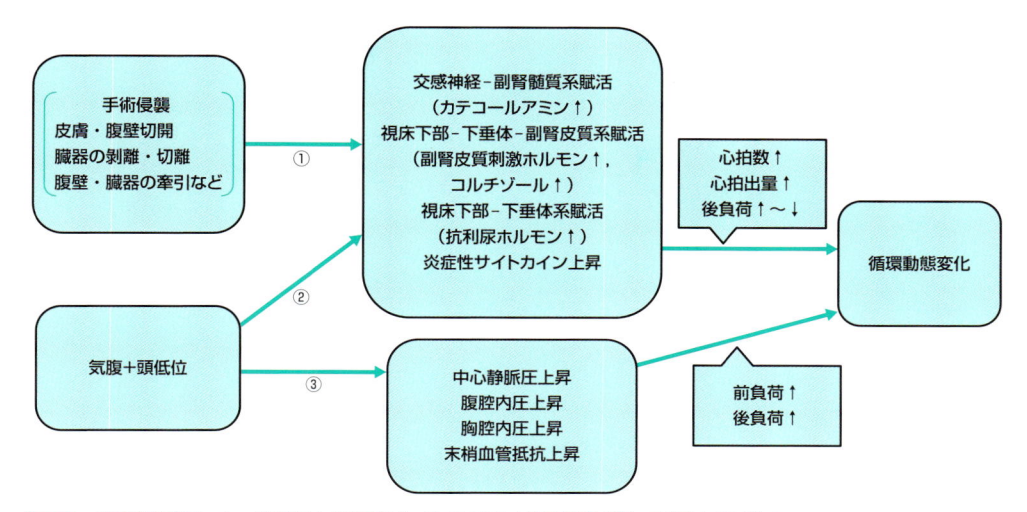

図4 "手術侵襲"と"気腹＋頭低位"それぞれが循環動態に影響を及ぼす

腹腔鏡下手術では開腹手術に比較して，手術創が小さく，また腹壁や内臓を大きく牽引や脱転をしないため，手術侵襲自体による侵害刺激（①）は一般的に小さい．一方で，術中の気腹と頭低位に起因する要素（②＋③）による循環動態変化が加わり複雑となる．

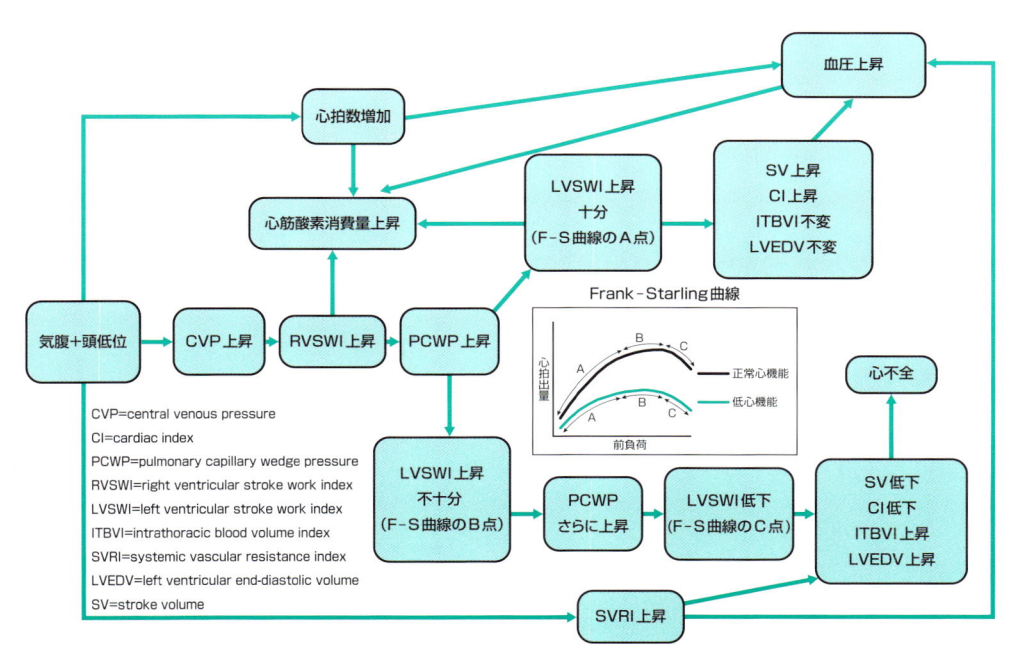

図5 気腹と頭低位による循環動態変化

Shin S, Bai SJ, Rha KH, et al. The effects of combined epidural and general anesthesia on the autonomic nervous system and bioavailability of nitric oxide in patients undergoing laparoscopic pelvic surgery. Surg Endosc 2013；27：918-26 より改変引用

者では大きな問題なく術中循環動態の変動に耐えられる[12)～14)]（図5）．また，これらは経時的に変化することも重要である（図6）．

　術中の血圧上昇に対してはオピオイド鎮痛薬が効果的である．レミフェンタニルは頭低位腹腔鏡手術で，濃度依存性に吸入麻酔薬の交感神経反応遮断最小肺胞濃度（MAC of

IV 消化器外科領域

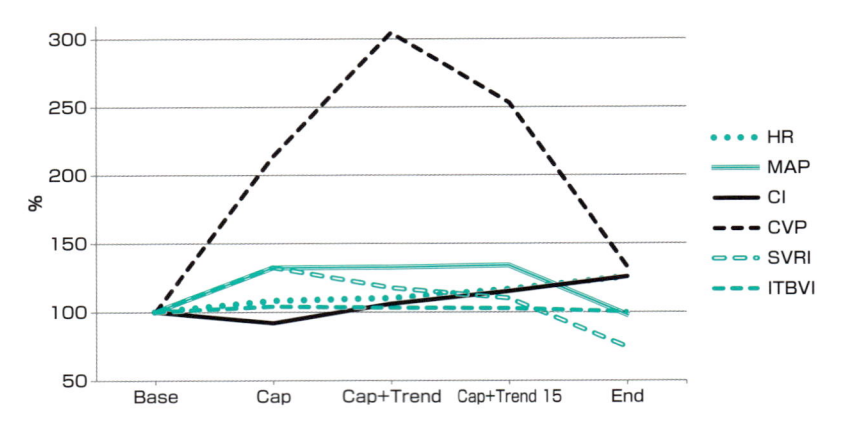

図6 循環動態パラメータの経時的変化

ロボット支援腹腔鏡下根治的前立腺摘除術を対象とした研究（気腹圧は 20 mmHg で導入し 15 mmHg で維持。頭低位は 45 度）。
それぞれのパラメータのベースライン時点を 100％として，その後の変化率を示している。
気腹開始時は SVRI の上昇により，一過性に CI が低下する可能性がある。
SVRI 上昇は血圧上昇の主要因であるが，SVRI は時間経過とともに低下し，手術終了時にはベースラインよりも低下する傾向にある。
このため，手術中の気腹中断や手術終了後の気腹終了・頭低位解除時に血圧が大きく低下することがあり注意を要する。
Base= 麻酔導入後ベースライン，Cap= 気腹確立直後，Cap+Trend= トレンデレンブルク位直後
Cap+Trend 15= トレンデレンブルク位後 15 分，End= 気腹終了・トレンデレンブルク位解除後 5 分
Rosendal C, Markin S, Hien MD, et al. Cardiac and hemodynamic consequences during capnoperitoneum and steep Trendelenburg positioning: lessons learned from robot-assisted laparoscopic prostatectomy. J Clin Anesth 2014；26：383-9 より一部改変引用

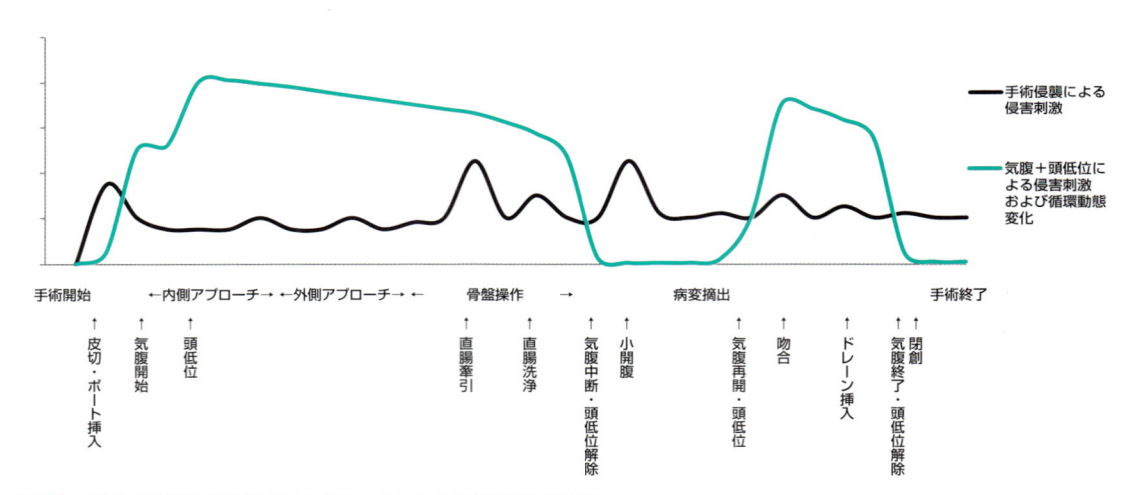

図7 術中循環動態変化に対するオピオイド鎮痛薬の使用

"手術侵襲による侵害刺激" と "気腹＋頭低位による侵害刺激および循環動態変化" の概略をグラフに示す。これらは，実際の手術では明確に分けられない場合もあり，刺激の大きさや大小関係は気腹内圧，頭低位の角度，患者の心機能や動脈硬化の程度，手術内容や出血量などによっても影響を受ける。
これら両方の侵害刺激・循環動態変化に対して漫然と高用量レミフェンタニルを使用するのではなく，変動が大きく手術終了時には 0 となる "気腹＋頭低位による刺激" に対しては調節性の優れたレミフェンタニルで主に対応し，手術後の術後疼痛の原因となる "手術侵襲による刺激" に対しては術後鎮痛で使用するフェンタニルで主に対応するようにすると，より循環動態の安定した術後疼痛の少ない麻酔管理を行うことができる。
術後鎮痛に要するフェンタニルの効果部位濃度はおおむね 1.0～1.5 ng/ml 程度であるが，気腹中断・病変摘出操作時にレミフェンタニルの濃度を大きく下げてみて，鎮痛効果が不十分なようならフェンタニル濃度を底上げしておくとよい。

blocking adrenergic response：MAC-BAR）を大きく低下させ[15]，高用量で術中のストレス反応を抑制する[16]。一方，高用量レミフェンタニルの長時間投与は一般的にオピオイド誘発性痛覚過敏や術後シバリングの原因となるという報告が多い[17)18]。

本手術にて，レミフェンタニルのみで循環動態の安定を得るためには，通常 0.3μg/kg/min 以上の高用量を長時間必要とすることが多く，術後シバリングや強い術後疼痛を来しやすい。そのため当院では，麻酔導入時または手術開始時から target-controlled infusion（TCI）を用いてフェンタニルを併用することで，術中レミフェンタニルを低用量で調節するように努め，フェンタニルによる術後鎮痛にスムーズに移行できるようしている（図7）。

術前高血圧を有し，動脈硬化の強い患者ではオピオイド鎮痛薬のみで気腹・頭低位中の血圧上昇をコントロール困難な場合がある。このような状態は，体血管抵抗の過度の上昇による後負荷上昇が血圧上昇の主な原因であるので，血管拡張薬の投与を行う。

神経筋遮断

特に骨盤腔内の操作においては，腹壁のわずかな緊張でも術野の狭小化を来す。また，アームの高い固定性のため，鉗子類を速やかに体外に抜去することができず，バッキングにより臓器や腹壁の損傷の危険性が高くなる。さらに外科医は拡大・固定されたハイビジョン画像を視野とするため，これまで通常の手術では外科医や麻酔科医が認識してこなかった微細な筋収縮でも手術の妨げとなる。

このため，当院では一定で深い神経筋遮断を目標としてロクロニウムを持続投与し[19]，術後の筋弛緩拮抗をスガマデクスで得ている。

低体温・シバリング対策

本手術では気腹ガス送気による低体温や術後シバリングを来しやすい。温風式加温装置の使用，輸液加温，室温維持などのほか，必要に応じてアミノ酸輸液，少量ケタミン[20]，マグネシウム製剤[21]などの投与を行う。

眼内圧

頭低位により眼内圧は時間依存性に上昇する[22]。周術期失明は非常にまれであるが，重篤な合併症である。特に高齢者は緑内障と診断されていなくても，潜在的な緑内障を有する可能性がある。眼内圧の上昇の程度は，吸入麻酔よりもプロポフォール麻酔のほうが軽度とされている[23]。

術後管理

本手術では，長時間手術，術中体温低下，末梢血管の収縮，高用量レミフェンタニル投与などの理由から，麻酔覚醒時から術直後の過度の血圧上昇や頻脈，シバリングを生じや

すい。積極的な加温や鎮痛に努め，必要時は血管拡張薬の投与を行う。通常は復温および時間経過によって，末梢血管の拡張，血圧や心拍の正常化，シバリング消失が得られる。

術後疼痛対策として，当院ではフェンタニルを年齢・体型などに合わせて 25 〜 50 μg/hr 前後で持続静注している。疼痛時は，持続投与量の 0.5 〜 1 時間相当量のフェンタニルをレスキューで追加投与する。疼痛が改善しなければ，5 〜 10 分間隔で同量を繰り返し追加投与する。必要なら非ステロイド性抗炎症薬（フルルビプロフェン）やアセトアミノフェンを併用するが，相互的に呼吸抑制の危険性があるので他のオピオイド鎮痛薬は併用しない。

本手術は腹腔鏡下消化管手術であること，術後フェンタニル持続静注を施行することから術後悪心・嘔吐を来しやすい。一般的な悪心・嘔吐対策をしっかりと行う。

また，本手術は原疾患の悪性腫瘍，腹腔鏡手術，術中砕石位，長時間手術などの因子から深部静脈血栓症／肺動脈血栓塞栓症の高リスク手術である。当院では，術中・術後の間欠的下肢空気圧迫法のほか，術後出血の危険性が少ない患者では低分子ヘパリンを通常術後 1 日目から使用している。

まとめ：留意すべき重要ポイント

- 本手術の循環動態変化に対し健常な心機能を有する患者では代償性によく耐えられるが，心機能が低下した患者では前負荷・後負荷と心拍出量のバランスに細心の注意が必要である。
- 循環動態変化の原因を"手術による循環動態変化"と"気腹・頭低位による循環動態変化"に分けて考え，前者に対してフェンタニル，後者に対してレミフェンタニルを用いるイメージで麻酔管理を行う。
- 本手術では，特にロボット支援手術操作中の神経筋遮断を通常の腹腔鏡手術よりも深い状態で保つ。

外科医からの要望

静岡県立静岡がんセンター大腸外科　絹笠　祐介

通常の腹腔鏡手術に準じた麻酔で結構だと思いますが，以下の 3 点にご留意いただきたい。

①ロボット手術では術中に体位変換ができず，小腸の排除にとても気をつかっている。胃内に空気が残っていると，頭低位の際に空気が小腸に流れてしまい，リンパ節郭清が困難になる。頭低位にする前に，胃内の空気をしっかり吸引していただきたい。

②通常の腹腔鏡手術と異なり，ポートがアームで完全に固定されている。術中のバッキングはポートの逸脱・皮下気腫のみならず，刺入部の体壁破壊につながるため，ご注意いただきたい。

③通常の腹腔鏡手術よりさらに拡大した視野のもとで手術を行っており，わずかな体動

が手術に影響を及ぼす．下腸間膜動脈根部周囲の神経叢を電気メスで切離する際，筋弛緩が甘いと，これまでの手術では気にならなかったような体壁のわずかな動きが手術操作の妨げになるので，その場合は深めに筋弛緩をかけていただきたい．

● 参考文献
1 ）山口智弘，絹笠祐介. 大腸外科領域 ロボット支援下直腸癌手術. 消化器外科 2014 ; 37 : 43-50.
2 ）絹笠祐介. ロボット手術. 消化器外科 2015 ; 38 : 185-92.
3 ）Joshi GP, Bonnet F, Kehlet H, et al. Evidence-based postoperative pain management after laparoscopic colorectal surgery. Colorectal Disease 2013 ; 15 : 146-55.
4 ）Hübner M, Blanc C, Roulin D, et al. Randomized clinical trial on epidural versus patient-controlled analgesia for laparoscopic colorectal surgery within an enhanced recovery pathway. Ann Surg 2015 ; 261 : 648-53.
5 ）Dewinter G, Van de Velde M, Fieuws S, et al. Transversus abdominis plane block versus perioperative intravenous lidocaine versus patient-controlled intravenous morphine for postoperative pain control after laparoscopic colorectal surgery : study protocol for a prospective, randomized, double-blind controlled clinical trial. Trials 2014 ; 15 : 476.
6 ）Hong J-Y, Lee SJ, Rha KH, et al. Effects of thoracic epidural analgesia combined with general anesthesia on intraoperative ventilation/oxygenation and postoperative pulmonary complications in robot-assisted laparoscopic radical prostatectomy. J Endourol 2009 ; 23 : 1843-9.
7 ）Shin S, Bai SJ, Rha KH, et al. The effects of combined epidural and general anesthesia on the autonomic nervous system and bioavailability of nitric oxide in patients undergoing laparoscopic pelvic surgery. Surg Endosc 2013 ; 27 : 918-26.
8 ）OH YJ, Lee JR, Choi YS, et al. Randomized controlled comparison of combined general and epidural anesthesia versus general anesthesia on diaphragmatic function after laparoscopic prostatectomy. Minerva Anestesiol 2013 ; 79 : 1371-80.
9 ）Chin JH, Lee EH, Hwang GS, et al. Prediction of fluid responsiveness using dynamic preload indices in patients undergoing robot-assisted surgery with pneumoperitoneum in the Trendelenburg position. Anaesth Intensive Care 2013 ; 41 : 515-22.
10）Lee HJ, Kim KS, Jeong JS, et al. Optimal positive end-expiratory pressure during robot-assisted laparoscopic radical prostatectomy. Korean J Anesthesiol 2013 ; 65 : 244-50.
11）Choi EM, Na S, Choi SH, et al. Comparison of volume-controlled and pressure-controlled ventilation in steep Trendelenburg position for robot-assisted laparoscopic radical prostatectomy. J Clin Anesth 2011 ; 23 : 183-8.
12）Meininger D, Westphal K, Bremerich DH, et al. Effects of posture and prolonged pneumoperitoneum on hemodynamic parameters during laparoscopy. World J Surg 2008 ; 32 : 1400-5.
13）Lestar M, Gunnarsson L, Lagerstrand L, et al. Hemodynamic perturbations during robot-assisted laparoscopic radical prostatectomy in 45° Trendelenburg position. Anesth Analg 2011 ; 113 : 1069-75.
14）Rosendal C, Markin S, Hien MD, et al. Cardiac and hemodynamic consequences during capnoperitoneum and steep Trendelenburg positioning: lessons learned from robot-assisted laparoscopic prostatectomy. J Clin Anesth 2014 ; 26 : 383-9.
15）Zou Z-Y, Zhao Y-L, Yang X-L, et al. Effects of different remifentanil target concentrations on MAC BAR of sevoflurane in gynaecological patients with CO2 pneumoperitoneum stimulus. Br J Anaesth 2015 ; 114 : 634-9.
16）Watanabe K, Kashiwagi K, Kamiyama T, et al. High-dose remifentanil suppresses stress response associated with pneumoperitoneum during laparoscopic colectomy. J Anesth 2014 ; 28 : 334-40.
17）Fletcher D, Martinez V. Opioid-induced hyperalgesia in patients after surgery: a systematic review and a meta-analysis. Br J Anaesth 2014 ; 112 : 991-1004.
18）Nakasuji M, Nakamura M, Imanaka N, et al. Intraoperative high-dose remifentanil increases post-anesthetic shivering. Br J Anaesth 2010 ; 105 : 162-7.

19) Martini CH, Boon M, Bevers RF, et al. Evaluation of surgical conditions during laparoscopic surgery in patients with moderate vs deep neuromuscular block. Br J Anaesth 2014 ; 112 : 498-505.
20) Nakasuji M, Nakamura M, Imanaka N, et al. An intraoperative small dose of ketamine prevents remifentanil-induced postanesthetic shivering. Anesth Analg 2011 ; 113 : 484-7.
21) Ryu JH, Kang MH, Park KS, et al. Effects of magnesium sulphate on intraoperative anaesthetic requirements and postoperative analgesia in gynaecology patients receiving total intravenous anaesthesia. Br J Anaesth 2008 ; 100 : 397-403.
22) Hoshikawa Y, Tsutsumi N, Ohkoshi K, et al. The effect of steep Trendelenburg positioning on intraocular pressure and visual function during robot-assisted radical prostatectomy. Br J Ophthalmol 2014 ; 98 : 305-8.
23) Yoo YC, Shin S, Choi EK, et al. Increase in intraocular pressure is less with propofol than with sevoflurane during laparoscopic surgery in the steep Trendelenburg position. Can J Anesth 2014 ; 61 : 322-9.

江間　義朗，玉井　直

Ⅳ 消化器外科領域

経口内視鏡的筋層切開術

はじめに

　近年登場した食道アカラシアに対する新しい術式である経口内視鏡的筋層切開術（peroral endoscopic myotomy：POEM）は，従来の腹腔もしくは胸腔からアプローチする術式とは異なり，体表に創を作らない低侵襲手術である．麻酔は全身麻酔となるが，疾患特性上の問題として麻酔導入時の誤嚥があり，術中の問題としては縦隔気腫や気胸，気腹などがある．そこで本項では特に，麻酔導入時の誤嚥対策および術中の呼吸不全対策に関して概説する．

疾患と手術の概要

　食道アカラシアは，嚥下時の下部食道括約筋の弛緩不全とそれによる下部食道内圧上昇を特徴とする疾患である．嚥下困難を主症状とし，進行すれば胸痛や口腔内逆流，誤嚥性肺炎，体重減少，低栄養を来す．治療法は薬物療法，ボツリヌス毒素注入法，バルーン拡張法，鏡視下（胸腔鏡または腹腔鏡）筋層切開術などがあり，従来の標準術式は腹腔鏡下筋層切開術である．
　POEMは2008年9月に井上ら[1]によってヒトでの第1症例が施行された．以来，世界中で5,000症例以上が施行されており，体表に創を作らない低侵襲手術であることに加えて治療成績の良さでも注目を集めている[2]．手術はすべて経口内視鏡的に行われる．中部食道に粘膜下局注を行い約2cmの縦切開を行った後，内視鏡を粘膜下層に挿入して胃食道接合部より3cm胃側まで粘膜下トンネルを作製する．粘膜切開部より3cm肛門側から内輪筋のみを切開して行き外縦筋は温存する．胃食道接合部より2cm胃側まで切開を進め全長10cmの内輪筋切開となる．最後に止血クリップを用いて粘膜切開部を閉鎖する（図1）[1)5)]．従来の腹腔鏡下筋層切開術よりも長い筋層切開を行うことができるため，

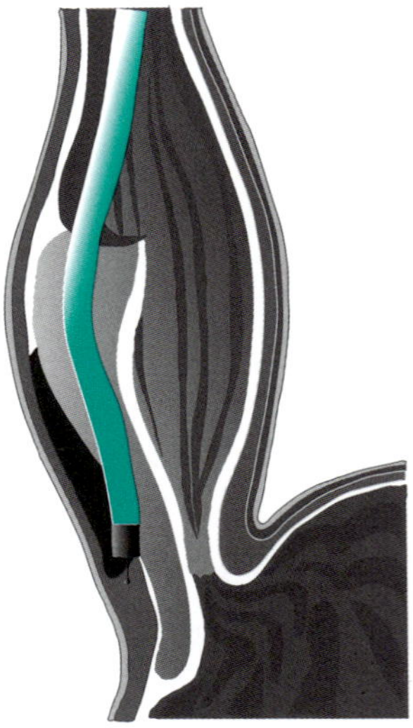

図1　POEM の図解
中部食道から粘膜下トンネルを介して，内輪筋のみを胃側2cmまで切開。
井上晴洋，池田晴夫，細谷寿久ほか．食道アカラシアに対する新しい内視鏡的根治術 POEM．日消誌 2012；109：728–31 より改変引用

食道のびまん性攣縮を来している場合にはより有効との報告がある[4]。

術前管理

　食道アカラシアでは術前の誤嚥対策が特に重要である。噴門より口側の食道内に残渣が貯留するため，軽度の鎮静でも容易に口腔内逆流を来す。進行例では，普段の睡眠時にも口腔内に残渣が逆流して慢性的な誤嚥を引き起こすこともある[5]。そのため，原則として前投薬は使用しない。導入時の誤嚥を予防するためには導入時にいかに食道内を空にするかがポイントとなり，方法としては，術直前に内視鏡で残渣を吸引する[1,3]，胃管で吸引する[5]，通常より長く絶飲食時間を設ける[6]，などがある。内視鏡で吸引する方法がもっとも確実だと考えられるが，施設によっては施行が困難である場合やその際に前投薬を使用すると，むしろ誤嚥のリスクを増やす可能性も指摘されている[6]。

　術前の絶飲食指示が重要であることはいうまでもないが，絶飲食の時間に関しては不明瞭である。36時間の絶飲食では貯留物が除去できなかったという報告[5]や，24時間の絶飲食後の食道内視鏡所見で37%に固形物の貯留を認めたという報告[7]がある。一方，術前評価の食道内視鏡所見で残渣が多い場合は術前3～5日間，そうでない場合は術前2日間を清澄水の摂取のみとし，一晩絶飲食とすることで残渣もなく誤嚥も生じなかったという報告がある[6]。結論は出ないが，直前の内視鏡による吸引を行わない場合，少なくとも一般的な全身麻酔時の絶飲食指示では不十分であることは間違いない。術前評価の内視鏡所見なども加味し，術者と協議のうえで絶飲食時間を決定する。

　直前の内視鏡による吸引が行えない場合は，覚醒下での胃管による吸引を考慮する必要がある。ただし，胃管で食道内残渣がすべて吸引できている保証はないため，full stomach に準じた対応として迅速導入を考慮すべきである。そのためにも必要十分な気道確保困難の評価を行い，必要に応じて各種気道確保デバイスを準備するとともに，誤嚥した場

合は即座に吸引できるようにしておく。

術中管理

　全身麻酔時の一般的なモニター〔心電図，動脈圧測定（非観血的または観血的），パルスオキシメータ，カプノメータ，体温，換気量モニターなど〕を用いる。後述するように，手術の進行に応じて高率に二酸化炭素貯留を来し，換気設定の変更が必要になる場合が多いため，特にカプノメータや換気量モニターは重要である。

　全身麻酔の導入法に関して確立した方法はない。ただし，軽度の鎮静で口腔内逆流を来す危険性を考慮すると，導入に時間を要するのは好ましくないと考えられるため，よほどの理由がないかぎり緩徐導入は行わない。前述の誤嚥のリスクに応じて急速導入または迅速導入を行う。気道確保困難が強く疑われた場合には意識下挿管も考慮する。導入時は頭高位とし輪状軟骨圧迫を行う。ただし，術直前に内視鏡で食道内を吸引し残渣がないことを確認していれば，輪状軟骨圧迫は必ずしも必要ないかもしれない[7]。セボフルランもプロポフォールも健常人の食道括約筋への影響はほとんどない[8,9]が，アカラシアでの検討を行った報告はなく，吸入麻酔か全静脈麻酔かの選択は習熟した方法を用いればよいと考えられる。手術体位は仰臥位が一般的だが，施設によっては左側臥位の場合もある[10]。気管チューブ近傍で内視鏡操作が行われるため，屈曲閉塞しないように気管チューブはらせん入りチューブを用い，内視鏡の出し入れで事故抜管を起こさぬよう，厳重に固定する。また，術操作の妨げにならないように気管チューブおよび蛇管が干渉しないことを確認する。後述する気腹時の対応として，脱気のための腹壁穿刺を行う可能性があるため，術中に上腹部が観察できるようにしておく必要がある。

　粘膜下トンネルを作製した後，内輪筋切開が始まると外縦筋を通して内視鏡からの送気が縦隔内，時に胸腔内に漏出する。また，しばしば胃の全層切開となるため，その場合は腹腔内への送気から気腹を呈する。したがって，術中は重篤な縦隔気腫および緊張性気胸を予防するため，必ず気管挿管のうえ陽圧換気で呼吸管理を行う。送気に用いるガスは空気塞栓の予防および胸腔，腹腔に漏出したガスの速やかな吸収を目的に，必ず二酸化炭素を用いる。二酸化炭素の送気に伴って二酸化炭素の貯留，縦隔気腫，皮下気腫，気腹が高率に生じる[2]。ほとんどの場合，人工呼吸器の換気設定の変更で対応可能であるが，一方で送気量が多い場合は，急激な気胸，気腹から胸腔内圧，腹腔内圧が上昇し呼吸不全や循環不全，腹部コンパートメント症候群を呈する可能性がある（図2）。特に，急激な気道内圧の上昇や肺コンプライアンスの低下を生じた場合は気腹を呈している可能性が高い[6]。換気不全を来した場合は，速やかに術者に手技（送気）を止めてもらい，可能なら胃内のガスを吸引してもらう。麻酔科医は浅麻酔による腹壁の緊張，二酸化炭素産生増加を否定するため，麻酔深度を十分に保ち筋弛緩薬の追加投与を行い，そのうえで呼吸・循環の維持に専念する。一般に気腹で用いる二酸化炭素は，気腹終了後1時間で吸収されるため，送気中止後は比較的速やかに改善する[11]。しかしながら，換気不全により酸素化が維持できない場合や改善に乏しい場合は，術野所見や腹部膨満の所見をもとに腹壁穿刺を行う。それでも改善が見られない場合は，頻度は低いものの緊張性気胸を疑い胸部X線

IV 消化器外科領域

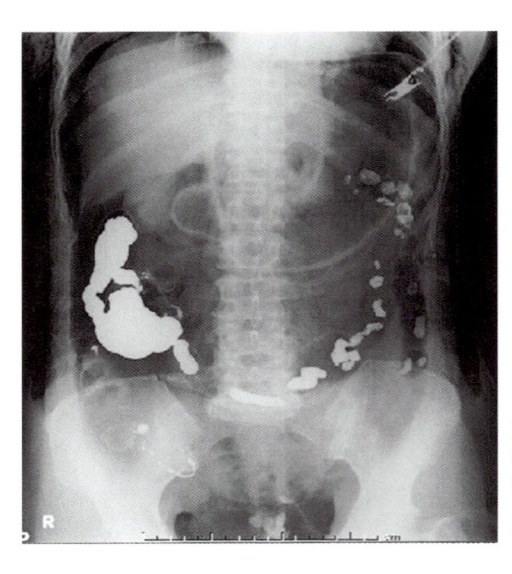

図2　気腹時の腹部X線写真
POEM術中に換気不全となり腹部X線写真を撮像したところ，著明な腹腔内遊離ガスおよび消化管ガス像を認めた（結腸内の造影剤は術前に用いたものが残存）。

写真を撮像し，気胸が原因であれば胸腔ドレーンの挿入を考慮する[2]。その他，肺塞栓や誤嚥などの鑑別を進めつつ呼吸・循環の維持に努め，安定すれば送気を可及的に減量してもらいながら手術を再開する。

術後管理

　術後は胸腹部X線写真で縦隔気腫，気胸，気腹の有無を確認する。約20%の症例で縦隔，胸腔，腹腔に気腫像を認めるという報告がある[12]。ほとんどの症例で侵襲的な処置は不要であり，手術室で抜管可能である。ただし，胸腔や腹腔への貯留ガスが多く，呼吸状態や循環不動態が不安定な場合は抜管を急がず，二酸化炭素の吸収を待って再評価する。改善に時間を要すると判断した場合は，改善するまで集中治療室で厳重に呼吸・循環動態をモニタリングし抜管するか，胸腔ドレーンの挿入や腹腔穿刺を考慮する。

　施設によって違いあるが，消化管造影や内視鏡で消化管外への漏出がないことを確認した後，飲水開始は24時間以内，固形物の摂取までは7日前後を要することが多いようである[6,10,12]。

　体表に創はないものの，術後疼痛（主に心窩部痛）や嘔気は無視できない問題である。特に術後急性期の疼痛は強く腹腔鏡下筋層切開術と比較して術後1日目のペインスコアがPOEMで有意に高く，有意ではないものの術当日のモルヒネ必要量もPOEMのほうが多かったという報告がある[2]。疼痛に対してはアセトアミノフェンや非ステロイド性抗炎症薬，オピオイドなどを使用して鎮痛に努める。嘔気に対してはメトクロプラミドなどの制吐薬を用いる。

　その他，急性期の重篤な合併症として縦隔炎を生じることがあるため，セフェム系を中心とした抗菌薬投与を3日間前後継続する[2]。

まとめ：留意すべき重要ポイント

- POEM は，従来の食道アカラシアの標準的治療である腹腔鏡下筋層切開術と比較して低侵襲で成績も劣らないことから，今後の食道アカラシアに対する標準術式となりうる。
- 全身麻酔を施行するうえで問題となるのは，導入時の誤嚥対策と術中の換気不全への対応である。
- 導入時の誤嚥を予防する確立した方法はなく，導入前に内視鏡や胃管を用いて食道内を吸引する方法や，通常より長く絶飲食時間ととる方法がある。術前に術者とよく協議し，十分な対策を講じる必要がる。
- 術中に換気不全が生じた場合，人工呼吸器の換気設定変更のみで対応可能なのか，腹壁穿刺などの処置が必要なのかを麻酔科医は素早く判断し，術者と協議して可及的速やかに対応しなければならない。そのためには，麻酔科医も術式に対する十分な理解が必要である。
- 低侵襲手術である一方，一歩間違えると誤嚥性肺炎や急性呼吸不全などに陥る危険性があることを理解する。また，術後痛も決して看過できない問題である。低侵襲の術式を低侵襲のまま完結させるために，術前，術中，術後において麻酔科医が関与する部分は決して小さくはない。

術者からの要望

大分大学医学部消化器内科学講座　小川　竜，村上　和成

　POEM は粘膜を温存し，粘膜下層にトンネルを作製した後に筋層切開を行う。筋層切開は内輪筋切開を行い，外縦筋は原則温存する。しかし，外縦筋は非常に疎な筋線維であり，容易に縦隔内に air（二酸化炭素）漏れを生じる。外縦筋も切開され，全層切開となることもある。縦隔気腫・気胸予防のため，内視鏡送気は二酸化炭素であること，全身麻酔下の気管挿管・陽圧換気が必要不可欠である。

　筋層切開は食道胃接合部を越えて胃側も行う。前述と同様の理由で，腹腔内に air 漏れを生じ気腹となることがある。気腹は程度により換気不全やコンパートメント症候群の原因となるが，術者はどうしても内視鏡画面だけに集中してしまいがちである。換気不良により，初めて気腹に気づくこともあり，適宜，換気状態などを教えていただけるとありがたい。

　食道アカラシアは食道内に食物残渣が貯留する病態であり，気管挿管時に誤嚥のリスクが高い。当院では手術直前に内視鏡で残渣を吸引するなどの対応をしているが，全身麻酔導入時には必ず確認が必要と考える。

IV 消化器外科領域

●参考文献

1) 井上晴洋，池田晴夫，細谷寿久ほか．食道アカラシアに対する新しい内視鏡的根治術POEM．日消誌 2012；109：728-31．
2) Stavropoulos SN, Desilets DJ, Fuchs K-H, et al. Per-oral endoscopic myotomy white paper summary. Surg Endosc 2014；28：2005-19.
3) Inoue H, Minami H, Kobayashi Y, et al. Peroral endoscopic myotomy (POEM) for esophageal achalasia. Endoscopy 2010；42：265-71.
4) Kumbhari V, Tieu AH, Onimaru M, et al. Peroral endoscopic myotomy (POEM) vs laparoscopic Heller myotomy (LHM) for the treatment of type III achalasia in 75 patients: a multicenter comparative study. Endosc Int Open 2015；03：E195-201.
5) 日高帯刀，吉嶺孝和，竹原哲彦ほか．手術後に食道アカラシアが判明した患者の麻酔経験．日臨麻会誌 2001；21：49-52．
6) Yang D, Pannu D, Zhang Q, et al. Evaluation of anesthesia management, feasibility and efficacy of peroral endoscopic myotomy (POEM) for achalasia performed in the endoscopy unit. Endosc Int Open 2015；03：E289-95.
7) Tanaka E, Murata H, Minami H, et al. Anesthetic management of peroral endoscopic myotomy for esophageal achalasia: a retrospective case series. J Anesth 2014；28：456-9.
8) Kohjitani A, Shirakawa J, Sato E, et al. Effects of sevoflurane and enflurane on lower esophageal sphincter pressure and gastroesophageal pressure gradient in children. J Anesth 1999；13：1-7.
9) Turan A, Wo J, Ksuya Y, et al. Effects of dexmedetomidine and propofol on lower esophageal sphincter and gastroesophageal pressure gradient in healthy volunteers. Anesthesiology 2010；112：19-24.
10) Stavropoulos SN, Modayil RJ, Savides T, et al. The International Per Oral Endoscopic Myotomy Survey (IPOEMS): a snapshot of the global POEM experience. Surg Endosc 2013；27：3322-38.
11) Joris JL, Chiche J-D, Lamy ML. Pneumothorax during laparoscopic fundoplication: diagnosis and treatment with positive end-expiratory pressure. Anesth Analg 1999；81：993-1000.
12) Ponsky JL, Marks JM, Pauli EM. How I do it: per-oral endoscopic myotomy (POEM). J Gastrointest Surg 2012；16：1251-5.

大地　嘉史，北野　敬明

IV 消化器外科領域

経頸静脈肝内門脈大循環短絡術

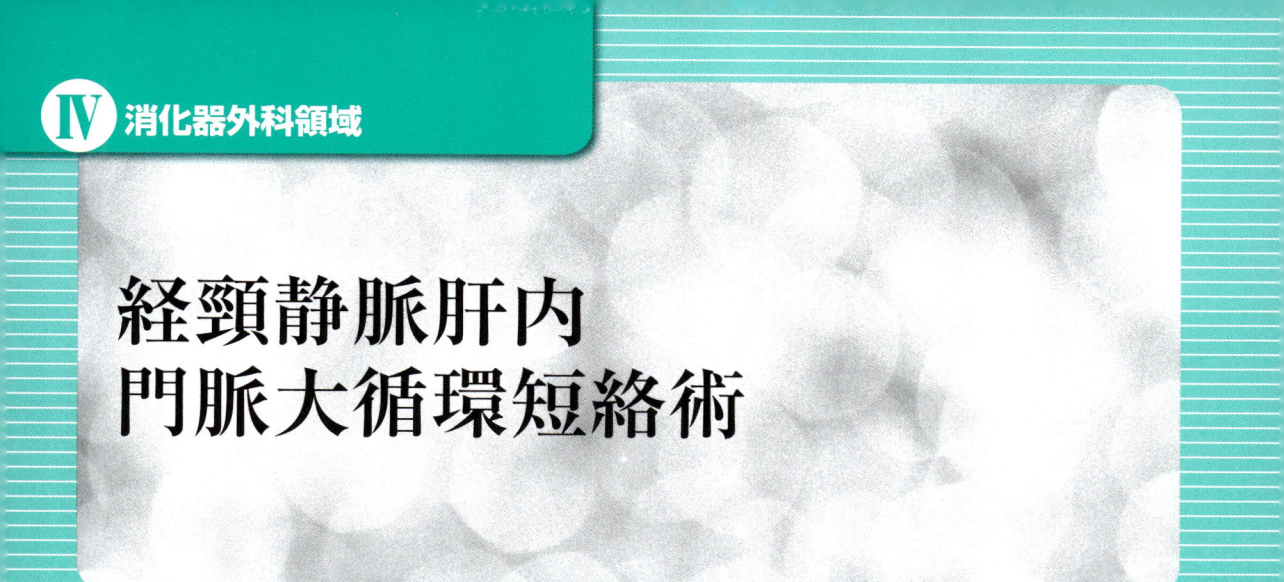

はじめに

　経頸静脈肝内門脈大循環短絡術（transjugular intrahepatic portosystemic shunt：TIPS）の麻酔は患者の病態の知識が要求され，手術後の循環の変化についても熟知しておく必要がある。日本国内でこの手技を行っている施設は5施設のみであり，全身麻酔で行われることは少ないと思われるが，術前評価，術中管理，術後管理で留意する点は多く，要望にすぐに対応できる準備が必要である。

疾患と手術の概要

TIPS が対象となる疾患と手術の概要

　対象は，肝硬変によって正常の門脈－体血流が閉塞され，門脈圧が上昇した病態であり，それに対して門脈圧を下げることを目的とした治療法である。門脈血流を肝静脈に迂回させて右心房へ戻すことが目標であり，内頸静脈から経皮的にカテーテルを挿入し，肝実質を貫き下大静脈と門脈をステントを用いてバイパスする。肝内幹をまたぐ伸張性の金属ステントあるいは他の合成ステントでシャントの開通を維持する。

　TIPSの初めての臨床報告症例は1982年であり[1]，その後 Richter ら[2]がステントを応用した。日本では1992年に山田ら[3]が最初の成功症例を報告した。2003年4月に先進医療技術第1項として告示され，現在は先進医療Aに分類されている。2016年3月まで先進医療を継続するが，その時点で保険適用すべきかどうか検討される。日本では大阪市立大学，金沢大学，日本医科大学，昭和大学，千葉大学の5施設が実施している。厚生労働省発表資料によると2012年度の全国実績では年間実施人数14件であり，1人あたり平均先進医療費は448,334円，平均入院期間は44.6日であった。

IV 消化器外科領域

TIPSの適用と禁忌

　主な適用は難治性の静脈瘤出血や難治性腹水または難治性肝性胸水である。海外では肝移植までのつなぎとしてしばしば施行される。肝臓の状態を表すのに，Mayo Clinicで開発されたMELD（あるいはMESLD：Model for End-Stage Liver Disease）あるいはMELD-Na scoreというものがあり，TIPS後の短期予後を予測する指標として簡便で優れている。MELDは15点以上は肝移植が推奨されているが，高値であると元来の院内3カ月死亡率も高く[4]，TIPSを受ける患者はこのMELD値が低い患者が対象となる。TIPS後の3カ月死亡は，MELD値17以下に比較して18以上では有意に高く，難治性腹水に

表1　MELD値による3カ月院内死亡率とTIPS後の3カ月死亡率

MELD値	3カ月院内死亡率	MELD値	TIPS後の3カ月死亡率
≧40以上	71.3%	≧25	65.5%
30～39	52.6%		
20～29	19.6%	18～24	34.8%
10～19	6.0%	11～17	16.0%
<9	1.9%	≦10	0%

表2　経頸静脈肝内門脈大循環短絡術の適用と禁忌

適用
　内視鏡的治療もしくは薬物治療に抵抗性を有する食道静脈瘤もしくは胃静脈瘤
　門脈圧亢進症性胃腸症
　難治性腹水または難治性肝性胸水
　肝静脈性流出路閉塞の門脈減圧（バッド・キアリ）
　肝腎症候群
　MELDあるいはMELD-Naの低値（注）

禁忌
　絶対禁忌
　　右心不全
　　多嚢胞性肝疾患（たいてい多嚢胞腎をもち，手技的にも困難）
　　重篤な肝不全

　相対禁忌
　　全身感染症
　　内科的治療で制御困難な肝性脳症
　　血管に富んだ肝腫瘍
　　門脈血栓症

注）MELD（MESLD：Model for End-Stage Liver Disease）
MELD score＝（0.957×ln（血清クレアチニン値（mg/dl））＋0.378×ln（血清ビリルビン値（mg/dl））＋1.120×ln（INR）＋0.643）×10
MELD-Na score＝［MELD］－血清Na値（mEq/l）－［0.025×MELD×（140－血清Na値（mEq/l）］＋140
透析歴（前週に2回以上の透析または24時間以上のCVVHDを受けたか）がある場合はクレアチニン値は4mg/dlとする。
MELDやMELD-NaはMayo Clinicやアメリカ移植ネットワークなどのweb siteで数値を入力すると自動計算される。

対し行った TIPS は静脈瘤出血に対し行った場合より生存率が低い[5]。われわれの施設では MELD score 18 未満を基本的な適用症例とし，MELD-Na score15 以下の症例では TIPS 後3カ月未満の早期死亡はない[6]（表1）。

絶対的禁忌の中に多発囊胞性肝疾患が含まれるのは，肝機能の問題よりも多発囊胞腎を合併することが多いことと，大きな囊胞により手技的にも困難であることによる[7]（表2）。

術前管理

TIPS 患者はたいてい，肝障害に起因する多臓器の疾患を有し，術前評価は重要である[7]。

心臓の評価

肝硬変心筋症：心拍出量は非常に多いが，新生血管や静脈瘤を経由して心臓へ血流が戻り前負荷が増大している。安静時の左室駆出率は正常でも，正常の Staring 曲線上になく前負荷が増加しても圧が上昇しない。

QTc が延長していることが多い。心室頻拍（toursade de pointes を含む）や心室細動といった致死的不整脈に悪化することがある。

肺の評価

1）換気，酸素化の障害：腹水，胸水による圧迫性無気肺
2）門脈肺症候群：静脈血が肺毛細血管を通過せずに肺内の静脈瘤を経由してシャントを生じ低酸素血症を呈すると信じられている。正確な機序は不明。発生頻度は少ない。
3）肺高血圧：TIPS 後は肝静脈から戻る血流が増加し右室は充満して右心不全となる。術前の心臓超音波エコー検査で，収縮期圧 60 mmHg に達するような肺高血圧症例は適用から外す。

肝性脳症の評価

TIPS 後は，門脈血は肝臓を通らずにバイパスするため肝性脳症悪化の可能性がある。

末期肝疾患ではアンモニアがグルタミン酸に分解されてアストロサイトに蓄積して細胞の膨化が起こる。正常で生じる代謝産物も中枢神経系に蓄積し肝性脳症を増強する。ラクツロースは腸管運動を促進してタンパク／アンモニアの吸収が減少する。

凝固障害の評価

肝依存性の凝固因子Ⅹ，Ⅸ，Ⅶ，Ⅱが減少している。
血小板減少：門脈圧亢進による二次的な血小板捕捉。
線溶の亢進：循環プラスミノーゲン

protein Cの活性上昇：バッド・キアリ症候群やステントの反復閉塞を来す。

腎臓の評価

　肝腎症候群：門脈圧亢進による内臓血液の停滞，動脈系のハイポボレミア，レニン-アンギオテンシン-アルドステロン系・交感神経系の賦活により腎障害をもたらす。

　透析が必要な重症腎不全では，腎不全患者に準じた注意が必要となる。

　希釈性低ナトリウム(Na)血症（腹水貯留に合併する）。水制限と，Naの慎重な補正を行う。

術中管理

手術の流れ

　まず，超音波エコーで左右の内頸静脈の開通を確認することが推奨されている。

　通常，頸部の適切な穿刺部位に局所麻酔し，セルジンガー法で右内頸静脈から12Frシースを挿入する。X線透視下に穿刺セット（Rösch-Uchida Transjugular Liver Access Set：Cook Medical社製）を右肝静脈まで挿入する。続いてセット内の金属カニューレを反時計回りに約90度回転させ，右肝静脈の前下方を走行する門脈右枝に向けて穿刺針を肝実質内に進める。逆血や造影剤の注入で門脈が穿刺されたことを確認した後，ガイドワイヤー，続いて経皮的血管形成術用バルーンカテーテルを門脈内に挿入し，バルーンを拡張させて肝静脈と門脈の間に短絡路を作製する。

　肝静脈から門脈への穿刺は，術前の3D-CT画像による血管解剖の把握，大腿動脈より肝動脈内にマーカーとしてガイドワイヤーを挿入しておきグリソン鞘の位置の把握，正面・

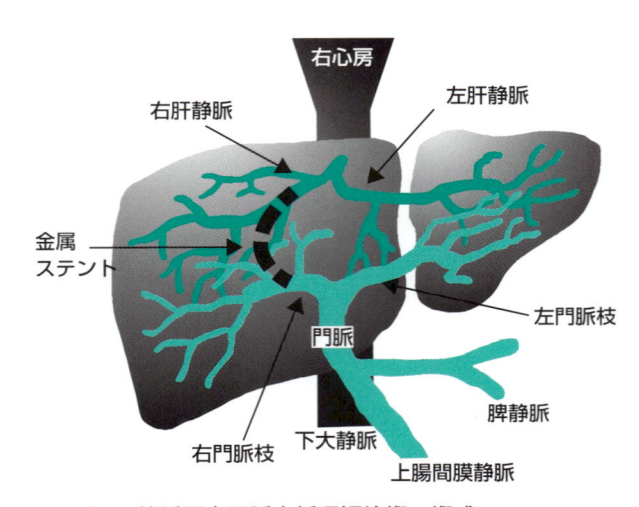

図1　経頸静脈肝内門脈大循環短絡術の術式のシェーマ
右肝静脈と右門脈枝に短絡路を作製し，そこにステントを留置する。

側面の同時透視を行うことで，通常1〜5回の手技で門脈への穿刺が達成される[6]。右房圧－門脈圧較差が12 mmHg以上あれば，決定的なシャントが形成される。最後に短絡路に金属ステントを挿入・留置して計2〜3時間で終了する（図1）。

麻酔法

われわれの施設では局所麻酔で，バルーン拡張時のみ少量のフェンタニルで鎮痛している。

欧米では，禁忌でないかぎり9割以上が全身麻酔で行われる。ほとんどの操作が術者が患者の頭側に立って行われ，ドレーピング後は血管内カニュレーションのためしばしば頭部が動かされるので，気管挿管が基本である。また，麻酔科医は暗くされた部屋で，患者へのアクセスが限られた狭く遠い場所に位置して作業条件は悪く，気道と静脈路の安全確保は必須である。

デスフルランが生体内代謝が0.02％と少なくwash outも速いので用いられる。筋弛緩薬はシスアトラクリウムは日本にないので，ロクロニウムを用いてスガマデクスで確実に拮抗する。あまり痛みは伴わないので，術中は低用量のレミフェンタニルのみで十分と思われる。

腎機能障害があれば，腎代謝に依存する麻酔薬も避ける。自由水の排泄能が低下しており，過剰輸液は術前からの低Na血症をさらに悪化させ脳症の悪化をもたらすので，晶質液輸液は最少量とする。大量の造影剤の使用は腎機能障害を招く。

術中の危機的なイベントの頻度は低いが，腹腔内出血や胆道出血など穿刺に伴うものがあり，被膜裂傷，肝静脈裂傷，門脈破裂による出血の報告[8]や，シースを右内頸静脈から下大静脈へ進めるときの除細動を要する心室細動や頻拍性心房細動の発生[9]がある。凝固障害や代謝障害を合併しており，急性出血では循環の安定が重要であり，輸血を準備する。誤嚥対策も重要である。

不整脈の発生や出血に対処するために，必要に応じ動脈圧モニタリングの追加や麻酔導入前に経皮ペーシングパッドを装着しておく。

術後管理

手技の成功率は90％以上である。難治性腹水に対する有効率は51〜84％で，腹水穿刺排液術と比べ腹水の再貯留が有意に低く，患者の生活の質（quality of life：QOL）改善を図ることができる。

難治性食道静脈瘤に対するTIPSでは術後の再出血率は9〜24％で，内視鏡的治療より有意に低い。

術後の肝性脳症は，23〜61％に発生するが，大部分はラクツロースなどの内科的治療で経過観察され，通常数日で戻る。

短絡路の狭窄に対しては経皮的血管形成術（percutaneous transluminal angioplasty：PTA）用バルーンカテーテルによる血管拡張やステントの追加留置で対処可能であるが，polytetrafluoroethyleneでコーティングしたステントでは，再介入操作を44％から13％

に低下させる[10]。

肺水腫，敗血症の発生など，術中の予期せぬイベントによっては集中治療室での管理が必要になる。

> **まとめ：留意すべき重要ポイント**
> - TIPSは，門脈圧亢進症に起因する難治性肝性胸腹水や難治性食道静脈瘤などに対して有効である。
> - 適用症例をMELDやMELD-Naで選別し，心臓，肺，腎，凝固系，脳症の術前評価を適切に行う。
> - 全身麻酔で行う場合は，操作が始まると患者にアクセスすることは困難になるので，気管チューブ，輸液路を確実に保全する必要がある。
> - 使用する麻酔薬は肝代謝の少ないデスフルランが適し，オピオイドの使用は少量にとどめる。
> - 輸液は制限するが，不意な出血の可能性はあり，輸血の対応策は必要である。

外科医からの要望

大阪市立大学大学院医学研究科 放射線診断学・IVR学／放射線腫瘍学　羽室　雅夫

《当科におけるTIPSについて》

TIPSの対象はほぼ肝硬変患者であり，当科では全身麻酔によるリスクを考慮して原則的に局所麻酔と鎮痛薬のみの覚醒下で手技を施行している。鎮痛処置としては肝静脈－門脈間の短絡路をバルーンカテーテルで拡張する際に生じる激痛に対して直前にクエン酸フェンタニル約1 ml（50 µg）を静注している。しかし，十分な除痛が達成できない場合や，大量腹水のため術中の長時間仰臥位による苦痛に耐えかねる患者も時に見られる。手技の完遂，および患者の治療に対する満足度向上のためには，肝機能障害を増悪させることなく十分な鎮痛や鎮静を図ることが重要であり，可能なかぎり麻酔科医の助言・協力のもとでTIPS手技を行うことが望ましいと考える。

● 参考文献

1) Colopinto RF, Stronell RD, Brich SJ, et al. Creation of an intrahepatic portosystemic shunt with a Grüntzig balloon catheter. Can Med Assoc J 1982 ; 126 : 267-8.
2) Richter GM, Noeldge G, Palmaz JC, et al. Tranasjugular intrahepatic portocaval stent shunt: Preliminary clinical resuls. Radiology 1990 ; 174 : 1027-30.
3) 山田龍作，佐藤守男，岸　和史ほか．経皮的肝内門脈静脈短絡術（TIPS）の経験．日本医学放射線学会雑誌 1992 ; 52 : 1328-30.
4) Wiesner R, Edwards E, Freeman R, et al. Model for end-stage liver disease (MELD) and allocation of donor livers. Gastroenterology 2003 ; 124 : 91-6.

5）Ferral H, Gamboa P, Postoak DW, et al. Survival after elective transjugular intrahepatic portosystemic shunt creation: prediction with model for end-stage liver disease score. Radiology 2004 ; 231 : 231-6.
6）西田典史. 経頸静脈肝内門脈大循環短絡術（TIPS）の実際. 日本醫事新報 2014 ; 4688 : 54-5.
7）Scher C. Anesthesia for transjugular intrahepatic portosystemic shunt. Intern Anesthesiol Clin 2009 ; 47 : 21-8.
8）Peck-Radosavljevic M. Review article: coagulation disorders in chronic liver disease. Aliment Pharmacol Ther 2007 ; 26 (suppl 1) : 21-8.
9）Kam PC, Tay TM. The role of the anesthetist during the transjugular intrahepatic porto-systemic stent shunt procedure (TIPPS). Anaesth Intensive Care 1997 ; 25 : 385-9.
10）Steib A, Collange O. Anesthesia for other endovascular stenting. Curr Opin Anaesthesiol 2008 ; 21 : 519-22.

西川　精宣

V 婦人科・泌尿器科領域

- 高周波切除器を用いた子宮腺筋症核出術
- 腹腔鏡下仙骨膣固定術
- 腹腔鏡下広汎子宮全摘術
- ロボット支援腹腔鏡下婦人科手術
- 腹腔鏡下膀胱尿管逆流防止術
- 後腹膜リンパ節転移に対する腹腔鏡リンパ節郭清術
- ロボット支援腹腔鏡下前立腺切除術
- ロボット支援腹腔鏡下腎部分切除術
- ロボット支援腹腔鏡下膀胱全摘術

Ⅴ 婦人科・泌尿器科領域

高周波切除器を用いた子宮腺筋症核出術

はじめに

　高周波切除器を用いた子宮腺筋症核出術は，"子宮腺筋症の症状軽減と再発防止のためには病巣を遺残なく除去しなければならない一方で，術後の妊娠率を高めて妊娠中の安全性を確保するには，なるべく厚く筋層を残して子宮腔を広く保ちたい"という，相反する要素の兼ね合いのなかで編み出された手法の一つである[1]。特異的な周術期管理法はないが，注意点がいくつかある。

疾患と手術の概要

　子宮腺筋症は"筋線維の過形成などにより肥厚した子宮筋層内に，子宮内膜の腺構造物がみられる疾患"と定義され，その発生原因はいまだ明らかにされていない[2]。卵巣ホルモンに依存して経年的に進行し，好発年齢は生殖期年齢を超えた40〜50歳代と考えられてきたが，近年の晩婚化による卵巣ホルモン曝露年数の増加や画像診断能力の向上などにより，より若い年齢帯で診断されるようになり，不妊との関連も指摘されている[2]。

　主な症状は痛み，過多月経である。治療法は保存療法と手術療法に大別される。以前は生殖期を過ぎた患者が多く，子宮温存は難度が高く再発の恐れがあったこと，全摘術は症状を完全に解決できる手段であることから，手術療法の第一選択は子宮全摘術であった。しかし近年，出産希望年齢帯に診断される機会が増え，不妊との関連もあることから，妊娠を目的とした治療法が求められるようになった。しかし，子宮腺筋症では，病的組織が正常筋層内に境界なく浸潤するため，子宮筋腫のように正常筋層と病的組織の境界を鈍的に剝離して核出することはできない[1]。また，子宮腺筋症摘出後妊娠では，子宮破裂，癒着胎盤や産科出血などの産科的合併症の頻度が高く，なかでも子宮破裂の頻度が異常に高い（6〜12％）ことが明らかにされている[3]。そこで，冒頭に述べたジレンマのなかで術

式を編み出す努力が続けられている。

　高周波切除器は切除と凝固が同時に可能であることから核出術に用いられるようになった。リング状の導子を用い，婦人科医が腺筋症組織の局在を指で探りながら病巣を削除（電除）する[3)4)]。導子の大きさを変えることで，さまざまな大きさ，形状に対応して切除操作が可能である。

　子宮腺筋症は病巣の占拠部位，周囲筋層への浸潤様式から，結節性，部分性，全周性の3種に分類され，分類に応じて対応する術式が選択される[3)]。結節性は，病巣が子宮筋の一部に限局して球形で，画像上正常筋層と明瞭に区別できるため，病巣をリング導子ですくい取るように電除して筋層が縫合される[3)]。部分性は，病変が子宮前壁あるいは後壁を広範に占拠し，正常筋層との境界が不明瞭なもので，内膜から漿膜方向に分布する病変が多いが，漿膜方向から浸潤して内膜との間に正常筋層を認めるものもある[3)]。全周性は，病変が前後の子宮壁全体に及び，通常，正常部分はない[3)]。部分性に対する術式は，リング導子で子宮表面から漿膜を含めて病巣を電除し，正中で子宮腔を開放する。卵管部にも病変があれば電除される。そして，病側の壁を電除し，健常側をロール状に巻いて新たに子宮腔が形成される[3)]。全周性では，子宮筋が前壁から後壁にわたって子宮腔をくり抜くように切開され，片側の卵管は間質部で切断される。子宮腔を傷つけないように内側筋層が電除され，外側筋層病巣は漿膜を残すように電除された後，内外筋層が縫合される。この術式では，内膜や漿膜に近い病巣は遺残することになる[3)]。

術前管理

　子宮腺筋症では，子宮内膜がびまん性に子宮筋層内に浸潤して小出血を起こすことがあることや月経困難を伴うこと，閉経前の女性が比較的長期に罹患していることから，貧血を合併する患者が多い。また，貧血がない患者では，自己血貯血によって軽度の貧血状態になっている患者もいる。本症は痛みが強いので，鎮痛薬を常用してる患者がいる。鎮痛薬による臓器障害は多くはないが，服用量や服用期間を確認し，腎機能，消化性潰瘍の既往，出血傾向，肝機能に注意を払う。病巣の大きさは出血量にある程度は比例するので，大きさを確認し，大きい症例では術前に婦人科医と術式や予想出血量について相談するほうがよい。

術中管理

麻酔法の選択

　開腹手術が多いが，腹腔鏡手術の報告もある[5)]。全身麻酔が基本であり，術後痛の特徴を考えると，筆者は，禁忌がなく合併症の危険が少ない患者には，硬膜外麻酔を併用する方法が第一選択であると考える。硬膜外麻酔を行わない場合，術後鎮痛を考えて腹横筋膜面ブロックを併用するか，手術終了前に創部浸潤麻酔を行うほうがよい。

麻酔の維持はハロゲン化吸入麻酔薬かプロポフォールか？

対象患者は術後悪心・嘔吐（postoperative nausea and vomiting：PONV）の危険率が高いので，プロポフォールには利点があると考えられもするが，その制吐作用は麻酔直後だけに限られる。一方，出血量が多くなり，輸液量が増えた場合，血中・効果部位濃度が予想値と大きく異なる心配もある。どちらを選択しても，臨床的には大差はないと，筆者は考えている。

循環管理の注意点

出血量は500 g前後ではあるが，50 g以下のものもあれば，1,500 g以上のものもあり，ばらつきがある[4)5)]。切除領域の血管を結紮して出血を制御するという術式ではなく，病変周囲に血管組織が発達しているものが多く，切除範囲が症例によって異なるためである。出血が持続することが多く，骨盤底に貯留しているものもあり，ガーゼ重量や吸引量で把握する出血量と，実際の出血量には差が出やすい。出血を抑える目的でバソプレシンが局所注入され，血圧が上昇すると，出血による血圧低下がマスクされて循環血液量の不足に気づくことが遅れることもある。さらに，予備力が高い患者が多く，循環血液量が減少しても血圧が比例して低下しないことがあるため，循環管理には注意が必要である。

モニタリング

非侵襲的モニターに加え，観血的動脈圧測定を使用する。比較的に出血量が多いことや貧血患者が多く，頻繁に採血することがあるためである。フロートラック™などによる動脈圧波形心拍出量測定は必須ではないが，病変が大きい患者や貧血患者では，輸液・輸血の指標として有益なことがある。

硬膜外麻酔を併用した全身麻酔における術中の硬膜外麻酔の使用

ポイントは"硬膜外麻酔の目的は何か"である。硬膜外麻酔で術野からの侵害刺激の入力をほぼ完全に遮断し，筋弛緩も達成する方法があるが，多量の局所麻酔薬を要し，血圧が低下しやすいため，あまり推奨できない。筆者らは，術中の局所麻酔薬の硬膜外投与は鎮痛の一部と考え，間欠投与時の血圧低下を防ぐ目的で，0.25～0.375％ロピバカインや0.25％レボブピバカインを硬膜外持続投与し，状況に応じてボーラス投与を追加している。さらに，交感神経遮断による血圧低下の心配はないので，鎮痛効果の増強目的にオピオイドを硬膜外投与することもある。そして，硬膜外麻酔の効果を補うためにレミフェンタニル（主に0.05～0.15 μg/kg/min）を持続静注して筋弛緩にはロクロニウムを用いる，バランス麻酔を用いている。

硬膜外麻酔を併用しない全身麻酔

術中の鎮痛は，レミフェンタニルの持続投与（0.1～0.25 μg/kg/min）を主体に，術後鎮痛を考慮して他のオピオイドを併用するほか，区域麻酔も併用するほうがよい。腹横筋膜面ブロックを術前，術後のどちらに施行するかには，厳密な決まりはない。創部の浸潤麻酔は術後に行う。

そのほかの対策

術後悪心・嘔吐や肺血栓塞栓症のリスクが高い患者が比較的多く含まれる手術である。リスクに応じた予防を行う。

術後管理

子宮温存手術後の特徴は，摘出術より強い痛みを訴える患者や高熱を呈する患者が多いこと，術後出血の心配があることである。また，婦人科手術一般の注意点として，PONVのリスクが高い患者が多い。

術後鎮痛法

強い痛みと発熱の理由は，腹壁の切開創に加え，組織損傷を受けた子宮が残されるために組織損傷範囲が比較的広く，炎症反応が強いためと考えられる。また，PONV予防や術後第1病日に離床できるようにすることも念頭に置く。

硬膜外鎮痛による術後鎮痛は，損傷を受けた子宮に由来する内臓痛にも有効である。下肢の知覚・運動神経遮断を避けるために，下部胸椎レベルから0.1%ロピバカインまたはレボブピバカインを4～6 ml/hrで持続投与し，自己調節鎮痛を付加するとよい。局所麻酔薬の鎮痛効果を補強する目的でオピオイド（フェンタニル2 μg/mlなど）を併用してよいが，PONVの危険因子なので必要性は吟味したほうがよい。局所麻酔薬やオピオイドの必要量を減らし，鎮痛の質を高めるには，非オピオイドであるアセトアミノフェンや非ステロイド性抗炎症薬（nonsteroidal anti-inflammatory drugs：NSAIDs）を活用する。一方を定時投与し，もう一方をレスキューに用いる方法がある。どちらを定時投与するかは以下のポイントを考えて決めればよい。子宮温存手術では炎症反応が強いので，それを持続的に抑制できる点はNSAIDsの利点である。しかし，腎機能低下や消化性潰瘍のリスクがあるので必要最少量にしたいという考えもある。アセトアミノフェンは反復投与しても腎機能低下や消化性潰瘍の心配はない。肝逸脱酵素が上昇する可能性はゼロではないが，その病的意義は不明で，重症肝障害に至ることほとんどない。定期投与で痛みと発熱を抑えられるが，抗炎症作用による消炎鎮痛は期待できない。

硬膜外鎮痛を術後鎮痛に用いない場合，さまざまな鎮痛法を組み合わせることがポイントである。そのなかで，腹横筋膜面ブロックや創部浸潤麻酔は，安静時だけでなく体動時

の鎮痛効果も高く，オピオイドを減量できるため，積極的に用いたほうがよい．しかし，これらの区域麻酔は内臓痛には無効であるため，上記の非オピオイド投与や，オピオイドの静脈内患者自己調節鎮痛法（intravenous patient-controlled analgesia：IV-PCA）やレスキューを組み合わせないと，硬膜外鎮痛に匹敵する鎮痛は得られない．腹壁切開創が臍上部に及ぶ婦人科開腹手術における区域麻酔法の選択に関する筆者らの調査では，単回の腹横筋膜面ブロックでも12時間以上の鎮痛効果は期待できるが，術後第1病日の体動時の鎮痛効果は単回の腹横筋膜面ブロックよりも持続創部浸潤麻酔のほうが優れている[6]．

PONV対策

危険因子の排除と薬物による予防・治療を行う．危険因子の排除という点では，術後のオピオイドを必要最小限にすることがポイントである．予防では，ドパミン受容体拮抗薬投与のほかに，炎症を抑えるという点でステロイド投与（デキサメタゾン4～6 mg）は理にかなっている．

術後出血

子宮の切開創からの後出血は術後早期の注意点である．ドレーンへの出血量や血算値に注目することはもちろん重要であるが，患者の顔色や呼吸状態，血圧と心拍数に注意を払い，異常があればすぐに対処できるようにしなくてはいけない．

まとめ：留意すべき重要ポイント

- 高周波切除器を用いた子宮腺筋症核出術は，症状軽減と再発防止，術後の妊娠率を高め，妊娠中の安全性を確保するために編み出された術式である．
- 子宮腺筋症患者は健康な患者が多いが，貧血，鎮痛薬の常用には注意する．
- 術後鎮痛まで視野に入れると硬膜外麻酔を併用した全身麻酔が第一選択であり，術中は出血量に注意を払う．
- 術後管理では，術後の痛みと発熱，PONV，術後出血に注意が必要である．

外科医からの要望

聖マリアンナ医科大学産婦人科学教室　近藤　春裕／鈴木　直

子宮腺筋症は，子宮筋層内に異所性子宮内膜組織を認める場合に用いる疾患名である．性成熟期から更年期に好発（ピークは40歳代）する．近年，患者の増加や晩婚化などにより，妊孕性維持を希望する患者が増えていることから，従来からのホルモン療法に加え，病巣のみを切除する子宮腺筋症核出術が導入され，術後の症状改善や妊娠症例が報告されている．しかし現状では，本術式の有効性と安全性が確立されているとは明言できない．

手術を選択する際には，周囲との癒着，過多月経による貧血，さらには術後妊娠時に子宮破裂を起こす可能性などを十分に考慮することが望ましい．

　本症は子宮筋腫と違って正常筋層との境界が不明瞭で，病変の大きさや局在で手術の難易度が異なるため，症例により手術時間や出血量が異なる．そして，妊孕性維持が目的であり，術後の出血や感染による子宮への影響に注意した周術期管理が重要である．術後の避妊期間には明確な基準はなく，各施設の判断で術後3～6カ月としていることが多い．

●参考文献
1）長田尚夫．子宮腺筋症に対する手術療法．医学のあゆみ 2014；249；1316-4．
2）貴志洋平．子宮腺筋症の新しい分類概念　―多様化する子宮腺筋症と出産年齢の女性に与える影響．医学のあゆみ 2014；249；1312-5．
3）西田正人，市川良太，新井ゆう子ほか．子宮腺筋症(2)保存手術療法．HORMONE FRONTIER IN GYNECOLOGY 2012；19；357-62．
4）高野克己，新井ゆう子，河野圭子ほか．高周波切除器を用いた子宮腺筋症切除術．産婦人科手術 2006；17；89-94．
5）菊池芙美，明楽重夫，峯　克也ほか．子宮腺筋症に対する腹腔鏡補助下子宮腺筋症切除術．日エンドメトリオーシス会誌 2009；30；125-9．
6）Hotta K, Inoue S, Taira K, et al. Comparison of the analgesic effect between continuous wound infiltration and single-injection transversus abdominis plane block after gynecologic laparotomy. J Anesth 2015 Oct 14. [Epub ahead of print] DOI 10. 1007/s00540-015-2083-z.

〈井上　荘一郎〉

Ⅴ 婦人科・泌尿器科領域

腹腔鏡下仙骨膣固定術

はじめに

　仙骨膣固定術は骨盤臓器脱の治療法の一つであり，欧米では 1990 年代より腹腔鏡下手術が広まっている[1,2]。わが国においても低侵襲手術の需要の高まりに伴い，2012 年 4 月より腹腔鏡下仙骨膣固定術（laparoscopic sacrocolpopexy：LSC）が先進医療に認定された。現在，承認施設でのみの施行となっているが，低侵襲かつ再発率の少ない効果的な手術として認知されてきている。

疾患と手術の概要

　骨盤臓器脱は中高年女性に多く，加齢や出産，荷重による骨盤底筋群や靭帯の緩みで子宮，膀胱，直腸などの骨盤臓器が下垂する疾患である。症状としては排尿障害や排便障害，性交障害，下垂感，出血などがある。
　治療方法は，保存療法，腹式仙骨膣固定術，膣式子宮全摘術＋前後膣壁縫縮術，経膣メッシュ手術（total vaginal mesh：TVM），LSC がある。LSC は低侵襲かつ再発率が少ないとされ，比較的若年，性生活がある，子宮脱の症例では良い適応と考えられる[3〜6]。従来の手術方式とは異なり，低侵襲な腹腔鏡下手術であり，膣管前後に 2 枚のメッシュを留置するため再発率が少なく性交渉への影響が少ない，手術創が小さい，子宮全摘出の必要がないといった利点が特徴である[1,7〜9]。
　手術手順としては，腹腔鏡用ポートを挿入し，20〜25 度のトレンデレンブルク位で S 状結腸つり上げ，岬角の露出後，仙骨前縦靭帯を同定し，前膣壁と前方メッシュを固定する[10]。腹膜切開，直腸の露出後，子宮のある患者では子宮部分切除術および膣管形成を行う。肛門挙筋に後方メッシュ底部を固定し，前後メッシュを子宮頸部，仙骨子宮靭帯および岬角に固定する。腹膜縫合後，閉創となる。当院での手術時間は 3〜4 時間程度，出血

量は通常 50 ml 以下，入院期間は 1 週間以内である。
　合併症は臓器脱再発，ポートサイトヘルニア，膀胱穿刺，メッシュびらん，便秘，尿失禁などの報告がある[1〜6,9,10]。

術前管理

　術前管理は通常の腹腔鏡下手術と同様である。術中のトレンデレンブルク位の角度がやや急であるため，術前絶飲食の指示は徹底すべきである。当院では術後回復力強化プログラム（enhanced recovery after surgery：ERAS）適用としていないため，術前 6 時間の絶食，術前 2 時間の絶飲水としている。

術中管理

　当院では全身麻酔のみで術中管理を行っている。LSC 導入期は硬膜外麻酔または静脈内患者管理鎮痛法（intravenous patient-controlled analgesia：IV-PCA）併用全身麻酔で管理していたが，術後疼痛が少ないこと，術後入院日数が短いこと，神経損傷や術後嘔気などの合併症を避けることから，全身麻酔のみへと変更とした。
　麻酔管理としては，通常の腹腔鏡下手術と同様である。腹腔鏡用ポートは通常 3〜4 か所作製する。肥満による骨盤臓器脱の症例においては気腹圧をやや高めに設定する必要があり，循環・呼吸管理に注意を要する。術中のトレンデレンブルク位は 20〜25 度とやや角度が大きいため，体位変換時のバイタルサインおよび体位チェックを必ず行う。当院では術後嘔気・嘔吐予防のため胃管を挿入することが多い。
　LSC は低侵襲の腹腔鏡下手術であり，術中鎮痛は少量で十分である。腹腔鏡下手術および術野でのメッシュ張度調節を容易にするため，筋弛緩薬は十分に使用すべきである。輸液管理も通常の腹腔鏡下手術と同様である。

術後管理

　当院では手術室で筋弛緩薬拮抗後，抜管し，一般病棟へ帰室としている。術後数時間で経口摂取可能となるため，術後鎮痛は症状に応じ一般病棟において鎮痛薬の内服，経静脈投与，経直腸投与としている。術後疼痛はポート挿入部の創痛，メッシュの"つれ"が主であり[1,9]，疼痛としては弱く，非ステロイド性抗炎症薬（nonsteroidal anti-inflammatory drugs：NSAIDs）使用が効果的である。

まとめ：留意すべき重要ポイント

- 低侵襲の腹腔鏡下手術であり，大きな術中・術後合併症は報告されていない。
- 麻酔管理は通常の腹腔鏡下手術と同様であり，当院では全身麻酔のみの管理としている。
- 術後鎮痛は一般病棟において対応可能である。

外科医からの要望

日本医科大学産婦人科学教室　市川　雅男

　腹腔鏡下仙骨膣固定術は，独立した2枚のメッシュを膣管の前後に留置し，それを岬角につり上げ固定する手術である。膣管のほぼ全域をメッシュで覆うので包括した骨盤臓器脱治療が可能になる。手術対象は，症状のある骨盤臓器脱患者で，比較的年齢の高い方（60歳以上）が多くなる。手術体位は，基本的に骨盤高位（トレンデレンブルク位）であるが，膣式操作を加えることがあるためレビテーターで砕石位に変えられることも重要である。術者からの麻酔科医への要望は4つある。

　1. 強めの骨盤高位（ときに30度ぐらい）を長時間行うので，それに耐えうる呼吸管理をすること。2. 骨盤底部の手術操作に邪魔になるので腸管の膨隆を極力防ぐこと。3. 繊細な縫合操作が多く，途中の体動は危険なので筋弛緩をきっちりかけること。4. 高齢者が多いので術中の有事に適切に対応すること。以上である。

　腹腔鏡下仙骨膣固定術は，今後，骨盤臓器脱の中心的な手術として増加するので，どうぞよろしくお願いいたします。

●参考文献

1) Cosson M, Rajabally R, Bogaert E, et al. Laparoscopic sacrocolpopexy, hysterectomy, and burch colposuspension: feasibility and short-term complications of 77 procedures. JSLS 2002 ; 6 : 115-9.
2) Ganatra AM, Rozet F, Sanchez-Salas R, et al. The current status of laparoscopic sacrocolpopexy : a review. Eur Urol 2009 ; 55 : 1089-103.
3) Maher CF, Feiner B, DeCuyper EM, et al. Laparoscopic sacral colpopexy versus total vaginal mesh for vaginal vault prolapse : a randomized trial. Am J Obstet Gynecol 2011 ; 204 : 360. e1-7.
4) Park YH, Yang SC, Park ST, et al. Laparoscopic reconstructive surgery is superior to vaginal reconstruction in the pelvic organ prolapse. Int J Med Sci 2014 ; 11 : 1082-8.
5) Granese R1, Candiani M, Perino A, et al. Laparoscopic sacrocolpopexy in the treatment of vaginal vault prolapse : 8 years experience. Eur J Obstet Gynecol Reprod Biol 2009 ; 146 : 227-31.
6) Sergent F1, Resch B, Loisel C, et al. Mid-term outcome of laparoscopic sacrocolpopexy with anterior and posterior polyester mesh for treatment of genito-urinary prolapse. Eur J Obstet Gynecol Reprod Biol 2011 ; 156 : 217-22.
7) Pan K, Cao L, Ryan NA, et al. Laparoscopic sacral hysteropexy versus laparoscopic sacrocolpopexy with hysterectomy for pelvic organ prolapse. Int Urogynecol J 2015 ; 26 : 1-9.
8) Freeman RM, Pantazis K, Thomson A, et al. A randomised controlled trial of abdominal versus laparoscopic sacrocolpopexy for the treatment of post-hysterectomy vaginal vault prolapse : LAS study. Int Urogynecol J 2013 ; 24 : 377-84.

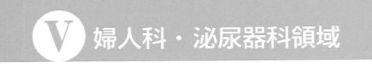

9) Vieillefosse S, Thubert T, Dache A, et al. Satisfaction, quality of life and lumbar pain following laparoscopic sacrocolpopexy : suture vs. tackers. Eur J Obstet Gynecol Reprod Biol 2015 ; 187 : 51-6.
10) Ichikawa M, Akira S, Mine K, et al. Novel hybrid laparoscopic sacrocolpopexy for pelvic organ prolapse with a severe paravaginal defect. J Obstet Gynaecol Res 2013 ; 39 : 603-7.

岩﨑　雅江, 坂本　篤裕

V 婦人科・泌尿器科領域

腹腔鏡下広汎子宮全摘術

はじめに

　子宮頸がんに対する腹腔鏡下広汎子宮全摘術（laparoscopic radical hysterectomy：LRH）は1992年に報告されて以来，その手技は一般的になりつつある[1]。わが国では，その高度な手術手技から限られた施設でしか施行されていない。しかしながら，その低侵襲と近年の手術手技と周囲機器の向上から今後進んで行くと思われる最先端外科手術であり，麻酔管理の機会が今後増加することが予測される。

疾患と手術の概要

　腹腔鏡下広汎子宮全摘術は，早期の子宮頸がんに対して，従来開腹で行われていた広汎子宮全摘術を腹腔鏡手術で行うものである。現在，高度技術医療分野に認定されており，保険診療の取得の準備段階である。手術手技が確率されれば，従来の開腹広汎子宮全摘術に比較して，少ない侵襲と少ない出血量，より軽度の術後疼痛の手術手技になることが予想される。

　体位は砕石位であるため長時間の砕石位に伴う腓骨神経などの神経麻痺の防止が必要である。気腹開始後の手術手技は開腹の子宮頸がん根治術に準じる。腹腔鏡下に円靱帯を切除，次いで膀胱側腔および直腸側腔をさらに十分に展開した後に，前中後子宮支帯を分離切断する。続いて，膀胱を尾側に剥離し，子宮動脈を内腸骨動脈分岐部直後でクリッピングのうえ切断し尿管から分離する。膀胱子宮靱帯前層の処理に移り，前層結合組織はできるだけ分離，狭小化し血管を含む結合組織を凝固切断する。尿管膀胱移行部と膣壁の間をさらに剥離して尿管を尾側へ圧排し，膣の側縁，膀胱子宮靱帯後層下縁，膀胱に囲まれた三角陥凹部を確認する。同部位を吸引管および剥離鉗子で拡張し，この部を目標に外側から後層の処理を行う。直腸膣間隙を開放し，仙骨子宮靱帯直腸膣靱帯を切断した後，傍膣

V 婦人科・泌尿器科領域

組織を結紮切断し子宮が腟管だけでつながった状態にする。最後に腟式操作に移り腟管を腟式に切開し余剰腟壁を付けて子宮を経腟的に摘出する。

手術成績に関しては，わが国における研究では開腹術と比べ遜色ない生存期間が示されている[2]。大阪大学の小林ら[2]の臨床研究としての検討では，手術時間は中央値423分（341〜513分），出血量は中央値380 ml（100〜560 ml）であった。摘出リンパ節数は中央値28個であり，輸血症例や周術期の著明な合併症は認めなかった。

術前管理

術前管理に関しては従来の一般的な外科手術に準ずる。トレンデレンブルク位と気腹圧上昇に伴う脳圧および眼圧上昇があるため，脳圧亢進により悪化する脳疾患および緑内障のような眼圧上昇により悪化する疾患がないかの確認が必要である。手術時間が長く，両手は巻き込む形になるため，手術開始前に長時間麻酔の使用に耐えうる末梢静脈の確保と，合併症のある患者で緻密な血圧測定が必要な場合には動脈ライン確保も考慮する。

術中管理

他の腹腔鏡手術における麻酔管理と同様の注意が必要である[3]。腹腔鏡下広汎子宮全摘術では骨盤内視野の確保のためのトレンデレンブルク位の時間は比較的長く，トレンデレンブルク位による，静脈還流促進作用などの心肺機能への影響を考慮しなければならない。また同体位は脳圧および眼圧の上昇に影響する。終始体位は砕石位であるため長時間の砕石位に伴う腓骨神経などの神経麻痺の防止が必要である。また阪大病院におけるデータでは手術時間の平均は423分であり，一般的な腹腔鏡手術に比較して長時間の気腹時間によるさまざまな合併症が問題となりうる。気腹に伴う横隔膜の挙上により，気道内圧の上昇，肺コンプライアンスの低下を来し，1回換気量は平均12%減少する[4]。機能的残気量の減少や無気肺の発生，肺内シャントの増加により低酸素血症の原因となりうる[5]。気腹による腹壁の伸展や吸収された二酸化炭素による交感神経刺激，腹腔内圧の上昇に伴う末梢血管抵抗の増加と静脈還流の低下などにより，心拍出量は血管内液量により軽度低下，不変，増加の違いを示すとされ，30 mmHgを超える気腹では，全血管抵抗の著明な上昇と心拍出量の低下が報告されている[6]。

二酸化炭素の血中への溶解により塩酸基平衡はアシドーシスに傾く。気腹圧の上昇に伴い腎血流量は減少し尿量の減少，腎機能障害を引き起こす[7,8]。

麻酔管理に関しては，他の腹腔鏡下手術と同様の気管挿管下の全身麻酔管理が必要である。麻酔方法に関して静脈麻酔とガス麻酔での維持のどちらでもよく，これに関した一定の見解はないが，静脈麻酔の場合，前述のごとく上肢が巻き込みとなるため麻酔薬を投与する静脈ラインの確認が難しいので注意が必要である。全静脈麻酔を選択する場合はbispectral index（BIS）を使用し静脈ラインの漏れなどによる術中覚醒を防ぐ必要がある。亜酸化窒素を腹腔鏡で使用すべきかどうかは議論があるが，腹腔鏡により可能性のある合

併症，すなわち二酸化炭素塞栓症，気胸，緊張性気胸，皮下気腫などを亜酸化窒素により膨張される可能性は否定できない。

術後管理

　腹腔鏡手術であるため開腹の場合と比較して切開は小さく術後疼痛は少ない。また悪性疾患であり深部静脈血栓症を併発の頻度が多い婦人科手術であるため，術後の予防的抗血栓療法の使用に伴い硬膜外麻酔の併用は合併症も考慮し必要ないと思われる。当院では手術終了後の抜管直後にドレーンと手術創により腹直筋鞘ブロックもしくは腹横筋膜面ブロックを行うかフェンタニルの静脈投与を行っている。

まとめ：留意すべき重要ポイント

- 子宮頸がんに対する腹腔鏡下広汎子宮全摘術は1992年に報告されて以来その手技は一般的になりつつある。わが国では，その高度な手術手技から限られた施設でしか施行されていない。しかしながら，その低侵襲と近年の手術手技と周囲機器の向上から今後進んでいくと思われる。
- 従来の開腹広汎子宮全摘術に比較して，少ない侵襲と少ない出血量，より軽度の術後疼痛の手術手技であるが，手術自体が複雑であるため長時間の手術手技になり，それに備えるライン確保などが必要である。
- 長時間のトレンデレンブルク位および砕石位による気道浮腫，腓骨神経などの神経麻痺の防止が必要である。
- 術中管理に関しては他の腹腔鏡に準じた管理が必要である。
- 麻酔方法の選択に関しては一定の見解はない。

外科医からの要望

大阪大学大学院医学系研究科
産科学婦人科学教室　　小林　栄仁

　子宮頸がんに対する腹腔鏡下広汎子宮全摘術は，諸外国の治療成績からもその有用性が示されてきている。わが国においては近年の手術手技の向上，機器の改善に伴い，2014年12月に先進医療Aと承認され現在14施設で開始されている。今後わが国でも早期子宮頸がんに対する腹腔鏡下広汎子宮全摘術の導入が進んでいくと考えられる。従来，開腹術では輸血が大半のケースで必要とされたが，腹腔鏡特有の拡大視効果による緻密な止血操作により，輸血のリスクは低減されるが開腹術よりも時間がかかる問題点は残る。今後の手術術式の確立，定型化により手術時間など短縮されることが予想され，麻酔管理としては導入以後のこれらの変化に対応しつつ，他の腹腔鏡下施術の麻酔法を応用しながら腹腔鏡下広汎子宮全摘術の特徴を把握した安全で最適な麻酔方法の確立が望まれる。

●参考文献

1) Spirtos NM, Eisenkop SM, Schlaerth JB, Laparoscopic radical hysterectomy (type III) with aortic and pelvic lymphadenectomy in patients with stage I cervical cancer: surgical morbidity and intermediate follow-up. Am J Obstet Gynecol 2002 ; 187 : 340-8.
2) 小林栄仁,細井文子,澤田健二郎ほか.早期子宮頸癌に対する腹腔鏡下広汎子宮全摘術.近畿産婦人科学会誌 2014 ; 66 : 265-70.
3) 和泉良平,村川和重.内視鏡下手術の麻酔(トピックス).神戸大学医学部神緑会学術誌 1996 ; 12 : 203-5.
4) 浅野三哉,亀山理恵,安田 勇ほか.腹腔鏡下胆嚢摘出術の麻酔管理,特に換気法についての検討.臨床麻酔 1992 ; 16 : 17-21.
5) 岡村直孝,古賀義久,岡村けい子ほか.腹腔内 CO_2 注入の呼吸循環系への影響.臨床麻酔 1982 ; 6 : 1109-14.
6) 鈴木孝典,井戸健一,川本智章ほか.実験的高気腹圧操作による呼吸循環系の変動.麻酔 1994 ; 43 : 873-9.
7) 風間富栄.内視鏡手術の麻酔管理.麻酔 1995 ; 44 増刊号 : 83-92.
8) 桜町俊二,木村泰三,吉田雅行ほか.腹腔鏡下胆嚢摘出術中における循環動態,気腹の及ぼす影響の検討.外科 1991 ; 53 : 744-7.

大瀧　千代

Ⅴ 婦人科・泌尿器科領域

ロボット支援腹腔鏡下婦人科手術

はじめに

　近年，胸腔鏡や腹腔鏡などの内視鏡を用いた鏡視下手術は増加の一途をたどっている。そして，鏡視下手術における適用疾患も広がりをみせている。その中で2009年にわが国で厚生労働省の薬事審議会がダヴィンチ（da Vinci®）を認可し本格的導入が始まった。婦人科領域においてのロボット手術は，米国で2005年から急速に普及し子宮頸・体がんに対しても適用となった。本項では，ロボット支援子宮全摘出術の手術の術前・術後管理について麻酔科医の観点から述べることとする。

疾患と手術の概要

　当院においては2009年に，婦人科領域での国内1症例目であるダヴィンチ手術を行い，現在までに約300件ものダヴィンチ手術を行ってきている。全世界においてもダヴィンチ手術症例数全体に対する婦人科疾患の割合は年々増加し，米国においては2014年に50％以上を占めている。婦人科領域である骨盤腔の狭く深い部分の病巣に対して，ダヴィンチ手術は良い適用であるといえる。良性・悪性疾患とも適用疾患となり，ロボット支援子宮全摘出術は全腹腔鏡下子宮全摘出術と比較して遜色ない術式であるという報告がなされている。婦人科疾患において他の領域の手術と大きく異なる点は，切除した病巣を膣から体外へ摘出することができる点である。このため，創部痛が軽減でき，当院においては開腹手術と比較して出血量は約1/20，入院日数においては約1/4となるなどといった成果が婦人科手術では得られている。これはロボット支援下手術での子宮頸がんに対する広汎子宮全摘術，子宮体がんに対する根治術ともに，開腹術と比較し出血量は少なく，入院期間も短いとする海外の報告と類似するものである。またSociety of Gynecologic Oncology専門委員会の報告によっても，開腹手術に比較しロボット支援下手術は多くの点において

優位であると報告されている。

また，わが国においては，今後さらに増加するであろう婦人科領域でのダヴィンチ手術症例の安全性を確立するために，良性・悪性疾患ともに指針（案）が日本産科婦人科学会より発表されている。

術前管理

ダヴィンチを用いた婦人科手術の際には，頭低位30度という高度頭低位をとる。このため，高度頭低位による合併症を回避するため術前評価が重要となってくる。閉塞隅角緑内障や長時間の手術時間は視神経障害の危険因子となってくるため，術前に眼科の受診が必須であるといえる。また頭蓋内圧の上昇とそれに伴う脳還流の低下を来すため，術前評価として頸動脈狭窄の存在の有無や脳梗塞などの既往を把握していく必要がある。

また，術中体位が大きく変わるため循環動態にさまざまな影響を与える。脱水による血管内容量の減少により，循環動態の変動が顕著に現れやすい。このため術前より絶飲食に伴う脱水を補正するための輸液が必要となり，絶飲食の時間を短縮することが術中の循環動態の安定につながると思われる。

術前の輸血準備に関しては，当院においてはダヴィンチ手術症例に限定し特別な決まりは設けてはいない。しかし，当然のことながら出血が予想される場合には良性であれば自己血の採取や，type & screen の申し込みが必要となる。

その他においては，鏡視下手術における術前管理と同様の管理で差し支えないと思われる。

術中管理

周術期に用いる麻酔薬は吸入麻酔薬，静脈麻酔薬いずれでも大差はないように思われる。しかしながら，長時間手術となる可能性があるロボット手術では蓄積性の少ない薬物が推奨される。その点においては吸入麻酔薬ではセボフルランまたはデスフルラン（EtSev 1.2以上，EtDes 3.5以上），静脈麻酔薬であればプロポフォール target-control infusion（TCI）$2 \sim 5 \mu g/ml$ または $4 \sim 10 mg/kg/hr$ を使用する。筋弛緩薬ではロクロニウムが第一選択となるであろう。当院においてはロクロニウムの持続投与 $4 \sim 7 \mu g/kg/min$ を行う場合もある。また，術中の鎮痛は主にレミフェンタニル $0.2 \sim 0.5 \mu g/kg/min$ により行っている。

そして，体位により術中の点滴ラインの新たな確保が難しいため，当院では末梢静脈ラインは2本，そして観血的動脈圧ラインを1本確保している。周術期管理においては，その他の鏡視下手術に準ずる管理で差し支えないと思われる。

次に術中の合併症であるが，まずは気腹に伴う合併症である。狭いワーキングスペースでより良好な視野を確保するためには，やはり気腹が必要不可欠となる。気腹は二酸化炭素を使用するため，腹腔より二酸化炭素が吸収され高二酸化炭素血症やガス塞栓症[1,2]の原因となる。この高二酸化炭素血症は交感神経を賦活化し，カテコールアミン分泌が上昇する。その結果，末梢血管抵抗の上昇に伴う血圧上昇や，頻脈が起こることがある。この

ような循環動態の変動は，気腹前の適正な輸液負荷や血管拡張薬などの投与によって予防可能である．また気腹による呼吸器系の影響として，頭低位という体位も加わり，さらなる横隔膜の挙上，気道内圧の上昇，機能的残気量の低下が起こる可能性がある．さらに無気肺が発生しやすく，換気血流不均衡により術中の低酸素血症の原因ともなる．また気管挿管チューブの右主気管支への挿管の可能性も指摘されている[3]．実際，このため一側性の肺水腫が生じたとの報告[4]もある．

　呼吸器設定であるが，循環動態に関しては従圧式・従量式ともにあまり有意差はないとの報告があるが，やはり気道内圧の上昇や肺コンプライアンスの低下の抑制のためには従圧式換気のほうが有効であろう．実際，肥満や肺コンプライアンスがもともと低下している患者の場合は，気道内圧が頭低位により著しく上昇し従量式換気から従圧式換気へと変更せざるをえなかった症例をたびたび経験している．

　次に体位による合併症である．当院においては頭低位30度の高度頭低位をとる．上記にも述べたが，呼吸器系への影響がまず考えられる．次に頭低位による頭蓋内圧の亢進である．脳血流はもちろんのこと頭頸部のリンパ還流の障害とそれに伴う喉頭浮腫など，頭低位という体位をとることにより下位となる上半身における循環障害の可能性を考慮するべきである．頭蓋内圧の亢進により脳還流は低下する．このため脳血管障害の有無，例えば脳梗塞の既往や頸動脈狭窄などの術前評価が重要となってくる．また頭低位により眼圧が最大50 mmHgまで上昇するという報告[5,6]もある．頭低位では下半身からの静脈還流量は増加し中心静脈圧は上昇することなどより，眼圧は上昇する．このため術前に眼科受診を行い，緑内障の有無を確認することが必要となってくる．また，もともとの体位として砕石位をとるため，それゆえの神経障害の予防はもちろん念頭に置き細心の注意を払うべきである．また，ダヴィンチのroll out後にベッドを水平位に戻す際には，一時的ではあるものの静脈還流量が減少し血圧が急激に低下することがあるため注意が必要である．その他，循環動態に関連し，重度の弁膜症合併患者の場合は，一時的ではあるが僧帽弁閉鎖不全が増悪したという報告[7]もあり，頭低位に際しさらなる注意が必要となる．

　最後にダヴィンチ手術ゆえの手術室内の配置，およびシステム上の問題である．当院では，婦人科手術の際には図1のような手術室内の配置をとる．このため，ある程度の手術室のスペースを要する．当院においては手術台自体を，手術室中央より麻酔科側から見てやや右側に配置し，麻酔科医・看護師などが通る配線を確保している．また，第一助手のワーキングスペースとして患者の頭部右側から頭頂部側を動く．このため，誤って呼吸器の蛇管を踏んでしまわないように，また，またいだりしてしまわないように蛇管の配置に注意する．その他には，ダヴィンチアームからの配線が顔面に直接接触してしまわないように，小型のクッションなどで保護している．挿管チューブはスパイラルチューブを用いている．離被架を用いない施設もあるようだが，当院においてはなるべく頭部側に金具を接続し，斜めに離被架を立てることにより頭低位となった際に床と接着しないようにしている（図2）．

　また，点滴および動脈圧ラインは通常より延長し，薬剤の投与や血液ガス分析がスムーズに行えるように配慮している．

Ⅴ 婦人科・泌尿器科領域

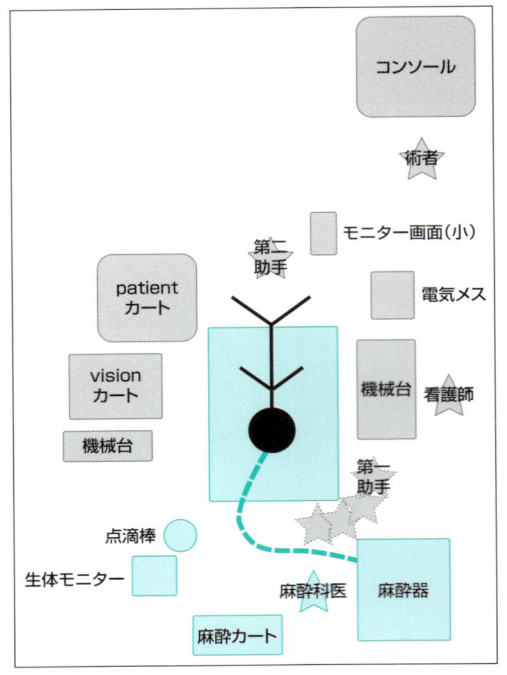

図1 当院でのロボット支援腹腔鏡下婦人科手術における手術室内配置

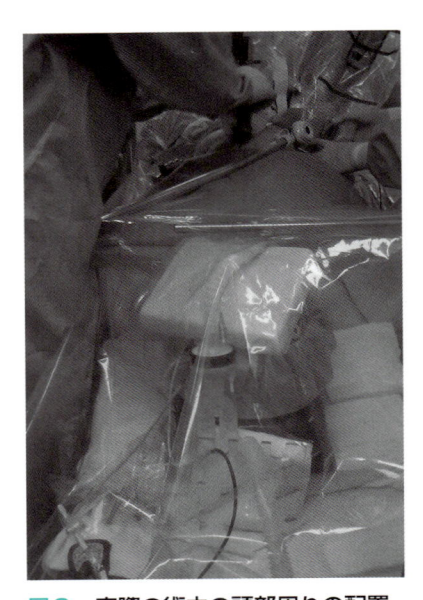

図2 実際の術中の頭部周りの配置
挿管チューブはスパラルチューブを用い，なおかつ延長の蛇管を使用。顔面は小さなクッションを用いて保護している。
ドレープは顔面が見えるよう，ビニールとなっているものを使用。

術後管理

　術後管理として，まず疼痛管理が挙げられる。当院においては消化器の食道がん手術以外の婦人科，前立腺のダヴィンチ手術においては硬膜外麻酔の使用は行っていない。術中は主にレミフェンタニルによる鎮痛を行っている。術後痛への疼痛管理は術中からのフェンタニルの投与とアセトアミノフェンの投与のみである。その後，病棟での主治医指示による疼痛管理となる。術後の疼痛は，患者個人の満足感の減少ばかりだけでなく，機能的な回復の阻害となり，入院期間の延長という経済的な影響の可能性もわれわれは認識しなければならない。その点において今後，腹横筋膜面ブロックや腹直筋鞘ブロックなどの末梢神経ブロックの併用も考慮していく余地があるのではないかと考えている。術後のオピオイド持続投与に関しては，起立不耐と歩行困難〔術後悪心・嘔吐（postoperative nausea and vomiting：PONV）やめまいなどが原因〕に関連しているとの報告[8]もあり，婦人科におけるダヴィンチ手術での術後疼痛管理としてはあまり適していないように思われる。

　また，しばしば術後にわれわれの頭を悩ませるのは，広範囲に及ぶ皮下気腫の存在である。呼気終末二酸化炭素分圧（Et_{CO_2}）が上昇し，呼吸器設定の度重なる変更を余儀なくされる症例の場合，皮下気腫の発生を考慮するべきである。多くはトロッカーと腹壁の間隙に CO_2 が漏れ出てしまったために起こり，術後皮下気腫が発生してしまった部位に疼痛を訴える場合もある。通常は特別な処置を必要とする症例はほとんどなく，手術翌日には

ほぼ消失していることが多い．しかしながら，縦隔や上気道まで及んだという報告症例や，抜管後に気道狭窄を来したという報告[9)10)]もある（実際当院においても頬部まで及んだ症例を経験している）．頭頸部まで皮下気腫を認めた場合には，聴診や胸部X線写真を確認し，カフリークテストなどを行ったうえで慎重に抜管する必要がある．幸いにも当院では，皮下気腫が原因で抜管困難となった症例や再挿管が必要となった症例は経験していない．

　その他は通常どおりの術後管理として差し支えないと思われる．

まとめ：留意すべき重要ポイント

- 術前評価として，頸動脈の狭窄や脳梗塞の既往の把握，また緑内障などの眼科疾患の把握が重要である．
- 体位の変化による循環動態の顕著な変動の予防のため，術前より絶飲食に伴う脱水を補正するための輸液が必要となる．また，絶飲食の時間を短縮することが望ましい．
- 術中の大きな合併症として，気腹によるもの，体位によるもの，ダヴィンチ手術ゆえの手術室内の配置，およびシステム上によるものなどが考えられる．
- 気腹による合併症としては，気腹および頭低位という体位により，さらなる横隔膜の挙上，気道内圧の上昇，機能的残気量の低下などが起こる可能性がある．さらに無気肺が発生しやすく，また気管挿管チューブの右主気管支への挿管の可能性も考慮しなければならない．
- 頭低位に伴う合併症としては，頭蓋内圧の亢進・脳還流の減少，眼圧の上昇，そして砕石位での神経障害の発生に注意を要する．
- 術後疼痛管理には議論の余地があり，今後は神経ブロックの併用なども考慮する必要がある．
- 皮下気腫が頭頸部に及ぶ場合には，皮下気腫の存在部位の確認を慎重に行い，聴診や胸部X線写真を確認，カフリークテストなどを行ったうえで慎重に抜管する必要がある．

外科医からの要望

東京医科大学産科婦人科学分野　伊東　宏絵

　婦人科におけるロボット手術の最大の特徴は，骨盤内臓器を扱うために長時間の急傾斜骨盤高位（30度のトレデレンブルク位）を強いられることである．これは麻酔管理において患者と麻酔科医にかなりの負担になるが，一方で骨盤高位で得られる十分な術野確保は最終的に患者の安全を担保することになると考える．ロボット手術はlearning curveが著しく短いと報告[11)]されているので，手術時間の短縮により骨盤高位の時間も当然短縮される．わが国では婦人科のロボット手術はいまだ保険収載されていないため，learning curveが短縮するほどコンスタントに症例を経験できないことがマイナス点であり今後の課題である．しかしながらロボット手術を行う理由は，著明な出血量の減少などメリット

のほうが多いことである．これは，患者はもちろんのこと麻酔科医や外科医にとって最大のメリットと考える[12]．今後は症例を重ね，ロボット手術の特徴を十分生かしながら手術時間の短縮を目指していきたいのでお付き合いください．

●参考文献

1) Hong JY, Kim WO, Kil HK, et al. Detection of subclinical CO_2 embolism by trans esophageal echocardiography during laparoscopic radical prostatectomy. Urology 2010 ; 75 : 581-4.
2) Hong JY, Kim JY, Choi YD, et al. Incidence of venous gas embolism during robotic-assisted laparoscopic radical prostatectomy is lower than that during radical retropubic prostatectomy. Br J Anaesth 2010 ; 105 : 777-81.
3) Wilcox S, Vandam LD. Alas , poor Trendelenburg and his position! A critique of its uses and effectiveness. Anesth Analg 1988 ; 67 : 574-8.
4) 小柴健一郎，鈴木理恵，安里文雄ほか．短時間の片肺換気により片側性の肺水腫を来した1例．臨床麻酔 1995 ; 19 : 1201-2.
5) Awad H, Santilli S, Ohr M, et al. The effects of sleep trendelenburg positioning on intraocular pressure during robotic radical prostatectomy. Anesth Analg 2009 ; 109 : 473-8.
6) Molloy BL. Implications for postoperative visual loss : steep trendelenburg position and effects on intraocular pressure. AANA J 1997 ; 79 : 115-21.
7) Haas S, Haese A, Goetz AE, et al. Haemodynamics and dardiac function during robotic-assisted laparoscopic prostatectomy in steep Trendelenburg position. Int J Med Robot 2011 ; 7 : 408-13.
8) Iwata Y, Mizota Y, Mizota T, et al. Postoperative continuous intravanous infusion of fentanyl is associated with the development of orthostatic intolerance and delayed ambulation in patients after gynecologic laparoscopic surgery. J Anesth 2012 ; 26 : 503-8.
9) Phong SV, Koh LK. Anesthesia for robotic-assisted radical prostatectomy : consideration for laparoscopy in the Trendelenburg position. Anaesth Intensive Care 2007 ; 35 : 281-5.
10) 藤井優佳．ロボット手術の最近の動向．臨床麻酔 2011 ; 35 : 825-32.
11) Lim PC, Kang E, Park DH, et al. Learning curve and surgical outcome for robotic-assisted hysterectomy with lymphadenectomy: case-matched controlled comparison with laparoscopy and laparotomy for treatment of endometrial cancer. J Minim Invasive Gynecol 2010 ; 17 : 739-48.
12) Boggess JF, Gehrig PA, Cantrell L, et al. A comparative study of 3 surgical methods for hysterectomy with staging for endometrial cancer: robotic assistance, laparoscopy, laparotomy. Am J Obstet Gynecol 2008 ; 199 : 360. e1-9.

沖田　綾乃

婦人科・泌尿器科領域

腹腔鏡下膀胱尿管逆流防止術

はじめに

近年，低侵襲で行える腹腔鏡下手術は目まぐるしい発展を遂げ，泌尿器科領域でも普及してきている。膀胱尿管逆流症（vesicoureteral reflux：VUR）に対する腹腔鏡下逆流防止術は，わが国では2005年に当院泌尿器科が腹腔鏡下Cohen法[1]を初めて施行し，2012年より保険適用となった。当院では腹腔鏡下Cohen法[1]，Ligh-Gregoir法[2]が行われており，それらの麻酔管理について概説する。

疾患と手術の概要

VURは小児の100人に1人程度に認められるが，尿路感染症を発症した小児の30〜50%に存在する疾患である[3]。多くは尿管膀胱移行部の脆弱性に起因する原発性のものであるが，他に神経因性，閉塞性など二次的要因で生じるものがある。反復性腎盂腎炎の原因として重要であり，腎瘢痕から末期腎不全となることもあり，小児末期腎不全の主な原因でもある。

排尿時膀胱尿道造影によって，逆流の程度をⅠ〜Ⅴ度に分類する。Ⅰ〜Ⅱ度の逆流では80%，Ⅲ〜Ⅳ度では20〜40%程度が5年間で自然軽快すると報告されている[4]。尿路感染症予防のために抗菌薬の内服にて経過をみるが，randomized control trialを行った種々の結果では抗菌薬予防内服の有効性については議論の余地がある[5)〜9)]。腎瘢痕を伴った高度のVURや，抗生物質の予防投与を行っても有熱性尿路感染を発症したものでは手術適用となる。

手術療法には膀胱内アプローチであるCohen法やポリターノ・リードベター（Politano-Leadbetter）法，膀胱外アプローチであるLigh-Gregoir法などがあり開腹手術として行われてきた。しかしながら，疼痛，膀胱刺激症状，血尿などの術後症状が強く，患者負担が

大きい手術であった．近年は低侵襲な腹腔鏡手術が行われるようになり，創も小さくて美容的な面からも好ましく，患者の苦痛も開腹術と比較して軽減し，入院日数も短縮することが期待できる．

術前管理

尿路感染症と急性感冒の鑑別

VUR 患者特有の問題点としては慢性的な尿路感染症を有しており，術前に発熱して，急性感冒との鑑別が必要となることが多い．当院では急性感冒が疑わしい場合は小児内科医の診察を受けて明らかな感冒症状がないかを確認しているが，最終的には主治医と麻酔科医によって手術可能かどうかの判断を行う．

VUR の手術は緊急性の低い手術であるため，尿路感染症によって全身状態が芳しくないのであれば手術を延期する．抗生物質による保存的療法を行って状態を整えたうえで手術を再度計画する．また，尿路感染症の予防のために抗生物質を長期間投与されている場合が多く，通常問題となることは少ないが麻酔で使用する薬剤との相互作用のあるような抗生物質（アミノグリコシド系による非脱分極性筋弛緩薬の作用増強など）や，また降圧療法としてアンギオテンシン変換酵素阻害薬が投与されていないかなど，確認しておく必要がある．

術前脱水予防

術中は尿管，膀胱を触るため，正確な尿量測定ができなくなり，水分管理は難しくなる．術後十分な尿量を確保するためにも術前の脱水予防は重要となる．特に小児の場合は絶飲食により容易に脱水となりやすいため，絶飲食時間を適切に管理する必要がある．

前投薬

腹腔鏡下 VUR 防止術の手術成功率は 90% 台後半であり，開腹によるものと比較しても劣らない成績である．再手術となることは比較的少ないため，その際の不安増強を考慮する必要はなく，前投薬による鎮静は特に行わなくてよいと思われる．当院ではリスクの少なく不安の強い患児の場合には，手術室入室および導入の際に保護者が同伴する parental presence during induction of anesthesia を行って患児の不安軽減に努めているため，前投薬を行うことは少ない．個々には患児と保護者の意向を聞いて，前投薬による鎮静を行うかどうかを判断している．

術中管理

麻酔方法

　全身麻酔で行う。静脈路が確保できるようであればチオペンタールを用いた急速導入を行うが，静脈路が確保できない場合は亜酸化窒素，酸素，セボフルランを用いた緩徐導入を行って気管挿管する。麻酔維持は亜酸化窒素を用いない吸入麻酔薬で行い，全静脈麻酔（total intravenous anesthesia：TIVA）は当院ではプロポフォール注入症候群の懸念なども配慮して，小児の症例では基本行っていない。筋ジストロフィーなど吸入麻酔による悪性高熱症発症に対する対策が懸念される場合には，保護者の同意を得てTIVAを行うこととしている。

　鎮痛に関してはフェンタニルやレミフェンタニルを用いる。腹腔鏡下VUR防止術では膀胱開放を行わないことから膀胱刺激症状や創部痛が小さく，硬膜外麻酔やフェンタニル持続静脈内投与による鎮痛を積極的に行う必要性は少ない。

　筋弛緩薬は筋弛緩モニターを用いて気腹終了までは十分に投与する。筋弛緩が気腹中に不十分であると術操作の妨げになるだけでなく，術後の創部痛を強く訴える可能性がある。近年はロクロニウムとスガマデクスが使用できるようになり，術終了まで深い筋弛緩状態であっても容易に拮抗できるようになったため，筋弛緩薬は十分に効かせていても問題ない。

麻酔管理

　出血量も少なく輸血を必要としない手術であり通常は静脈路1本で麻酔管理を行えるが，術中は両上肢を体側に包むように固定するため上肢へのアプローチは困難である。観血的動脈圧測定も特に必要ではないが，症例に応じて適宜確保する（図）。

　術中体位は膝関節を伸展した砕石位とし，腰部に枕を入れた骨盤高位の体位として行う（図）。術者は患者の左側，助手は右側，足側に位置するように立つ[10]。

　小児は体重に比して体表面積が大きいことや，下腹部前面が術野として露出し，気腹や気膀胱を行うことなどから体温低下しやすいため，温風式加温装置などで積極的に体温の加温を行う。低体温はシバリングの原因となり，術後創部痛が増強する原因となるため注意する。

　ポートの留置は下腹部臍下に3か所，直接膀胱に留置する。気腹はCohen法，Ligh-Gregoir法で異なり，前者は膀胱内を，後者は腹腔内を気腹する。

　Cohen法は気膀胱とし，尿管を膀胱内に引き込みながら剝離していく。腹腔内を気腹していないため呼吸管理に与える影響は少ないが，二酸化炭素が腹腔内に漏れて腹腔内圧が上昇すると麻酔管理に影響を与えるだけでなく，膀胱が虚脱して術操作が困難となる[10]。Ligh-Gregoir法[11]は腹腔内から尿管を剝離していく手技であり，通常の腹腔鏡下手術の麻酔管理を行うこととなるが，膀胱内が気腹されると視野の妨げとなり術操作が困難となる。急な呼気二酸化炭素濃度の変動は気腹部位の変化，換気量減少，二酸化炭素塞栓などの原因が考えられるため，術野を注意して見ておくべきである。

V 婦人科・泌尿器科領域

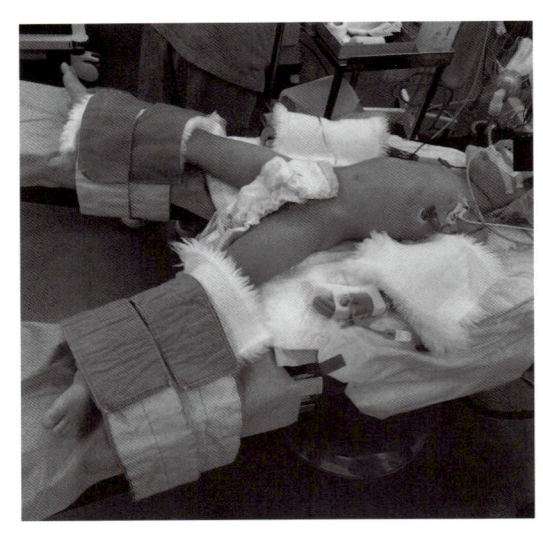

図　腹腔鏡下 VUR 手術の体位

　尿管膀胱操作中は尿量測定が困難であり，特に気腹を行うことにより尿量は減少傾向となるため過少輸液とならないように輸液管理を行う。過剰輸液は術操作の妨げや膀胱尿管吻合部の浮腫となるため注意する。尿管を膀胱筋層に埋没後は，尿管の通過性が保たれているかを確認するために十分な尿量が必要であり，場合によっては利尿薬やインジゴカルミンといった色素の投与を行って通過性を確かめることがある。また，術後は血尿を来すため，輸液負荷を行って尿量を十分に確保することが重要となる。

　当院での 2005 年 9 月から 2013 年 9 月までの腹腔鏡下 Cohen 法の手術時間は片側で 144 分，両側で 208 分[10]であり，比較的長時間とならない手術である。全身状態に問題なければ抜管して病棟へと帰室している。

術後管理

術後疼痛，膀胱刺激症状

　腹腔鏡下 VUR 防止術は大きく皮膚切開をせず，また膀胱開放を行わないことから，開腹によるものと比較して創部痛や膀胱刺激症状が少なく，小児に行う手技として不慣れな麻酔科医もいる硬膜外麻酔やフェンタニル持続静脈内投与などを行う必要性が小さい。当院では術中にフェンタニルとアセトアミノフェンやフルルビプロフェンといった非ステロイド性抗炎症薬（nonsteroidal anti-inflammatory drugs：NSAIDs）を投与しているが，術後の NSAIDs 投与も入院期間中平均 1 回程度[10]で済むなど創部痛が軽度である。最近は超音波ガイド下神経ブロックが普及したことから腹横筋膜面ブロックなどの神経ブロックや，閉創時に創部に長時間作用型の局所麻酔薬を術者に局所注射してもらうことにより，さらなる鎮痛が図れて患者満足度も上がる。

血尿

　手術操作によって尿管や膀胱粘膜を触ることから術中より血尿を生じることがある。術中・術後の輸液負荷によって十分な尿量を確保するため尿道カテーテルが留置されるが，腹腔鏡下VUR根治術では開腹で行った場合と比較して血尿の程度が軽度であることから，中央値2日程度と早期に尿道カテーテルを抜去することができる。このことは膀胱刺激症状を早期に軽減することになるだけでなく，入院期間短縮にもつながるため重要である。

まとめ：留意すべき重要ポイント

- 術前の全身状態：発熱はしていないか，していた場合はどこが熱源なのか，特に小児の場合は急性感冒との鑑別も重要となり，手術延期なども考慮しなければならない。
- 術式の確認：膀胱内からのアプローチなのか，膀胱外からのアプローチなのか，それにより気膀胱なのか気腹なのかが決まり，異なる呼吸・循環動態となる。
- 尿量維持：気膀胱，気腹中は尿量の確保は難しいが，膀胱尿管吻合後は輸液負荷を行い尿管の開通性の確認や血尿の改善のために尿量を十分確保する。
- 術後疼痛管理：開腹手術と比較して膀胱刺激症状や創部痛は少なく，NSAIDsの投与で対応できる。エコーガイド下神経ブロックや創部への局所麻酔も加えるとさらなる鎮痛が図れ，患者満足度も高くなるであろうと考える。

外科医からの要望

京都府立医科大学泌尿器外科学教室　　内藤　泰行

　腹腔鏡下逆流防止術は，先述のごとく腹腔内で手術する経腹膜的アプローチと，膀胱内で手術する経膀胱的アプローチがある。前者の手術では腹腔内での手術になるため，腹壁の伸展性に富んだ小児とはいえ，できるかぎり低い気腹圧で良好なワーキングスペースを得るために，十分な筋弛緩をかけていただきたい。後者の手術は膀胱内での手術になるため，尿管の新吻合が終わるまでは極力尿が出ないようにし，吻合の終了以降には新尿管口からの尿の噴出を確認するため利尿をかけていただきたい。

● 参考文献

1）Kawauchi A, Naitoh Y, Soh J, et al. Transvesical laparoscopic cross-trigonal ureteral reimplantation for correction of vesicoureteral reflux : Initial experience and Comparisons between adult and pediatric cases. J Endourol 2009 ; 23 : 1875-8.
2）Kawauchi A, Fujito A, Yoneda K, et al. Laparoscopic correction of vesicoureteral reflux using the Ligh-Gregoir technique : Initial experience and technique aspect. Int J Urol 2003 ; 10 : 90-3.
3）Kramer SA. Vesicoureteral reflux. In : Belman AB, King LR, Kramer SA, editors. Clinical pediatric urology 4th ed. London : Martin Dunitz Ltd ; 2002. p.749.

4）Jack SE, Craig AP, Vic Hasselblad. Pediatric Vesicoureteral Reflux Guidelines panel summary report on the management of primary vesicoureteral reflux in children. J Urol 1997 ; 157 : 1846-51.
5）Garin EH, Olavarria F, Garcia Nieto, et al. Clinical significance of primary vesicoureteral reflux and urinary antibiotic prophylaxis after acute pyelonephritis: a multicenter, radomized, controlled study. Pediatrics 2006 ; 117 : 626-32.
6）Roussey-Kesler G,Gadjos V, Idres N, et al. Antibiotic prophylaxis for the prevention of recurrent urinary tract infection in children with low grade vesicoureteral reflux: results from a prospective randomized study. J Urol 2008 ; 179 : 674-9.
7）Pennesi M, Travan L, Peratoner L, et al. Is antibiotic prophylaxis in children with vesicoureteral reflux effective in preventing pyelonephritis and renal scars? A randomized, controlled trial. Pediatrics 2008 ; 121 : e1489-94.
8）Craig JC, Simpson JM, Williams GJ, et al. Antibiotic prophylaxis and recurrent urinary tract infection in children. N Engl J Med 2009 ; 361 : 1748-59.
9）Brandstrom P, Esbjorner E, Herthelius M, et al. The Swedish reflux trial in children: III. Urinary tract infection pattern. J Urol 2010 ; 184 : 286-91.
10）内藤泰行，山田恭弘，藤原敦子ほか．膀胱尿管逆流症に対する経膀胱的逆流防止術の長期成績．Japanese Journal of Endourology 2014 ; 27 : 299-302.
11）水野健太郎，林祐太郎，西尾英紀ほか．逆流防止術．Japanese Journal of Endourology 2014 ; 27 : 303-7.

板東　瑞樹，佐和　貞治

V 婦人科・泌尿器科領域

後腹膜リンパ節転移に対する腹腔鏡リンパ節郭清術

はじめに

　精巣腫瘍は，早い段階で大動脈や下大静脈周囲の後腹膜リンパ節への転移を起こす。外科的治療として，転移巣である後腹膜リンパ節郭清術の開放手術では腹部正中部分に30～40 cmの大きな切開が必要で，大きな侵襲を伴っていた。精巣腫瘍に対する腹腔鏡下後腹膜リンパ節郭清術は，腹部の3～4か所の小穴から鉗子を挿入して行うため，低侵襲的に後腹膜リンパ節の切除と病理学的評価を得ることが可能な術式である。わが国では，全国7病院で承認されており，先進医療として実施されている。

疾患と手術の概要

　腹腔鏡下での後腹膜リンパ節郭清術が適用となる疾患は泌尿生殖器腫瘍である。ただしリンパ節転移の場合および画像によりリンパ節転移が疑われる場合に限られる。腫瘍としては精巣腫瘍がもっとも多く，組織型はセミノーマと非セミノーマに分類される。日本では発生率は10万人に約1人程度であり，20～40歳代の青壮年期にもっとも好発する。その進行は早く，早期から転移する場合が多い。転移巣による症状から精巣腫瘍が発見されることも多い。大きな特徴として，転移を有する場合においても化学療法，外科療法，放射線療法を組み合わせた集学的治療を行うことによって，比較的高い治療率が得られる。手術の概要としては，泌尿生殖器腫瘍などの摘出後，転移巣に対して化学療法を行い，腫瘍が残存した場合に腹腔鏡を用いて後腹膜リンパ節を切除し，組織を確認する。切除したリンパ節に腫瘍の転移がなければ，追加の化学療法・放射線療法を行わずに経過観察となる。また，化学療法後の残存腫瘍に対しては後腹膜リンパ節郭清術[1]が実施されるが，青壮年にとって非常に重要な射精神経を温存する術式なども考慮される。現在，これらの治療によって転移を有する進行性精巣腫瘍であっても，約80%の治癒が可能となっている[2]。

V 婦人科・泌尿器科領域

術前管理

　精巣腫瘍は治療前予後因子を用いた予後分類が提唱され，それに応じた治療の個別化が推進されている。重要な点として，治療の対応については原発巣がセミノーマと非セミノーマでやや異なることが挙げられる。65％の非セミノーマ精巣腫瘍はStage Ⅰに分類されるが，そのおよそ30％には顕微鏡的には転移巣がすでにあるといわれ，サーベイランスのみでは再発を来しやすい。高位精巣摘除術後の追加治療としては，化学療法，後腹膜リンパ節郭清術があり，どの方法であれ，95％以上の高い治療成績を示す。したがって，患者のコンプライアンス，および生活の質（quality of life：QOL）を重視した治療法の選択が勧められている。Stage Ⅱ以上の転移を有する進行性精巣腫瘍の場合は，主に化学療法を行う。初回化学療法としてはIGCCC（International Germ Cell Consensus Classification）[3]に準じてBEP（ブレオマイシン，エトポシド，シスプラチン）療法が推奨されている[4]。そのため，術前合併症としてブレオマイシンによる間質性肺炎や肺線維症などの呼吸器合併症，骨髄抑制による白血球（好中球）数や血小板数の低下，シスプラチンによる腎機能障害などに十分注意を払う必要がある。周術期には好中球減少による発熱や血小板減少による出血の危険性がある。また先行する化学療法で重症の感染症を合併する場合もある。したがって，副作用の程度評価とその対策に習熟している十分な治療経験を有する施設での治療が望ましいとされる。また患者が挙児を希望し，術前に化学療法もしくは放射線療法を行う場合には，精子保存のインフォームド・コンセントを行うべきである。

術中管理

　術前より化学療法を施行されていることが一般的であり，貧血や腎機能障害，感染症などを併発していることが多い。加えて，手術では大血管系周囲のリンパ節を郭清することから，腹腔鏡手術であっても大出血の危険性がある。必要に応じて安全な対応判断として開腹手術への移行も十分に考える必要がある。したがって術中管理としては腹腔鏡手術に対する麻酔管理，術中出血に対する準備・対応，それに加えて術後疼痛管理が求められる。
　腹腔鏡手術に対する麻酔管理について，まず初めに腹腔鏡手術の利点を述べる。通常の開腹手術に比べてストレス反応が抑えられるため，急性期の反応物質〔C反応性タンパク（C-reactive protein：CRP），インターロイキン-6（interleukin-6：IL-6）など〕の上昇，高血糖や白血球の増加の頻度も軽度であり，また腹腔内臓器を大気にさらさなくてよいといったことが挙げられる。なお術後痛も軽度で鎮痛薬の必要量も少なく，術後無気肺の発生が少ないため，早期離床が可能となる。この腹腔鏡手術の術中管理を安全に施行するために，われわれの施設では麻酔方法として全身麻酔および硬膜外麻酔を選択することが多い。術前の化学療法による汎血球減少，特に血小板減少症などなければ硬膜外麻酔による麻酔を勧めている。また腹腔鏡手術においては気腹による生体への影響を把握しておかなければならない。呼吸器系として気腹圧により腹腔内圧が上昇し横隔膜が挙上することで，機能的残気量の減少や気道内圧が上昇する。その結果として肺コンプライアンスは低下す

る。循環器系に与える影響として腹腔内圧の上昇により，静脈還流が減少し，それに伴い心拍出量も低下する。また腹腔内圧の上昇は動脈系の圧迫や，カテコールアミン・アンギオテンシンやバソプレシンの分泌も増加させるため，後負荷の増加により平均血圧は上昇する。二酸化炭素自体に交感神経刺激作用があるため，循環動態の賦活化により心拍数増加，心拍出量増加，血圧上昇を伴う。腎機能に与える影響としては尿量，腎血流量，糸球体濾過率が減少する。術中視野の確保に協力することは術操作の進行に有効であり，胃管吸引や消化管に空気を送らない，手術中に体動を起こさないようにする。起こった場合，血管損傷や臓器損傷を起こす可能性がある。また術後鎮痛としてポート挿入部にあらかじめ局所浸潤麻酔を行うことも有効である。

気腹による合併症の診断としては聴診や触診，気道内圧の変化で診断できることが多い。具体的には，以下のような点に注意する。

気管支挿管

気腹による横隔膜の挙上や頭低位により気管チューブが1〜1.5 cm程度深くなる。酸素飽和度低下や気道内圧の上昇が認められる。

皮下気腫

二酸化炭素による高二酸化炭素血症は30分以内に定常化する。それ移行も呼気終末二酸化炭素濃度が上昇する場合に皮下気腫を疑う。前胸部などの握雪感など触診で分かることも多い。対処としては気腹圧を下げられるなら下げる。なお頸部に皮下気腫が及んだ場合，抜管後の気道閉塞の危険性があるため抜管前に声門部を気管支鏡・喉頭鏡を用いて慎重に評価する必要がある。気道閉塞の危険性がある場合は皮下気腫が改善するまで術後も人工呼吸を継続する。

気胸・二酸化炭素気胸

横隔膜の損傷，皮下気腫の診断，気道内圧上昇による圧外傷などで生じる。聴診で呼吸音に左右差が生じ，気管チューブ位置を調整しても，酸素飽和度低下や気道内圧上昇が改善しない場合に疑う。

静脈ガス塞栓

気腹開始時に穿刺針やポートが血管や腹部臓器に入った場合や，肝門部操作中に二酸化炭素が門脈系に入った場合に生じることがある。二酸化炭素は血液の溶存度が高く，肺で急速に除去可能なため，大量でなければ致命的になる前に対処できる。対処としては気腹をただちに中止し，純酸素，体位を頭低位および左側臥位にすることが推奨される。また気腹圧は必ず麻酔記録に記録するように努め，基本的に気腹圧は15 mmHg以下で送気圧が高くならないように注意が必要である。

婦人科・泌尿器科領域

術後管理

　腹腔鏡リンパ節郭清術は開腹手術と比較して，腹壁に1～3 cmほどの小切開を4～5個しか残さないことから，術後の痛みを最小限に抑えることができ，手術後の入院期間も従来の開腹手術に比べ大幅に短縮できる（3.3日 vs 6.6日）[5]。また，制がん効果も同等と報告されているが，腹腔鏡下での手術は経験豊かな施設で行うことが勧められる[6,7]。主な早期術後合併症としてはリンパ嚢腫，肺塞栓，筋壊死，足の感覚異常，褥瘡，気腫，偽膜性大腸炎や麻痺性イレウスなどが挙げられる。これらの合併症は手術時間が長時間になるほど増えていく。なお，脈管侵襲がある場合大血管の損傷の可能性があり，大量出血を伴う可能性もあるため，術後管理として一般的な腹腔鏡手術の術後管理に加えて，術後出血に配慮する必要がある。2000～2008年の報告では開腹手術への移行の率としては1.1～5.4%[5]であり，近年外科技術が洗練されてきておりその和は減少しているが，依然として開腹手術となる可能性はある。疼痛管理として腹腔鏡手術の場合は，神経ブロック（腹直筋鞘・腹横膜筋）および静注フェンタニルを使用などが考慮される。当院においては，多くの症例で硬膜外麻酔を使用している。大量出血による凝固機能障害の危険性，硬膜外血腫や神経損傷があるが，硬膜外麻酔は腹部手術に対して非常に質の高い鎮痛効果を発揮する。

まとめ：留意すべき重要ポイント

- 術前化学療法の影響：間質性肺炎や肺線維症などの呼吸器合併症や骨髄抑制による白血球（好中球）数や血小板数の低下，シスプラチンによる腎機能障害などが挙げられる。
- 何回も手術を受ける患者への精神的・身体的ケアなど。
- 遠隔地から手術を受けられる配慮（術前の家族ICのタイミング）。
- 腹腔鏡手術の麻酔管理
- 開腹術への移行考慮：疼痛管理として腹腔鏡手術の場合は，神経ブロック（腹直筋鞘・腹横膜筋）および静注フェンタニルを使用などが考慮される。当院においては，多くの症例で硬膜外麻酔を使用している。

外科医からの要望

京都府立医科大学泌尿器外科学教室　　中村　晃和

　進行性精巣腫瘍に対する本術式（腹腔鏡下後腹膜リンパ節郭清術）は，先にも述べたように先進医療として限られた施設のみで施行される。また，転移を有する進行性精巣腫瘍の頻度が非常に少なく，本術式を必要とする患者は非常に少ない。一方，従来の開腹手術では侵襲が非常に大きく，転移巣の小さな患者には不要な侵襲となりうる。そこで本術式が考案され，安全性および有効性が確認されてきた。しかし，腹腔鏡下手術でも，切除範囲

は，開腹手術と同様であり，大血管（大動脈：aorta，下大静脈：IVC）をほぼ全長にわたり操作することになる。そのため，術中のバイタルが不安定になり，また，大量出血を来し開腹手術に移行するリスクは，他の内視鏡手術に比し高いと考える。そこで，本術式における外科医から麻酔科医への要望としては，術中に手術用モニターを術者とともによく観察していただき，バイタルの安定や輸液による補正を速やかに行っていただくことであり，状況を術者に伝えていただくことで泌尿器科医は安心して手術に集中できると考える。

● 参考文献

1 ）Nakamura T, Ueda T, Oishi M, et al. Importance of continuous sequential chemotherapy and multimodal treatment for advanced testicular cancer: a high-volume Japanese center experience. Medicine (Baltimore) 2015 ; 94 (11) : e653.
2 ）Nakamura T, Oishi M, Ueda T, et al. Clinical outcomes and histological findings of patients with advanced metastatic germ cell tumors undergoing post-chemotherapy resection of retroperitoneal lymph nodes and residual extraretroperitoneal masses. Int J Urol 2015 ; 22 : 288-93.
3 ）The International Germ Cell Cancer Collaborative Group. International germ cell consensus classification : a prognostic factor-based staging system for metastatic germ cell cancers. J Clin Oncol 1997 ; 15 : 594-603.
4 ）Krege S, Beyer J, Souchon R, et al. European consensus conference on diagnosis and treatment of germ cell cancer: a report of the second meeting of the European Germ Cell Cancer Consensus Group (EGCCCG) : part Ⅱ. Eur Urol 2008 ; 53 : 497-513.
5 ）Rassweiler JJ, Scheitlin W, Janetschek G, et al. Laparoscopic retroperitoneal lymph node dissection: does it still have a role in the management of clinical stage I nonseminomatous testis cancer? A European perspective. Eur Urol 2008 ; 54 : 1004-19.
6 ）Oliver RT, Ong J, Shamash J, et al. Long-term results of laparoscopic retroperitoneal lymph node dissection : a single-center 10-year experience. Urology 2004 ; 63 : 556-61.
7 ）Bhayani SB, Ong A, Oh WK, et al. Laparoscopic retroperitoneal lymph node dissection for clinical stage Ⅰ nonseminomatous germ cell testicular cancer: a long-term update. Urology 2003 ; 62 : 324-7.

木下　真央，佐和　貞治

V 婦人科・泌尿器科領域

ロボット支援腹腔鏡下前立腺切除術

はじめに

　当院は，超低侵襲手術治療として，2006年に日本で初めて前立腺がんに対するロボット支援腹腔鏡下前立腺切除術を開始した．その後，高度医療としての承認を受け，現在は年間約300件を施行し，全身麻酔管理を行っている．日本国内でも，2012年4月より保険適用になり，現在急速に拡大しつつある．今後は標準手術になることが見込まれ，多くの麻酔科医が本手術の全身麻酔に携わることが予想される．本項では，ロボット支援腹腔鏡下前立腺切除術の術前・術後管理について麻酔科医の観点から述べることとする．

疾患と手術の概要

疾患

　前立腺がんの開腹手術と同様に，転移のないT1～2腫瘍が適用である．
　腹部手術の既往がある場合は無理をするべきではないが，鼠径ヘルニアや虫垂炎の場合は問題なく施行できることが多いとされる．

手術の概要

　ロボット手術では，3種類の大きなロボット機器を使用するため，手術室内の機器の配置やスタッフの配置に工夫が必要である．図1に，当院での配置図を示す．体位は，低砕石位で，ロボット本体ロールインからロールアウトまで30度の頭低位を維持する．臍を中心に6か所にポートを挿入し，閉鎖式気腹を開始する．腹腔内を観察後，腹膜切開し，前立腺周囲組織を切離する．深陰茎背静脈，精管・精嚢，神経温存の処理などを行った後，

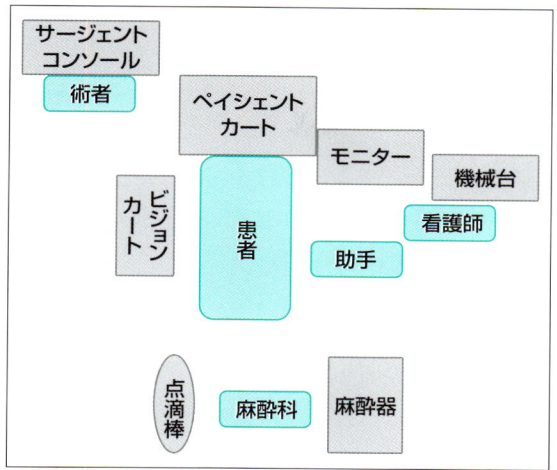

図1　手術室内の機器の配置

尿道を離断して前立腺を摘出する．止血確認後，尿道と膀胱を吻合し，場合によってはリンパ節郭清を施行し，ドレーンを挿入して手術は終了する．

手術の合併症としては，血管損傷，直腸・小腸損傷，術後のイレウス，膀胱損傷，術後出血などがある．出血量はきわめて少なく，輸血を要する症例はほとんどない．術後疼痛は開腹手術に比べて明らかに少ない．

術後合併症として，尿失禁，性機能障害などがあるが，ロボット手術で成績が悪いということはない．入院期間や社会復帰は早いとされているが，長期的な予後については，導入後まだ年月が浅いため観察途中であるが，開腹や腹腔鏡と比べて劣るものではなさそうである．

術前管理

術前検査

a）一般の手術と同様の術前検査を行う．
b）禁忌：長時間の頭低位であるため，以下の症例では適用外にしている．
　閉塞性緑内障の既往がある者．ただし，全症例の眼圧測定は実施していない．
　頭蓋内出血の既往や，頭蓋内圧亢進が疑われる者．未破裂脳動脈瘤を認める者．
c）術前検査の結果で適用外とする症例．

重度の心疾患既往では，個々のケースに応じて個別に相談し決定している．肺高血圧患者では，頭低位と気腹により肺血管抵抗がさらに上昇するため，心不全を生じうる．逆流性弁膜症患者では，一時的に逆流量が増加するという報告がある．

呼吸機能低下症例では，頭低位と気腹による腹圧上昇の影響により，気道内圧の過度な上昇や，血中二酸化炭素分圧上昇による著明な呼吸性アシドーシスを認める場合があるので，十分な検討が必要である．ロボット手術導入当初は，回避するほうがよいであろう．軽度の呼吸機能低下症例であれば，施行可能であるが，術中の変化に注意を要する．

V 婦人科・泌尿器科領域

術前管理

　a) 自己血，輸血準備：ほとんどの症例で必要としない．しかし，出血が多く予想される場合には，自己血を採取する場合がある．当院では，ロボット支援腹腔鏡下前立腺切除術導入当初は，自己血採取を行っていたが，現在はルーチンには行っていない．輸血準備はタイプアンドスクリーン（type & screen：T&S）で対応している．

　b) 術前日に経口腸管洗浄剤で腸管処理を行うが，施設によっては行っていない．

　c) 絶飲食：術前日から流動食，深夜から絶飲食とする．

　d) 術前内服薬：通常の手術の内服と同様の管理を行っている．朝の内服薬も通常と同様に行う．抗凝固薬も通常の手術と同様の管理を行う．

　e) 前投薬：特別な前投薬を要さない．個々の施設の基準に応じた対応で構わない．当院ではルーチンの前投薬投与は行っていない．

　f) 中心静脈ライン：特別な場合を除き術前の確保は不要である．

術中管理

麻酔方法

　a) 全身麻酔を選択する．硬膜外麻酔や神経ブロックは現在行っていない．吸入麻酔（セボフルランもしくはデスフルラン）＋レミフェンタニル，全静脈麻酔いずれでも構わない．当院では bispectral index（BIS）を指標に麻酔管理を行っている．スパイラルチューブで挿管する．患者の顔面直上に離被架を配置するため，ノーマルチューブよりも自由度の高いスパイラルチューブのほうが有利である．胃管（経鼻もしくは経口）を挿入する．

　b) モニタリング：一般的な全身麻酔モニタリングに加え，観血的動脈圧，食道温測定を行っている．末梢静脈ラインは，2本確保している．これは，ロボットアームと患者の接続後は，上肢下肢へのアクセスが容易ではなく，術中に点滴ラインを確保するのが困難であるため，安全のために2本確保している．しかし，これまでの経験上，緊急で輸血が必要になった場合はなく，末梢静脈ラインは1本でも可能であると考える．私的見解であるが，ロボット手術導入時は2本確保しておくのが安全であるが，ある程度の経験が増えた後であれば，術者と相談の上，1本でも可能と考える．

　c) 筋弛緩：ロボット操作中は，患者とロボットがドッキングしているため少しの体動も危険である．また，気腹が十分でないと術操作にも影響を及ぼすため，十分な筋弛緩状態を得る必要がある．当院では，筋弛緩薬の持続静注で対応している．ロボットドッキング解除後は速やかに持続静注を中止し，術後のリバースは十分に行われるべきである．筋弛緩モニターの使用が望ましい．

　d) 疼痛：開腹と比べて，術後の疼痛は明らかに少なく，硬膜外麻酔は行っていない．しかし，覚醒に向けては，フェンタニルやアセトアミノフェンなどを十分に使用する．

麻酔管理

高度頭低位および気腹による影響を念頭に置いた麻酔管理が重要である。

a）体位：肩支持器による腕神経麻痺，レビテータ，砕石位による腓骨神経麻痺，上肢の体幹固定による正中神経・尺骨神経に注意を払う。また，頭部の除圧のため，枕はジェル枕を使用する（図2）。

b）気道：術後に，喉頭浮腫のため再挿管になった報告がある[2]。まれではあるものの，低位置となるすべての部位に，血流およびリンパ流のうっ滞，顔面や舌，喉頭浮腫が起こりうるものとして対処する。二酸化炭素の気腹に伴うガス塞栓症にも注意が必要である。頭低位にする際には，片肺挿管になりうる可能性も頭に入れておく。抜管前には，簡便なカフリークテストを行っている。

c）呼吸：気腹と頭低位にすると，両方の影響で気道内圧が上昇する。気道内圧，換気量，呼気二酸化炭素濃度の変化に注意が必要である。従量式か従圧式かいずれにしても，換気量と気道内圧の変化を観察しながら調節していく。

d）循環：頭低位および気腹により循環動態にはさまざまな因子が影響するが，血圧および心拍出量は増加するという報告例が多く，臨床的に問題となるケースは少ないと考えられる。ただし，弁閉鎖不全の患者では，頭低位で一時的に逆流が悪化するとういう報告があり[3]，術中心エコーによる評価が有用な場合がある。低心機能患者では，循環動態変化に耐えられない可能性があるため，症例に応じて検討を行う。

e）深部静脈血栓症予防：弾性ストッキングと間欠的空気圧迫装置を使用する。術後の抗凝固療法は基本的には行っていない。

f）皮下気腫：多くの症例で気腹による影響と，呼吸条件悪化のため，血中二酸化炭素濃度は上昇する。しかし，突然の異常高値を示す場合は，皮下気腫を疑う。前胸部の握雪感などで容易に診断できる。術者に伝えて，場合によっては気腹圧の調節や気腹ポート部位の閉め直しを行う。まれに頸部まで皮下気腫が及ぶケースがあり，抜管後の気道閉塞のリスクがある。当院では，手術終了後に全症例で胸部X線撮影を施行し，皮下気腫や気胸，

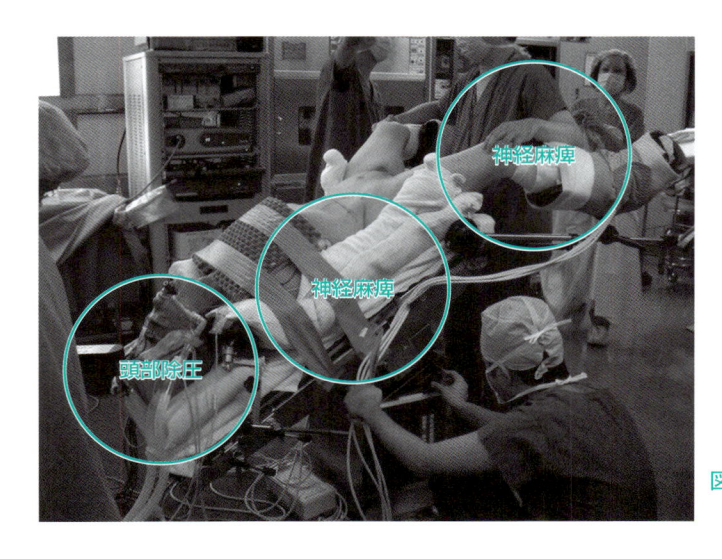

図2　頭低位作製時の注意ポイント

無気肺の有無を確認している。

　g）輸液，輸血：長時間の頭低位であるため，輸液負荷が過剰になると，浮腫を悪化させる可能性がある。また，尿量が多いと，尿道切離時に術野の妨げになることから，輸液量は比較的少なめで管理している。また術中の出血量も少ないことから輸血を要する症例は少ない。

　h）脳保護：頭低位により頭蓋内圧が上昇し，高二酸化炭素になると脳血流はさらに増加傾向になるため，元から頭蓋内圧の亢進している患者や未破裂脳動脈瘤のある患者では本手術は禁忌と考えられる。

　i）眼圧，視野異常：非常にまれであるが，術後に永続的な虚血性視神経障害を来したという報告がある[4]。また，自覚症状はなくても術後に視野異常を来しているという文献があり，やはり緑内障患者は避けるべきである[5]。

術後管理

　a）覚醒後に，術中体位による神経損傷が出現することがあるため，四肢の動きや感覚異常の有無を確認する。眼瞼浮腫を来すことがあるので，眼症状も確認する。

　b）経鼻胃管は，術直後に抜去する。問題がない場合は，観血的動脈圧ラインも手術室で抜去し，末梢静脈ラインは1本のみとしている。特に合併症のない患者では，術後は一般病棟に帰室している。術後モニターは通常に行い，術当日は酸素投与を行っている。

　c）疼痛管理：経静脈的自己調節鎮痛法（intravenous patient-controlled analgesia：IV-PCA）は行っていない。適宜，非ステロイド性抗炎症薬（nonsteroidal anti-inflammatory drugs：NSAIDs）やアセトアミノフェンで対応する。尿道バルーンの違和感を訴えることも多い。

　d）翌朝から離床し，翌日から食事再開を行う。3〜4日でドレーンを抜去する。尿道カテーテルは術後1週間ほど留置する。通常，入院期間は2週間程度であるが，本手術は術後の尿失禁が少なく，性機能障害の改善が早いとされるため，早期の社会復帰が期待できる。

まとめ：留意すべき重要ポイント

- 気腹と高度頭低位による生体変化が，麻酔管理上の重要ポイントである。
- 体位作製時は，主治医，麻酔科医，看護師が連携し，神経損傷に配慮して行う。
- 全身麻酔を基本とし，ロボットドッキング中は，十分な筋弛緩を要する。
- 特に頭低位時の気道と呼吸管理に注意を要する。
- 覚醒に向けては十分な鎮痛薬の使用が望ましい。
- 確実な止血が可能であるので，出血量は明らかに少なく，また術後出血などの合併症が少ない。患者側のメリットは大きい。

外科医からの要望

東京医科大学泌尿器科学分野　大堀　理

《ロボット支援前立腺全摘時における麻酔科医へのお願い》

　東京医科大学ではすでに1,700症例以上のロボット支援前立腺全摘を実施し，その安全性を実感している。術中の安全性をさらに高めるために，いくつかのポイントがある。当院では気腹の際，ベレス針を使用する閉鎖式を主に使用しているが，腸管損傷の可能性がきわめてまれにある。気腹時やポート挿入時に，十分な筋弛緩薬を投与し十分な気腹を得ることでさらに安全になると考える。また，前立腺と膀胱の離断時に利尿が顕著になると視野不良となるので過度な利尿がつかない点滴量のコントロールが手助けとなる。また，術者は離れたコンソールで手術をし，助手1人がモニター（患者ではなく）を見ながらサポートするために患者に注意を払えるのは麻酔科医である。体位のずれ，カメラで顔面が強打されないかなどの観察をお願いする。

● 参考文献
1）大堀　理，泰野　直．前立腺がんに対するロボット手術．東京：ベクトル・コア；2012.
2）Phong SV, Koh LK. Anaesthesia for robotic-assisted radical prostatectomy : considerations for laparoscopy in the Trendelenburg position. Anaesth Intensive Care 2007 ; 35 : 281-5.
3）Haas S, Haese A, Goetz AE, et al. Haemodynamics and cardiac function during robotic-assisted laparoscopic prostatectomy in steep Trendelenburg position. Int J Med Robot 2011 ; 7 : 408-13.
4）Weber ED, Colyer MH, Lesser RL, et al. Posterior ischemic optic neuropathy after minimally invasive prostatectomy. J Neuroophthalmol 2007 ; 27 : 285-7.
5）Taketani Y, Mayama C, Suzuki N, et al. Transient but significant visual field defects after Robot-assisted laparoscopic radical prostatectomy in deep trendelenburg position. PLoS ONE 2015 ; 10 Issue 4 : 1-13.

清川　聖代，内野　博之

V 婦人科・泌尿器科領域

ロボット支援腹腔鏡下腎部分切除術

はじめに

　近年，手術支援ロボット"ダヴィンチ（da Vinci®）"を用いた手術が増加しており，さまざまな外科領域で行われるようになってきている。泌尿器科領域では，前立腺がんに対する前立腺全摘術でもっとも多く用いられているが，腎がんに対するロボット支援腎部分切除術（robot-assisted laparoscopic partial nephrectomy：RALPN）も，まだ保険適用は得られていないが施行される施設が増えてきている。
　当施設でも症例数は少ないものの近年行われるようになってきている。本項では，RALPNとそれに対する麻酔管理について考えてみる。

疾患と手術の概要

適　用

　腎がんに対する手術療法として，ネフロン温存手術は根治的腎摘除術（radical nephrectomy：RN）に比べ，術後の慢性腎臓障害の進展，心血管イベントの発生，全生存率において有意に良好な予後が得られるため，腎機能の温存を目的に積極的にネフロン温存手術を選択する傾向となっている。2011年に改訂された腎癌診療ガイドラインでも腫瘍経4 cm以下のT1a症例については積極的な腎部分切除術が推奨されている。
　一方，手術治療における低侵襲性は時代の潮流であり，近年では限局性腎腫瘍に対する手術療法は腹腔鏡下手術が主流となっている。しかし，温阻血が必要となる腹腔鏡下腎部分切除術（laparoscopic partial nephrectomy：LPN）では鉗子類の操作制限や温阻血時間（warm ischemic time：WIT）の時間的制約などにより，出血のコントロールやWIT延長による残存腎機能障害，術後出血，尿リークなどの合併症が高まる傾向も認められて

いる[1]。その問題を改善するため2004年にGettmanら[2]がRALPNを報告し，この10年間で急速に普及してきている。ロボットの特徴である高解像度3D視野，自由度の高い鉗子，手振れ防止などの良好な操作性から，腎部分切除術に適していると考えられる。

手術の概要[3]

■麻酔法

ロボット手術の麻酔法は，腹腔鏡下手術の麻酔[4]に準じ（後述），気管挿管による調節換気下での全身麻酔がもっとも優れている。

■術中体位

体位は患側を上方とした側臥位とし，軽いジャックナイフ位に固定する。

■手術室における術者・麻酔科・各種装置の配置

ダヴィンチサージカルシステムはサージョンコンソール，ペイシェントカート，ビジョンカートから構成されている。それぞれの装置は大きく，それに加えて麻酔器，生体モニター，機械台，補助の画像モニターなども配置しなければならない。また緊急時にはペイシェントカートを速やかに移動しなければならない。RALPNでは腫瘍の部位により経腹膜アプローチ，また後腹膜アプローチを選択する。ペイシェントカートは経腹膜アプローチでは患者の背側から，後腹膜アプローチでは頭側からロールインする。

術前管理

術前検査

一般的な検査（血算，生化学，凝固能，心電図，胸部X線写真，呼吸機能検査など）に加えて，分腎機能検査（腎シンチグラフィ）や胸腹部造影CT検査（3D血管構築画像），また排泄性尿路造影などの画像検査により，腫瘍のサイズ，位置，形態，腎血管，尿路との位置関係が検討されているため，麻酔科側も確認しておく。

ロボット手術は，一般的に侵襲を少なくするために施行され，また術後の回復が早いということには関して異論はないと思われるが，そのために術前の検査をおろそかにすることがあってはならない。特に二酸化炭素（CO_2）送気の気腹による呼吸器系や循環器系への影響は開腹手術とは異なることであり，術前の呼吸機能評価や胸部画像の確認は重要である。また必要があれば心エコー検査も追加し確認する。

併存疾患の確認

医療の向上により合併症のあるもの，また高齢者が手術を受ける機会が多くなっており，併存疾患の評価は重要である。

■呼吸器系

CO_2 送気による気腹で，肺胸郭コンプライアンスの減少，機能的残気量の減少，気道内圧の上昇，無気肺の形成などが起きる。また CO_2 の腹腔からの吸収は動脈血二酸化炭素分圧（Pa_{CO_2}）を 15 〜 25％ 増加させる。また，側臥位の影響で下側肺は無気肺ができやすい。

慢性閉塞性肺疾患（COPD）を有する患者では気腹による影響がいっそう問題となり，陽圧換気による圧損傷や高二酸化炭素血症，低酸素血症の危険がある。喫煙をしていれば，最低でも 4 〜 8 週間の禁煙が勧められる。

■循環器系

気腹は，静脈還流の低下や末梢血管抵抗の上昇をもたらす。心拍出量は減少，または変わらないとの報告もある。術前から慢性腎疾患（CKD）を合併する症例では，術後腎機能の悪化が全身的な合併症を惹起することもあるため，心機能評価は重要である。特に問診による運動耐容能（METs）の評価は重要であり，ACCF/AHA の非心臓手術における周術期心血管評価のガイドラインを参考にし，必要であれば検査を追加する。

術前の処置

全身的な問題がなければ，手術前日に入院となる。消化管に対する合併症を極力少なくするために，また腹腔内容を減少することによって広い術野を得るため，前日に腸管処置（下剤内服など）をしていることが多いため確認をしておく必要がある。

血液製剤の準備

大血管損傷の危険はあるため，赤血球製剤の準備は必要であるが，いわゆるタイプアンドスクリーニングでよい。

緊急時・開腹手術への対応

ロボット手術時に緊急に開腹手術に移行することがあり，その場合はロールアウトから開創まで可能なかぎり短時間で移行することが望ましいため，執刀医，助手はもちろんのこと，麻酔科や看護師なども含めたチーム全体でのシミュレーションを行っておくよい。

術中管理

麻酔法と使用薬剤

全身麻酔，気管挿管による調節換気とする。使用薬剤に関しては特に禁忌となるものはないが，亜酸化窒素（笑気）は塞栓を拡大させる可能性があるため議論がある。気腹を増

幅して術野を広げる，腸管を膨らませて術操作の妨げになる，術後悪心・嘔吐（postoperative nausea and vomiting：PONV）を増すなど指摘されている．基本的にはロボット手術では亜酸化窒素は使用しない傾向にある．蓄積性の少ない薬物が推奨され，通常一般的に使用されているもの，揮発性麻酔薬ではセボフルランやデスフルランが，静脈麻酔薬ではプロポフォールが，鎮痛薬ではレミフェンタニルが，筋弛緩薬ではロクロニウムがそれぞれ推奨される．

モニターとして，標準的モニター〔心電図，経皮的酸素飽和度（SpO_2），非観血的動脈圧（NIBP），呼気二酸化炭素モニター，体温〕に加えて，観血的動脈圧（IBP）測定，また麻酔深度モニターである bispectral index（BIS）も使用する．

呼吸器系

■換　気

血中に吸収される CO_2 を排泄するため過換気とする．換気回数の増加のみでは腹腔からの圧によって1回肺胞換気量は減少して有効なガス交換は行われない．またカプノグラムの P_{ETCO_2} と Pa_{CO_2} の較差は大きくなり，適宜動脈血ガス分析にて Pa_{CO_2} をチェックする．高 CO_2 血症では，アシドーシスや脳血管拡張による脳血流の増加が懸念される．術中の高 CO_2 血症はどこまで許容できるか難しいが，循環動態や電解質に異常がなければある程度の高 CO_2 血症は許容可能と思われる．ロボット支援前立腺全摘術（robot-assisted radical prostatectomy：RARP）のように高度頭低位では体位による脳血流の増加の影響もあるため，高 CO_2 血症は避けたほうがいいと思われる．

気道内圧の上昇を避けるため換気モードは従圧式とし，無気肺予防として呼気終末陽圧（PEEP）を最低でも 5 mmHg は負荷する．

また，気腹による横隔膜の挙上により，気管チューブが深くなり片肺挿管になることもあるので注意する．

■皮下気腫

CO_2 ガス気腹による高 CO_2 血症は，通常は 15～30 分ほどで定常化する．それ以降も P_{ETCO_2} が上昇する場合は皮下気腫を疑う．対処としては気腹圧を下げる．皮下気腫が頸部まで及ぶと抜管後の上気道閉塞の危険も考えられるので注意が必要である．また，気胸合併の可能性を常に疑い，術後の胸部 X 線写真を確認する．

■肺塞栓症

原因として CO_2 と血栓が考えられ，切開した静脈からの CO_2 ガスの吸収によるガス塞栓症にも注意が必要となる．P_{ETCO_2} の低下を伴う Sp_{O_2} の低下，そして血圧が低下するときには肺塞栓症を疑う．重症例は死亡率が 60％ との報告もあり，ただちに手術中止を指示し，検査を進めるとともに診断治療アルゴリズムを参考に術者と対応を協議する．

循環器系

　気腹による静脈還流の低下や末梢血管抵抗の上昇により，ある程度の循環抑制は必須と考えられるが，心機能に問題がなければ通常は気腹とストレスホルモンにより血圧は上昇する。また腹腔内圧の上昇により，下肢や腹部内臓器の局所循環障害が生じる。腎糸球体濾過率や尿量も低下するため，腎機能保護のために気腹前に十分に輸液が必要となる。

体位の保持

　側臥位，軽いジャックナイフ位であるため，下側肺では無気肺ができやすく低O_2血症，高CO_2血症に注意する。また，呼吸・循環器系への影響だけでなく，加重による神経麻痺や血流障害を避けるため，固定用補助具と接する部位や台と接する側の骨盤骨，膝および足関節にはパッドを置く。

筋弛緩

　気腹時に筋弛緩が不十分であると，術野の視野が悪くなったり，鉗子のワーキングスペースが小さくなってしまうばかりか，術後疼痛（筋肉痛）が生じることもあるため，十分な筋弛緩が必要である。ロクロニウムであれば，スガマデクスにより迅速かつ確実な筋弛緩拮抗が可能になったため，当院ではダヴィンチがロールアウトする直前までロクロニウムを持続投与するようにしている。

体温保持

　気腹による合併症の一つとして，冷CO_2ガスによる低体温の発生がある。体温のモニタリングとともに，加温装置による積極的な保温対策を講じる。

出　血

　RALPNにおける術中合併症でもっとも問題になるのは出血である。大血管近傍での手術操作で血管損傷による緊急時の開腹への移行が必要となった場合，通常の腹腔鏡手術に比べロボットアームの取り外しに約1分程度は開腹操作が遅延する。出血時に末梢ラインを確保するのは難しく，当院では麻酔導入時に20G以上の末梢ラインを2本確保するようにしている。大血管の損傷は致命的となるおそれもあり，緊急時のペイシェントカート脱着操作は十分に検討しておく必要がある。

術後管理

　ロボット支援手術は創部が小さいため，術後痛は一般的に開腹術と比較して弱い．さらにインストゥルメントアームによる操作では，ポートと創部の摩擦やずれが少ないため，局所の炎症が少なく術後痛も鏡視下手術よりも小さいと考えられる．そのため，開腹術では硬膜外麻酔による術後鎮痛を行っているが，RALPNでは硬膜外麻酔は行っていない．

　術後鎮痛は，術中のフェンタニルとアセトアミノフェンの投与のみで行い，帰室後は非ステロイド性抗炎症薬の間欠的投与で対応されている．しかし，術後痛が少なく，ロボット手術の低侵襲性を過信して，術後のバイタルサインなどのチェックが甘くなるようなことがあってはならない．特に，呼吸器系に合併症を有する患者では，術後2～3時間後に高二酸化炭素血症のリスクが高まるという報告もある．必要であれば，術後も適宜動脈血ガス分析を施行していく．

　その他，RALPNの術後合併症として，軽度のものでPONV，後出血，尿瘻，腎機能障害が，重度のもので深部静脈血栓症や動静脈瘻（仮性動脈瘤）が考えられるため，尿所見，血液データ，身体所見など注意深くみていく必要がある．

まとめ：留意すべき重要ポイント

- 小径腎細胞がんに対し，ロボット支援手術を導入することによって，腹腔鏡下腎部分切除術における腹腔鏡の操作は大きく改善され，患者に対し低侵襲で有効かつ安全な手術が提供可能である．RALPNは腹腔鏡手術の難点である鉗子操作の制限を改善し，学習曲線が短縮し，腫瘍切離，止血縫合などの手技が安定し，またWITを短縮し，術中や術後の合併症も低下させ，術後の腎機能や生活の質（quality of life：QOL）の改善も期待され，今後さらに症例数が増えていく可能性がある．
- 麻酔科側として以下のことに留意する．
  - ワーキングスペースの確保と確認．
  - 術前の肺の状態，呼吸機能検査だけでなく画像もしっかりと確認すること．
  - 手術としては低侵襲だが，手術中は呼吸器系や循環器系に及ぼす影響は大きいということ．
  - 万が一の時に備えて末梢ラインは20G以上を最低2本確保しておくこと．
  - 筋弛緩は十分に効かせること．

外科医からの要望

東京医科大学泌尿器科学分野　並木　一典

　ロボット支援腎部分切除術（RALPN）は，側臥位あるいは浅い腎体位で気腹下に施行される．さらにペイシェントカートが患者の頭頸部を覆うようにセットされるため開腹や

腹腔鏡手術より注意深く患者状態を監視していただき，さらに円滑なエンドリスト（鉗子）操作のために十分な筋弛緩が望まれる．

　また腎温阻血時間が術後の腎機能に影響するため，RALPNでは術中・術後の出血を抑える鉗子操作を行いつつ腎阻血時間をできるだけ短縮するよう心掛けて手術を行う．術者は患者から離れたサージョンコンソールで手術を行うため，麻酔科医と対面してのコミュニケーションが取れない．手術チームの一員として手術の流れを理解いただき，特にもっとも出血が多くなる腫瘍切離，腎縫合操作では安定した麻酔を施行していただくことが求められる．

● 参考文献

1) Gill IS, Kavoussi LR, Lane BR, ey al. Comparison of 1800 laparoscopic and open partial nephrectomies for single renal tumors. J Urol 2007 ; 178 : 41-6.
2) Gettman MT, Blue ML, Chow GK, et al. Robott-assisted lapaloscopic partial nephrectomy : technique and initial clinical experience with DaVinci robotic system. Urology 2004 ; 64 : 914-8.
3) 荒井陽一，松田公志，高橋　悟ほか．新版 泌尿器科周術期管理のすべて．東京：メジカルビュー社；2013. p.237-42.
4) Joris JL. Anesthesia for laparoscopic surgery. In : Miller RD, editor. Miller's anesthesia 6th ed. Philadelphia : Elsevier Churchill Livingstone ; 2005. p.2285-306.

　　　　　　　　　　　　　　　　　　　　　　　　　　　　　　　金子　恒樹，内野　博之

Ⅴ 婦人科・泌尿器科領域

ロボット支援腹腔鏡下膀胱全摘術

はじめに

　開腹による膀胱全摘術は，泌尿器科領域の手術の中でもっとも侵襲が大きい。2003年に，ロボット支援膀胱全摘術（robot-assisted radical cystectomy：RARC）は初めて報告された[1]。開腹手術と比較してRARCははるかに低侵襲であり[2]，同等の腫瘍抑制を有するといわれている。そのため，米国では増加傾向にある[3]。わが国ではいまだ保険収載されていないが，ロボット支援前立腺摘除術（robot-assisted laparoscopic prostatectomy：RALP）の経験をもとに，進行膀胱がん患者に対してRARCが広まりつつある。

疾患と手術の概要

　膀胱腫瘍は，90％以上が尿路移行上皮がんである。症状には，血尿や頻尿，排尿痛などがある。筋層に達したT2以上で遠隔転移がない局所浸潤がんが，膀胱全摘術の適用となる。膀胱全摘術では，膀胱付近の尿管や精管以外に，前立腺，精嚢，尿道を含んで膀胱を完全に摘出する。根治術では，所属リンパ節や膀胱周囲組織，骨盤内リンパ節を郭清する。RARCでは尿路変更が必要であり，尿管皮膚瘻や回腸導管，新膀胱造設が計画される。これらの手術過程を，どの程度までロボット支援腹腔鏡手術で行うかは，施設によって異なる。ロボットによる体腔内尿路変更術は，手術時間は長時間となるが，消化器合併症や感染の合併症を減少させる[4]。しかしながら，その実施施設は，多くない。
　RARCは，25～30度の頭低位の砕石位で行う。ポート位置および体外での尿路変更時の開腹創は，図1のようにおく。当施設での平均手術時間は543±124分，平均コンソール時間は254±64分，平均出血量は270±170 mlである。RALPでは術野の視野確保のため輸液制限を行い，尿量の減少が要求される[5]が，尿管クランプを行うRARCでは，極端な輸液制限を必要としない。

V 婦人科・泌尿器科領域

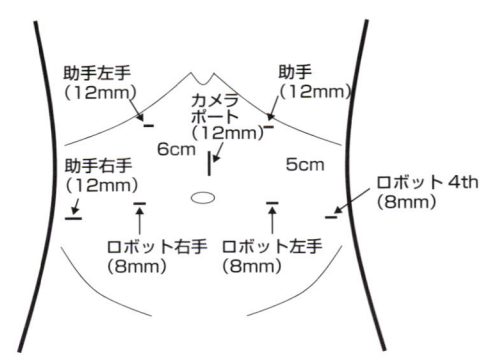

図1 ロボット支援腹腔鏡下膀胱全摘術のポートの挿入位置

術前管理

　高齢者が多いため，虚血性心疾患，脳血管疾患，糖尿病，高血圧などの有無をチェックする．また，血尿が続いていることがあるため貧血になっている場合がある．術中長時間の頭低位をとるため，眼内圧や頭蓋内圧の上昇，肺コンプライアンスの低下，心臓の前負荷・後負荷の増大を来す（次項参照）．そのため，緑内障の有無や呼吸機能，喫煙の有無，心臓弁膜症もチェックする．緑内障患者では眼科にコンサルトし，手術の可否について協議する（少なくとも長時間手術になりやすいRARC導入初期には避ける）．喫煙患者には禁煙を指導し，呼吸理学療法を行い，呼吸機能を改善させておく．頭低位により僧帽弁逆流症が悪化するため，聴診などで弁膜疾患が疑われた場合は心エコー検査を施行し，心機能を評価しておく．

術中管理

　麻酔法は，全身麻酔と硬膜外麻酔を併用する．硬膜外麻酔では，T10〜L1から硬膜外カテーテルを挿入する．全身麻酔では，吸入麻酔と静脈麻酔に優劣はなく，各施設の慣れた麻酔法を選択する．当院では長時間手術であることから，覚醒の早いデスフルランを使用することが多い．ルートは末梢静脈と動脈圧ラインに加え，消化管を尿路変更に使用する場合には術後管理用に中心静脈カテーテルを留置する．輸液管理などの指標のため，動脈圧測定はフロートラックセンサー®が有用であると考える．輸液路が末梢静脈のみの場合は，両手が体側に固定され，術中のルート確保が困難なため2本を確保しておく．また，ロボットアーム鉗子やカメラの交換時に，頭側へ鉗子やカメラを移動させるため，麻酔器や点滴台を患者から距離をおいて配置する．

　ロボット手術では，ロボットアームによる鉗子の組織把持や繊細な手術手技のため，バッキングなどの体動により重篤な組織損傷を引き起こしうる．そのため，筋弛緩モニター下に筋弛緩薬を持続投与し確実な筋弛緩作用を得ることが肝要である．また，確実な筋弛緩により，腹圧が低下，良好な視野を得ることができる．

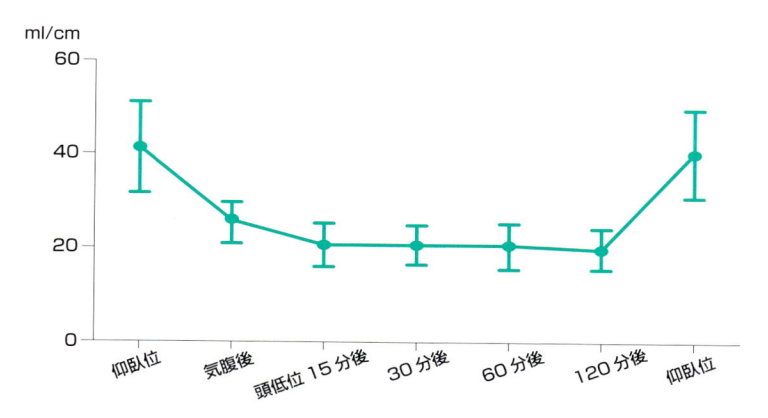

図2　肺コンプライアンス

　術中管理として問題となるのは，頭低位と気腹によるさまざまな影響である。長時間の頭低位により，術後頭頸部の浮腫が著明となり，気道狭窄や，肺水腫を惹起した報告[6)7)]もある。そのため，手術終了後に頭頸部の浮腫や肺水腫の有無を確認し，必要であれば，状態が改善するまで挿管のまま人工呼吸管理を行う。抜管前のリークテストが有効との報告[5)]もある。

　頭低位により頭蓋内圧は亢進し，その結果，脳灌流が低下する可能性がある。そのため，頭蓋内圧亢進患者はもとより，脳動脈瘤の患者，脳梗塞の既往，頸動脈狭窄など脳血管障害の患者には，その適用を十分に検討する必要がある。さらに，気腹による二酸化炭素貯留は頭蓋内圧亢進を助長するため，人工呼吸器設定にも留意する。

　頭低位は，眼内圧を 30 〜 50 mmHg まで上昇させるとの報告[8)]もある。視神経の血液灌流を維持するには，灌流圧が 30 mmHg 以上必要との報告[9)]があり，眼内圧の上昇により視神経が血流障害となり失明を引き起こす可能性もある。視神経虚血の予測は困難であるが，長時間の頭低位，血圧の低下，術中の大量出血，コントロールされていない緑内障患者などは高リスク要因である。頭蓋内圧と同様に，二酸化炭素貯留は眼圧を上昇させるため注意する。

　頭低位と気腹により，腹腔内臓器が頭側に偏位し，横隔膜が押し上げられる。そのため，肺コンプライアンスは，著明に低下する（図2）。また，気腹により二酸化炭素が貯留するため，換気設定の調節が必要である。従量式換気（volume control ventilation：VCV）と，従圧式換気（pressure control ventilation：PCV）のどちらでもよいと考えるが，VCVでは気道内圧の上昇に，PCV では換気量の低下に，それぞれ注意する。圧補正従量式換気が有効であるかもしれない。また，気管支の頭側への偏位が起こりうるため，気管支挿管になることもある。

　RARC は，長時間頭低位のため，皮膚の褥瘡のリスクが高い。さらに，体位固定具の圧迫による術後の疼痛や神経障害のリスクもある。神経障害のリスクを軽減させるには，固定器具の止め方や良肢位の保持にも配慮する。

　長時間の頭低位の砕石位により，下肢コンパートメント症候群を引き起こすとの報告[10)]がある。当院でも，2 症例の下肢コンパートメント症候群を経験した。リンパ節郭清のための外腸骨動脈牽引時に，同側の下肢の血流が阻害されることも一因であると考えられる。

Ⅴ 婦人科・泌尿器科領域

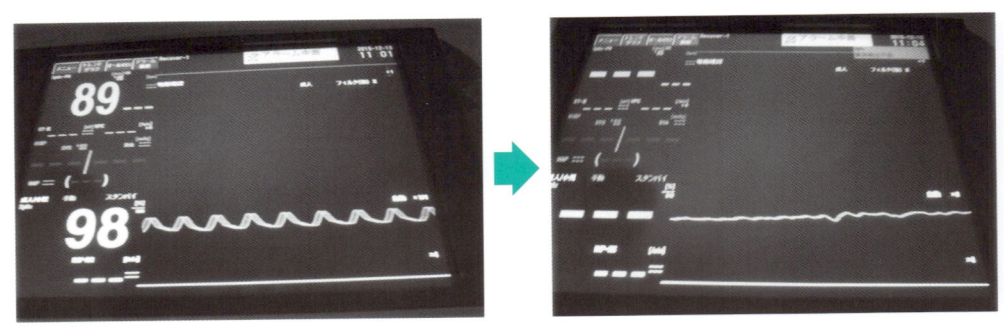

図3 外腸骨動脈の牽引により SpO₂ 波形が消失

そのため当院では，足趾に酸素飽和度モニターを装着し，波形消失が長時間になる場合は，術者にこのことを伝え，阻血時間を短時間にするようにしている（図3）。また，深部静脈血栓症のハイリスク手術であることから，間欠的空気圧迫法などの血栓予防を行うことが推奨される。

RALP では術野の視野確保のため，尿量減少目的に輸液制限が要求される。RALC では尿管をクランプするため，RALP のような輸液制限を行う必要はないが，頭頸部の浮腫予防のために過剰な輸液は避けるべきである。

術後管理

長時間手術であるため，術後は呼吸・循環管理に注意する。上気道の浮腫が生じている可能性があるため，術後の気道閉塞に注意する。患者は高齢者が多いため，心筋梗塞や脳梗塞，肺塞栓など心血管イベントの発症に留意する。

下肢静脈血栓予防のために歩行可能となるまで，間欠的下肢空気圧迫法を継続する。深部静脈血栓のハイリスク患者には，抗凝固療法も考慮する。

前述のように，下肢コンパートメント症候群の発症も念頭に置いておくことが大切である。下腿の疼痛や腫脹，クレアチンキナーゼ（CK）の著明な上昇があれば，コンパートメント症候群を疑い，速やかに専門医にコンサルトする。

術後鎮痛は，硬膜外麻酔に加えて，アセトアミノフェンを定期的に静脈内投与する。腎機能が正常であれば，非ステロイド性抗炎症薬（nonsteroidal anti-inflammatory drugs：NSAIDs）を併用することで十分な鎮痛が得られる。十分な鎮痛により，早期離床，早期退院が達成できる。

その他の留意すべき術後合併症として，イレウスや術後出血，縫合不全，創部感染，水腎症などがある。

まとめ：留意すべき重要ポイント

- 外科医，看護師，臨床工学技師などともに，各機器の配置などを入念に打ち合わせておく。
- 患者は高齢者が多いため，術前の心機能，呼吸機能の評価を入念に行う。
- 麻酔法は施設の慣れた麻酔法で良いが，術後鎮痛のため硬膜外麻酔を併用する。
- RARCでは長時間の頭低位が問題となる。肺コンプライアンスの低下や眼圧，脳圧の上昇，前負荷・高負荷の増大による心不全に留意する。肺コンプライアンス低下による換気量の減少と気腹により，血中二酸化炭素分圧が上昇しやすく，脳圧，眼圧の上昇を助長するため，慎重に呼吸様式を選択する。
- 下肢コンパートメント症候群発症のリスクがあるため，術中は下肢血流の維持に，術後は同症候群の早期発見に努める。

外科医からの要望

鳥取大学医学部器官制御外科学講座　岩本　秀人
腎泌尿器学分野　武中　篤

　ロボット支援膀胱全摘術（RARC）では、1. 長時間の頭低位，2. 輸液・呼吸，3. 筋弛緩，4. 高齢患者の対応，について慎重な管理をお願いしたい。

1. RARCでは長時間の頭低位により，褥瘡やコンパートメント症候群のリスクが高くなるため，リスクを低減できるよう執刀医と共同して，最適な体位設定を検討していただきたい。
2. RARCは出血量が少ないものの，頭低位による心肺機能への負荷が大きいため，水分・呼吸管理については、開放性膀胱全摘と同等の繊細な管理をお願いしたい。さらに，RARCでは術中に尿管クランプを要するため輸液量には注意をお願いしたい。
3. RARCでは留置するポート数が多いことが特徴であり，日本人のように小柄な体型では必然的にポート間距離が短くなってしまう。可能なかぎりポート間距離を長くとるためにも十分な筋弛緩をお願いしたい。
4. RARCにより超高齢患者においても膀胱全摘が可能となったが，術後の合併症が重篤化するリスクは高い。術後管理における注意事項などの積極的な情報提供をお願いしたい。

● 参考文献

1) Menon M, Hemal AK, Tewari A, et al. Nerve-sparing robot-assisted radical cystoprostatectomy and urinary diversion. BJU Int 2003 ; 92 : 232-6.
2) Kader AK, Richards KA, Krane LS, et al. Robot-assisted laparoscopic vs open radical cystectomy: comparison of complications and perioperative oncological outcomes in 200 patients. BJU Int 2013 ; 112 : E290-4.
3) Leow JJ, Reese SW, Jiang W, et al. Propensity-matched comparison of morbidity and costs of open and robot-assisted radical cystectomies: a contemporary population-based analysis in the United States. Eur Urol 2014 ; 66 : 569-76.

4) Ahmed K, Khan SA, Hayn MH, et al. Analysis of intracorporeal compared with extracorporeal urinary diversion after robot-assisted radical cystectomy: results from the International Robotic Cystectomy Consortium. Eur Urol 2014 ; 65 : 340-7.
5) Gainsburg DM. Anesthetic concerns for robotic-assisted laparoscopic radical prostatectomy. Minerva Anestesiol 2012 ; 78 : 596-604.
6) Hong JY, Oh YJ, Rha KH, et al. Pulmonary edema after da Vinci-assisted laparoscopic radical prostatectomy: a case report. J Clin Anesth 2010 ; 22 : 370-2.
7) Phong SV, Koh LK. Anaesthesia for robotic-assisted radical prostatectomy: considerations for laparoscopy in the Trendelenburg position. Anaesth Intensive Care 2007 ; 35 : 281-5.
8) Awad H, Santilli S, Ohr M, et al. The effects of steep trendelenburg positioning on intraocular pressure during robotic radical prostatectomy. Anesth Analg 2009 ; 109 : 473-8.
9) Pillunat LE, Anderson DR, Knighton RW, et al. Autoregulation of human optic nerve head circulation in response to increased intraocular pressure. Exp Eye Res 1997 ; 64 : 737-44.
10) Pridgeon S, Bishop CV, Adshead J. Lower limb compartment syndrome as a complication of robot-assisted radical prostatectomy: the UK experience. BJU Int 2013 ; 112 : 485-8.

〈森山　直樹，稲垣　喜三〉

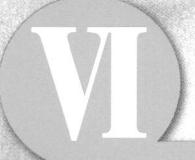

VI 整形外科・形成外科領域

- 自己皮下脂肪組織由来細胞移植を用いた乳房再建術
- 最小侵襲椎体椎間板搔爬洗浄術

VI 整形外科・形成外科領域

自己皮下脂肪組織由来細胞移植を用いた乳房再建術

はじめに

　自己皮下脂肪組織由来細胞移植を用いた乳房再建術は，自己の皮下脂肪組織を腹部や大腿から採取して，その脂肪組織を脂肪組織分離装置（Celution® System, Cytori Therapeutics, Inc., USA）で分離・濃縮し，濃縮された脂肪組織由来細胞を作製し，その脂肪組織由来細胞を残りの洗浄された脂肪組織とともに組織欠損した乳房に注入して乳房形成を促す手術である．皮下脂肪組織由来細胞は間葉形細胞の一種で，脂肪細胞や血管壁を形成する細胞に分化する．この脂肪組織由来細胞を移植することで，血管を備えた脂肪組織が作られるといわれている．自己組織由来細胞であるので，移植しても拒絶反応が生じないのが特徴である．さらに，この方法は，脂肪組織のみを注入する方法（生着率50%）よりも，脂肪の生着率が高い（90%）といわれている．本術式は，自己組織由来細胞を用いた再生医療技術の一つである．

疾患と手術の概要

　乳がんに対する乳房温存手術を受けてから1年以上経過し，再発や転移がなく，腫瘍の摘出により比較的大きな組織欠損が乳房に残存した患者が対象となる．
　手術は，全身麻酔下に腹部や大腿部の皮膚に1 cm程度の皮膚切開を数か所加えて，直径が5～7 mmの脂肪吸引のためのカニューレを挿入することから開始される（図）．この吸引カニューレから，脂肪の吸引を容易にし，皮下出血を少なくするための注入液（Tumescent液，表）を，1か所につき予定吸引脂肪量と同量を注入する．注入後，吸引カニューレを用手操作して，皮下脂肪組織を吸引する．一つの皮膚切開部位からの均一に皮下脂肪組織を吸引した後は，別の皮膚切開部位から同様の操作を繰り返す．所定量の脂肪組織（約300～500 ml）の吸引を終了すると，皮膚切開部位を縫合する．採取された

VI 整形外科・形成外科領域

表 皮下脂肪組織吸引採取時に用いる皮下注入液（Tumescent液）の組成

生理食塩液	10万倍アドレナリン加1%リドカイン	アドレナリン注
949 ml	50 ml	1.0 ml

リドカイン含有量：500 mg/l，アドレナリン含有量：1.5 mg/l

自己皮下脂肪組織由来細胞移植術の方法

① 脂肪吸引
腹部・大腿部・臀部のいずれから50〜300 mlの皮下脂肪を吸引します。

吸引した脂肪

吸引カニューレ
カニューレ口

② 皮下脂肪組織由来細胞を抽出

濃縮した脂肪組織由来細胞

洗浄した脂肪細胞

③ 脂肪組織由来細胞 と 脂肪細胞 を混合

④ 乳房の陥凹部分へ注入

図 自己皮下脂肪組織由来細胞移植を用いた乳房再建術の流れ

脂肪のうち，半分を専用の機器を用いて濃縮して自己皮下脂肪由来細胞を抽出する．この濃縮された皮下脂肪組織由来細胞に残りの脂肪組織から必要量の脂肪細胞を混合して，皮下脂肪組織由来細胞の含有割合の高い混合液を作製する．

作製された混合液を，乳房陥凹部に組織欠損の大きさに応じて注入する。腹部と殿部の皮下出血の拡大防止と乳房注入部位からの細胞の逸脱防止を目的として，圧迫素材を用いて脂肪吸引部位と乳房全体をしっかりと圧迫しながらドレッシングする。

術前管理

通常の全身麻酔の術前検査を実施する。特に，貧血の有無については詳細に検討し，貧血がある場合には鉄剤の服用を含めて補正しておく。本術式では，Tumescent 液を注入して盲目的に皮下を擦過するように脂肪組織を採取するために真の出血量を推定しにくい。Tumescent 液には出血予防のためにアドレナリンが添加されているが，脂肪吸引が広範囲に及ぶと手術後に皮下血腫を形成しやすくなる。それゆえ，術前の貧血には，注意を払うべきである。さらに，術前の止血機能検査は，無用な輸血を避けるためにも重要な検査で，抗凝固薬や抗血小板薬，エストロゲンなどの女性ホルモン製剤，サプリメントの服用の有無を含めて検討することが肝要である。止血機能異常があるときには，止血機能が正常範囲に回復するまで，手術を延期するのが賢明である。

前回の乳房温存術施行時の麻酔記録や術後経過から，疼痛に対する感受性や術後の悪心・嘔吐（postoperative nausea and vomiting：PONV）の発現頻度を探索し，あらかじめ対策を立てておくことが大切である。

術中管理

麻酔法は，吸入麻酔法と全静脈麻酔法（total intravenous anesthesia：TIVA）のいずれを選択してもよい。対象患者が女性であることから，PONV の発症を低減させる目的で，プロポフォールとレミフェンタニルを用いた TIVA が適している。しかし，あらかじめ麻酔導入前や導入時に PONV に対する予防策を実行するのであれば，吸入麻酔法でも対応可能である。硬膜外麻酔や区域麻酔の併用は，必要ない。なぜならば，使用する Tumescent 液の中に低濃度のリドカインとアドレナリンが含まれているため，脂肪組織採取領域の鎮痛は得られているからである。

輸液路は 1 路でも麻酔管理は可能であるが，TIVA で麻酔を維持するときには，薬剤投与用の回路と体液量調整のための 2 回路を設定するほうが便利である。動脈ラインの設置は，必ずしも必要ない。貧血の有無を確認するのであれば，適時動脈を穿刺するか，輸液路のない上肢の静脈から採血するかのいずれかで十分である。輸液は，Tumescent 液の水分の吸収量を考慮して，術前脱水量を補正した後からは比較的少なめの投与量（5～6 ml/kg/hr）で維持する。血管内容量を増加させる目的で，膠質液を使用することも選択肢の一つである。

麻酔管理中のモニタリングは，脳波モニタリングを含む通常の全身麻酔管理に使用するモニタリングで対応できる。特殊な機材は，必要としない。気道は，標準のシングルルーメンの気管チューブで確保する。仰臥位のままの体位であれば，声門上気道確保器具（例

VI 整形外科・形成外科領域

えばラリンジアルマスク）でも気道管理は可能であるが，所定量の脂肪吸引量に達しない場合には腹臥位で殿部の脂肪を吸引することもあるので，気管挿管による気道確保が安全で確実である．脂肪吸引中は，完全な不動化を目指して，筋弛緩薬を持続投与することが望ましい．なぜならば，急激な予期せぬ体動で，吸引カニューレが腹膜を穿破して腹腔内臓器を損傷する可能性があるからである．

気管チューブは，筋弛緩の完全拮抗と麻酔からの十分な覚醒を確認してから抜去する．乳房近傍と腹部をしっかりと圧迫固定するため，自発呼吸が可能であることを本人に確認することが求められる．

術後管理

Tumescent 液に含まれるリドカインによって，術後早期に疼痛を訴える患者は少ない．術後疼痛対策には，オピオイドの使用より非ステロイド性抗炎症薬（nonsteroidal anti-inflammatory drugs：NSAID）やアセトアミノフェンを使用するほうが，PONV の出現を考慮すると有用である．手術の侵襲度が小さく，術後早期に飲水と固形物の経口摂取も可能であるので，経口での鎮痛薬投与も考慮する．

術後早期に採血して，貧血の有無を確認することも大切である．貧血が見られるときには，鉄剤の静脈内投与か経口投与で貧血の改善を図る．

まとめ：留意すべき重要ポイント

- 術前診察や検査では，PONV の既往や貧血の程度，止血機能に注目する．
- Tumescent 液を使用するので，真の出血量を推定しづらい．術中に 1 度採血して，ヘモグロビン値やヘマトクリット値を確認しておく．
- 脂肪吸引中は，予期せぬ体動を防止する目的で，十分な不動化を達成しておく．
- 術後疼痛管理には，NSAIDs やアセトアミノフェンを使用するほうが，PONV の発症の点からも有利である．

外科医からの要望

鳥取大学医学部附属病院形成外科　陶山　淑子

自己皮下脂肪組織由来幹細胞（ADSCs）を用いた乳房再建術は，乳房温存療法後の乳房変形に対し，脂肪吸引によって得た脂肪から ADSCs を抽出し，ADSCs 濃度を高めた脂肪を陥凹変形部に注入する再建法である．ADSCs の血管新生作用により脂肪の生着率が向上し，乳房形態を改善する．本法は，全身麻酔下に行う．脂肪吸引の際は，局所の鎮痛と止血効果を目的として，脂肪吸引部皮下に予定脂肪吸引量と同量の Tumescent 液（リドカイン，アドレナリン希釈液）を注入し，20〜30 分程度待機してから脂肪吸引を開始

する。術中輸液量は，0.5〜1l前後とされるが，出血量が分かりにくいため，バイタルサインを見ながら慎重な輸液管理が求められる。また，ADSCs 抽出に2時間程度要する場合があり，手術時間が長くなるため，過剰輸液に注意し，深部静脈血栓症対策も考慮する必要がある。術後にも，慎重な輸液管理を行う必要があり，周術期には，麻酔科医との連携が必須である。

稲垣　喜三

VI 整形外科・形成外科領域

最小侵襲椎体椎間板掻爬洗浄術

はじめに

　近年，化膿性脊椎炎に対する椎体椎間板掻爬洗浄術において内視鏡下手術が行われている。この手術は，神経学的徴候の確認のため意識下での麻酔管理を要求されるが，腹臥位で行われるため，呼吸状態に注意する必要がある。以前はフェンタニルやミダゾラムを用いていたが，呼吸抑制の出現に悩まされていた。レミフェンタニルやデクスメデトミジンが登場したことにより，当施設では両者を内視鏡下脊椎手術に積極的に使用している。

疾患と手術の概要

　化膿性脊椎炎の発症頻度は10万人あたり2.4人である。高齢者（70歳以上ではその発症率が10万人あたり6.5人）や男性（女性の約2倍），合併症として糖尿病，透析（腎不全），心疾患，担がんなど易感染性とされる疾患をもつ患者においてよく見られる。起因菌は *Staphylococcus aureus*，*Escherichia coli*，*Streptococcus* などが挙げられる[1]。
　自覚症状や理学的所見の特徴として腰痛，発熱，棘突起の叩打痛が挙げられ，血液検査におけるC反応性タンパク（C-reactive protein：CRP），プロカルシトニン値の上昇や，磁気共鳴画像（MRI）を用いた画像診断をもって確定診断を進める。通常は2～3週間，CRPが陰性化するまで抗生物質治療を行うとされているが，1～2週間の抗生物質治療への反応性に乏しい場合や急激な骨破壊が起こった場合に手術適用となる。
　手術は患者を腹臥位とし，術野に局所麻酔を施行後，約1cmの切開創から病変の存在する部位にダイレーションを繰り返しながら後側方アプローチで内視鏡を挿入する。その後，X線透視下に椎体椎間板の感染病巣の掻爬と洗浄を行う。この際，術野は神経根と非常に近接した状態であるため，神経根損傷を防ぐため患者の意識を保った麻酔管理が必要となる。

術前管理

　前述の通り，合併症をもつうえに，感染徴候を呈しているために比較的全身状態の悪い患者であることが予想される．合併症に関しては可能なかぎりコントロールできるよう関係各科にコンサルテーションしておくのが望ましい．化膿性脊椎炎患者の1/3に感染性心内膜炎が起こったとする（逆は4.6%）報告[1]もあり，常に念頭に置く必要がある．

　当日，患者の精神的な苦痛から全身麻酔への移行を余儀なくされることもありえるために，当日の絶飲食は通常の全身麻酔での管理の時と同様に指示しておくとよい．

　なお，以前は適応外であったためにデクスメデトミジンの使用に関してはさらなる患者の同意を得てから使用していたが，2013年より"局所麻酔下における非挿管での手術および処置時の鎮静"について適応が広がっている．

術中管理

　当院では，患者を腹臥位とし，標準的なモニターを装着する（図1）．マスクによる酸素投与（3〜5 l/min）を開始し，デクスメデトミジンを6 μg/kg/hrで10分間ローディングした後，Ramsay鎮静スコア3〜5点を目安に1.0 μg/kg/hr以下で維持投与を行っている．添付文章上は0.2〜0.7 μg/kg/hrの投与が勧められているが，適切な鎮静を得られない場合もあるため，高度徐脈などの有害事象がなければ経験的に1.0 μg/kg/hrまでの投与なら問題ないと考えている．

　執刀前にレミフェンタニルも0.03〜0.07 μg/kg/minで投与を開始する．術野においても1%リドカインによる局所浸潤麻酔を追加してもらい，手術を開始する．鎮痛が不十分な際は，レミフェンタニルの維持投与量を微増させるか，少量のフェンタニルの単回投与を考慮する．

　この手術の最初の大きな侵襲は内視鏡を挿入するまでに繰り返すダイレーション（図2,図3）と考えられ，病巣付近では炎症のため易刺激性となっている可能性が高い．その時点までに安定した鎮痛と循環動態や呼吸状態を提供できていれば，手術終了まで安定した麻酔経過を示すと思われる．

　本手術が登場した当初はフェンタニルとミダゾラムまたはプロポフォールを併用して管理していたが，安定した鎮痛・鎮静の維持が難しく，鎮痛不十分の麻酔により不意の体動が生じたり，反対に深い麻酔で呼吸抑制を来したりして調節性に乏しい麻酔であった．2004年にデクスメデトミジンが登場し，それを用いた術中管理の有用性を2006年の日本麻酔科学会で当院より報告したが，それでも呼吸抑制がしばしば見られ，呼びかけによる深呼吸を促す症例が存在していた[2]．2007年にレミフェンタニルがわが国で発売され，意識下挿管，awake craniotomyなどでconscious analgesiaとしての有用性が報告されたこともあり，本手術での使用を開始した．2012年の当院からの日本麻酔科学会への報告では，レミフェンタニルとデクスメデトミジン併用群（Rem群）では，経皮的酸素飽和度（Sp_{O_2}）が95%未満となるような呼吸抑制は認められず，術中の不意な体動も認められなかった．

273

VI　整形外科・形成外科領域

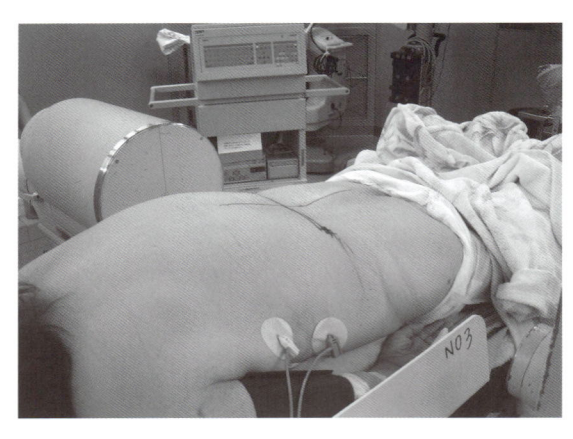

図1　腹臥位をとった患者
X線による透視を用いてあらかじめマーキングしておく。

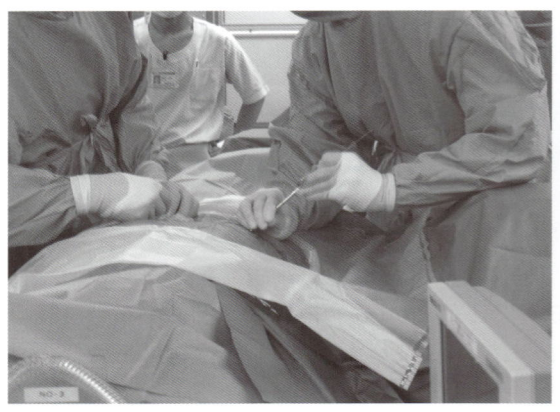

図2　術中風景
後側方アプローチにてダイレーションを繰り返し，この後，内視鏡を挿入する。

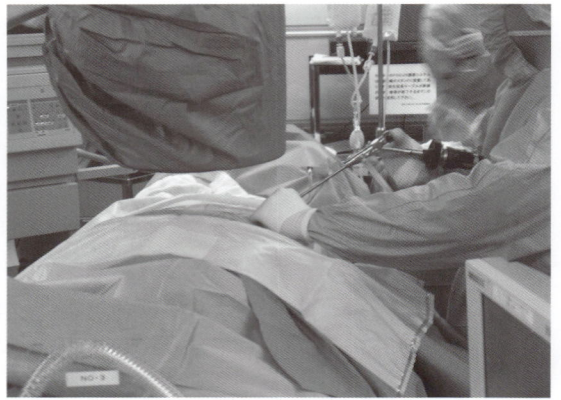

図3　術中風景
X線による透視と内視鏡映像をもとに掻爬と洗浄を行う。

　また，Rem群とフェンタニルとデクスメデトミジン（Non-R群）との比較で，フェンタニル投与量はRem群31.3 ± 12 μg，Non-R群217 ± 25 μgとRem群で減少していた。また，血圧不安定指数（lability index：LI）においても，Rem群0.24 ± 0.06，Non-R群0.57 ± 0.04とRem群で低値を示した。これらはともに検定した結果有意であり，フェンタニルの必要量が減少し，安定した循環動態を提供できたといえる[3]。したがって，本手術にレミフェンタニルとデクスメデトミジンを併用した麻酔管理は有用であることを示唆している。

術後管理

　手術後はレミフェンタニルとデクスメデトミジンの中止により速やかな覚醒が得られる。術後は抗生物質治療に加え，コルセット装着などの保存療法を行いながらリハビリテーションを行うこととなる。

まとめ：留意すべき重要ポイント

- 主に化膿性脊椎炎の患者が多く，高齢者や易感染性の患者に発症しやすいため，全身状態が良くない場合が多い。
- 患者を腹臥位とし，デクスメデトミジンを 6 μg/kg/hr で 10 分間ローディングした後，1.0 μg/kg/min 以下で維持する。
- 執刀前に術野での局所浸潤麻酔とレミフェンタニルの維持投与を 0.03 ～ 0.07 μg/kg/min で開始する。
- 鎮痛が不十分な場合は術野での局所浸潤麻酔の追加，少量フェンタニルの単回投与，レミフェンタニルの増量を検討する。
- 浅い鎮静・鎮痛による不意の体動，反対に深すぎる鎮静・鎮痛による呼吸抑制に十分留意しながら患者を観察する。

外科医からの要望

北海道大学病院整形外科　高畑　雅彦

　最小侵襲椎体椎間板掻爬洗浄術は，近年，増加傾向が著しい化膿性脊椎炎の治療に用いられる手術法の一種である。対象患者は高齢者やコンプロマイズドホストが大部分であることから，major surgery が不可能なため局所麻酔下に行う本術式の適応となる患者が多い。本術式は太さ 9 mm 程度の内視鏡を用いて行う経皮的内視鏡下椎間板摘出術（percutaneous endoscopic discectomy：PED）法を応用した病巣掻爬洗浄術である。椎間板ヘルニアに対する PED 法は神経損傷を予防するため局所麻酔を使用して意識下に行われることが多い。すなわち，腰神経叢付近は局所麻酔を浸潤させずに神経に触らないかをモニターしながら穿刺する。しかし，化膿性脊椎炎の患者では腰神経叢付近や病巣へのポータルとなる椎間板線維輪付近は炎症により易刺激性となっており，神経に触らなくても穿刺する際耐え難い強い痛みが生じる。そのため，デクスメデトミジンとレミフェンタニルによる麻酔管理は，患者の苦痛を和らげるだけでなく，安全に病巣掻爬洗浄を行ううえでも大変有用な方法である。

●参考文献

1) Zimmerli W. Vertebral osteomyelitis. N Engl J Med 2010 ; 362 : 1022-9.
2) 中村高士，加藤　類，森本裕二ほか．デクスメデトミジンを用いた内視鏡下脊椎手術の麻酔管理．日本麻酔科学会第 53 回学術集会，2006．〔Q07-08〕
3) 相川勝洋，加藤　類，森本裕二ほか．レミフェンタニルを用いた Conscious analgesia による意識下脊椎内視鏡手術の麻酔管理．日本麻酔科学会第 59 回学術集会，2012．〔P2-20-5〕

田中　暢洋，相川　勝洋，森本　裕二

索引

数　字

1回拍出量変動 167
1秒量 81

欧　文

A

AC/DC 比 38
alternating current/direct current ratio 38
arteriovenous malformation 4
asleep-awake-asleep 20
AVM 4
awake-awake-awake 20

B

BAVANS 48
Biatrial 法 153
Bicaval 法 153
bidirectional approach of video-assisted neck
　　surgery 48
BIS 39, 77
bispectral index 39, 47, 77
BIS 値 47
bridge to transplantation 152

C

carotid artery stenting 4
carotid endarterectomy 4
CAS 4
CEA 4
Child–Pugh 分類 177
chronic obstructive pulmonary disease 81
conscious analgesia 273
conscious sedation 37
Cool-tip RF システム 88
COPD 81

D

da Vinci® 140
da Vinci Xi 187
da Vinci 支援腹腔鏡下胃切除術 183
DBS 25

deep brain stimulation 25
dural AVF 8

E

eloquent area 17
EMG チューブ 46, 47
enhanced recovery after surgery protocol 171
ERAS 184
ERAS protocol 171

F

FK-WO リトラクター 55

H

hyperperfusion syndrome 7

I

intravenous patient-controlled analgesia ....
　　... 34, 72, 78
IV-PCA 34, 72, 78

L

laparoscopic sacrocolpopexy 221
LSC 221

M

MAC 20, 39
Mallampati 分類 19
MELD 206
MELD-Na 206
MG-composite scale 68
MIDCAB 141, 144
Modified bicaval 法 153
monitored anesthesia care 39

N

near-infrared spectroscopy 5
NIRS 5, 149
nonsteroidal anti-inflammatory drugs ... 34, 72, 77
non-surgical ablation 85
NSAIDs 34, 72, 77

O

OAA/S scale 39

277

Observer's Assessment of Alertness/Sedation Scale ... 39
one-step nucleic acid amplification ... 88
OPCAB ... 100
OSNA 法 ... 88

P

PAC ... 142, 143
patient-controlled epidural analgesia ... 72, 78
PCEA ... 72, 78
PCI ... 100
PCV ... 261
PEEP ... 71, 117, 178
PNI ... 171
PONV ... 23, 32, 88, 217, 219, 268
positive end-expiratory pressure ... 71
postoperative nausea and vomiting ... 217, 269
post-tetanic count ... 71, 77, 167, 185
pressure control ventilation ... 261
primary graft failure ... 159
prognostic nutritional index ... 171
PTC ... 71, 77, 167

Q

QMG スコア ... 68

R

radiofrequency ablation ... 85
RALP ... 259
RALPN ... 252
RARC ... 259
RASS ... 168
RATS ... 81
RFA ... 85
Richmond agitation–sedation scale ... 168
robot-assisted laparoscopic prostatectomy ... 259
robot-assisted radical cystectomy ... 259
robot-assisted thoracic surgery ... 81

S

snare catheter ... 137
STOP 質問表 ... 19
stroke volume variation ... 167
SVV ... 167

T

TAA ... 126
TAP ... 171
TAP block ... 129

target-controlled infusion ... 40, 195
TCI ... 40, 195
TEE ... 108, 141, 142, 143
TEVAR ... 126
　——の適用 ... 128
thoracic aortic aneurysm ... 126
thyromental distance ... 19
TIPS ... 205
TIVA ... 32, 70, 87
TOF ... 33, 180
TOFR ... 71, 77
TORS ... 53
total intravenous anesthesia ... 32, 70
train-of-four ... 33
train-of-four ratio ... 71, 77
transesophageal echocardiography ... 108
transoral robotic surgery ... 53
transversus abdominis plane ... 171
Tumescent 液 ... 267

U

upper lip bite test ... 19

V

VCV ... 261
vesicoureteral reflux ... 235
volume control ventilation ... 261
VUR ... 235, 236

W

warm ischemic time ... 252
water sealed bottle ... 83
WIT ... 252

Z

ZONE 分類 ... 127

和文

あ

アウターシース ... 137
アセトアミノフェン ... 22, 34, 72, 77
圧補正従量換気 ... 261

い

胃管 ... 165
　——作製 ... 165
遺残空気 ... 157

意識下鎮静	37
移植心	152
異所性甲状腺腫	67
一側肺換気	70, 77, 116
インストゥルーメントアーム	70

う

植え込み型LVAD	106
右室補助装置	110
右心不全	158
右房圧－門脈圧較差	209

え

エキシマレーザー	134
エスケープ現象	45
嚥下造影	57

お

オピオイド誘発性痛覚過敏	195
温阻血時間	252

か

外腸骨動脈	261
回腸導管	259
ガイドライン	114
海綿状血管腫	17
カウンタートラクション法	138
過灌流症候群	6, 7
覚醒下脳手術	17
覚醒遅延	7
下肢コンパートメント症候群	261
下垂体機能亢進	11
下垂体機能不全	12
ガス塞栓	179
──症	185
化膿性脊椎炎	272, 275
──患者	273
カプノメータ	40, 201
カフリークテスト	233
眼圧	250
換気量モニター	201
間欠的空気圧迫法	262
観血的動脈圧ライン	82
肝性脳症	209
完全内視鏡手術	44
冠動脈疾患	115
眼内圧	260
間葉形細胞	267

き

気管狭窄	72
気管支ファイバースコープ	71
危機的出血	84
気胸	180, 199, 202, 243
希釈性低ナトリウム血症	208
奇静脈	165
キセノンクロライド	135
気道狭窄	233, 261
気道内圧	249
気道評価	18
気腹	192, 199, 202, 203, 247, 261
──開始時の注意点	172
吸収性無気肺	82
急性拒絶反応	159
吸入麻酔法	32
吸入麻酔薬	87
胸腔鏡補助下胸部食道がん全摘出術	165
胸腺腫	67
胸部食道	165
──がん	165
胸部大動脈瘤	126
局所浸潤麻酔	21
局所麻酔中毒	22
局所冷却	89
虚血再灌流傷害	159
虚血性心疾患	81
筋弛緩	248
──モニター	191
緊張性気胸	71, 82

く

区域切除	176
空気塞栓	80
クッシング病	12, 13
クリッピング	3
クレアチンキナーゼ	262
グレン手術	124
クロー・デーヴィス	55

け

経頸静脈肝内門脈大循環短絡術	205
経口アプローチ	46
経口的ロボット支援手術	53
経口内視鏡的筋層切開術	199
経食道心エコー	99, 101, 108, 141, 156
頸動脈狭窄	230, 231
頸動脈損傷	55
経皮的冠動脈インターベンション	100

279

索引

経皮的血管形成術 208, 209
経皮的心腔内遺残物摘出術 134
経皮的心肺補助 155
経皮的大動脈弁置換術 99
経皮的ラジオ波焼灼術 85
経皮ペーシングパッド 209
頸部分枝再建 127
痙攣 22
血腫 72
結節性甲状腺腫 43
血尿 259

こ

コイル塞栓術 3
抗凝固薬 187, 269
口腔内逆流 200
高血圧 260
抗血小板薬 269
抗コリン薬 79
膠質液 269
高周波切除器 215
甲状腺機能亢進症 12
甲状腺クリーゼ 50
甲状軟骨形成術 37
硬性内視鏡 31
喉頭ファイバースコープ 40
喉頭フレームワーク手術 37
高度先進医療 90
高二酸化炭素血症 21, 185
後腹膜リンパ節郭清術 241
硬膜外患者自己調節鎮痛法 72, 78
硬膜外麻酔 70, 81
誤嚥 199, 203
　　──対策 200
呼気終末陽圧 71, 167, 192
呼吸数モニター 19
呼吸性変動 83
呼吸リハビリテーション 81
骨格筋採取 146
骨盤高位 223
骨盤臓器脱 221
骨盤底筋群 221
コンバージョン 176, 179
コンパートメント症候群 203

さ

最小侵襲椎体椎間板掻爬洗浄術 275
砕石位 259
最長発声持続時間 38

サイド・ドッキング 54
再膨張性肺水腫 118
左室補助人工心臓 155
左室補助装置 106

し

静脈ガス塞栓 243
子宮頸がん 225, 227
子宮腺筋症核出術 215
子宮全摘出術 229
刺激発生装置植え込み術 26
止血 118
篩骨洞 31
自己皮下脂肪組織由来細胞移植 267
視神経虚血 261
視神経障害 230
持続創部浸潤麻酔 219
持続肋間神経ブロック 118
シミュレーション 55
ジャックナイフ位 256
従圧式換気 261
縦隔気腫 47, 199, 202
重症筋無力症 67
皺眉筋 186
従量式換気 261
出血 179
術後悪心・嘔吐 196, 217, 218
術後回復強化プロトコール 171
術後シバリング 195
術後の悪心・嘔吐 32, 269
術後の皮下気腫 173
上顎洞 31
上顎嚢胞 31
上気道閉塞 72
小切開内視鏡手術 140
静脈還流障害 72
静脈内患者自己調節鎮痛法 34, 72, 78
静脈瘤出血 206
上腕動脈 76
食道アカラシア 199, 203
食道動脈 165
除神経心 152, 158
心筋シート移植 146
心筋保護液 117
神経膠腫 17
腎血流の低下 186
人工心肺 117
　　──を使用しない冠動脈バイパス術 100
心室性不整脈 82

索引

心尖部アプローチ ... 99, 103
心臓移植 ... 152
　　——の適応 ... 153
心臓弁膜症 ... 260
迅速導入 ... 200
心嚢 ... 167
深部静脈血栓症 ... 83, 186, 262, 271
　　——／肺動脈血栓塞栓症 ... 196
新膀胱造設 ... 259

す

髄膜腫 ... 17
睡眠時無呼吸 ... 19
スクリューインリード ... 136
スケイリング機能 ... 54
スタンダードプリコーション ... 159
ステロイドカバー ... 14
ステロイド剤投与 ... 55
ステント ... 205
スパイナルドレナージ ... 128
スパイラルチューブ ... 231

せ

成人先天性心疾患 ... 120
精巣腫瘍 ... 241, 242
声門浮腫 ... 50
脊髄灌流圧 ... 131
絶飲食指示 ... 200
セロトニン受容体拮抗薬 ... 22
全静脈麻酔 ... 32, 87
　　——法 ... 70
先進医療 ... 183, 205, 241
全身麻酔 ... 81
選択的頭皮神経ブロック ... 21
先端巨大症 ... 12, 13
センチネルリンパ節シンチ ... 87
センチネルリンパ節生検 ... 88
前頭洞 ... 31

そ

送気法 ... 44
創部浸潤麻酔 ... 216, 218
僧帽弁逆流症 ... 260
僧帽弁狭窄症 ... 108, 114
僧帽弁形成術 ... 141
僧帽弁手術 ... 113
僧帽弁閉鎖不全症 ... 114

た

体位 ... 114
体外設置型LVAD ... 106
体腔内尿路変更術 ... 259
大腿神経ブロック ... 148
大腿動脈アプローチ ... 99, 101
大動脈内バルーンパンピング ... 155
大動脈弁狭窄症 ... 115
大動脈弁閉鎖不全症 ... 108, 115
タイン型 ... 136
ダヴィンチ®システム ... 67
脱血管 ... 116
多発囊胞腎 ... 207
多発囊胞性肝疾患 ... 207

ち

チアノーゼ ... 121
中心静脈血酸素飽和度 ... 167
中枢性尿崩症 ... 13, 14, 15
チューブ・エクスチェンジャー ... 57
超音波ガイド下腹横筋膜面ブロック ... 129
腸骨鼠径・腸骨下腹神経ブロック ... 129

つ

椎体椎間板掻爬洗浄術 ... 272
対麻痺 ... 128
　　——のリスクファクター ... 128
吊り上げ ... 44

て

低酸素性肺動脈収縮 ... 166
低侵襲心臓手術 ... 113
低侵襲直接冠動脈バイパス手術 ... 140
低体温 ... 7
デキサメタゾン ... 34
デクスメデトミジン ... 20, 22, 28, 39, 168, 273, 274, 275
デスフルラン ... 209, 260
デバイスポケット感染 ... 134

と

頭蓋内圧 ... 260
　　——亢進 ... 261
頭蓋内刺激電極挿入術 ... 25
頭高位 ... 186
疼痛管理 ... 250
頭低位 ... 231, 246
糖尿病 ... 260
頭皮神経ブロック ... 22

索引

動脈血ガス分析	81
動脈圧波形心拍出量測定	217
ドパミン	78
ドブタミン	78
トレンデレンブルク位	192
トロカール	180

な

内視鏡下副鼻腔手術	31
内視鏡併用下垂体切除術	10
内視鏡補助下手術	44
ナロキソン	35
難易度評価スケール	178
難治性肝性胸水	206
難治性腹水	206

に

ニードルデバイス	176
二酸化炭素気胸	243
二酸化炭素塞栓	237
二酸化炭素の送気	201
乳がん	267
乳房温存手術	85, 267
乳房再建術	267
尿管皮膚瘻	259
尿路移行上皮がん	259

ね

熱傷予防対策	89
粘膜下血腫	56

の

脳機能タスク	18, 20
脳機能マッピング	18
脳血管障害	261
脳血管内治療	3
脳血管病変	81
脳深部刺激法	25
脳脊髄圧	132
脳動脈瘤	3
脳波エントロピー	77
脳保護	250

は

パーキンソン病	25
肺血管抵抗	155
肺血栓塞栓症	218
肺高血圧	121
肺コンプライアンス	260
肺水腫	231, 261
肺塞栓症	255
肺動脈カテーテル	101, 142, 156
排尿痛	259
ハイブリッド手術室	99
肺保護換気戦略	179
バセドウ病	43
バックアップペーシング	102
バランス麻酔	115, 217
反回神経	167
——麻痺	48, 62

ひ

ビーチチェア位	34
日帰り手術	90
皮下気腫	47, 49, 72, 180, 232, 243, 249, 255
皮下トンネル	28
引き抜き損傷	76
非ステロイド性抗炎症薬	22, 34, 72, 77
左総頸動脈-左鎖骨下動脈バイパス	126, 131
披裂軟骨内転術	37
貧血	260, 270
頻尿	259

ふ

フィルタ機能	54
フィン型	136
フェンタニル	39, 78
——予測濃度	88
フォンタン手術	124
腹横筋膜面ブロック	167, 171, 216, 218, 227, 232
腹臥位	165
腹腔鏡下 VUR 防止術	236
腹腔鏡下胃切除術	170
——の術後管理	173
腹腔鏡下肝臓手術	176
腹腔鏡下逆流防止術	235, 239
腹腔鏡下筋層切開術	199
腹腔鏡下広汎子宮全摘術	225, 226, 227
腹腔鏡下後腹膜リンパ節郭清術	241, 244
腹腔鏡下手術	226
腹腔鏡下仙骨腟固定術	221
腹腔鏡手術	226
副甲状腺機能低下症	50
副腎機能亢進症	12
副腎皮質ステロイド	34
腹直筋鞘ブロック	167, 227, 232
腹部コンパートメント症候群	201
部分切除	176

フランジ型	136
プリングル法	177, 179
フルルビプロフェンアキセチル	34, 72, 78
プレスチモグラフ	71, 76
プロポフォール	28, 168
分枝再建	126
分離肺換気	80, 141

へ

ペイシェントカート	70
閉塞隅角緑内障	230
ヘッドフレーム	28
片側喉頭麻痺	37
弁膜症合併患者	231
弁輪部拡張	102

ほ

膀胱腫瘍	259
膀胱尿管逆流症	235
傍脊椎神経叢ブロック	100
傍脊椎ブロック	150
ホルネル症候群	77

ま

マウスピース	55
麻酔深度モニタリング	100
マルチモーダル鎮痛	187
慢性上顎洞炎	31
慢性副鼻腔炎	31
慢性閉塞性肺疾患	81

む

無気肺	83

め

メトクロプラミド	22
免疫抑制療法	159

も

目標調節式注入法	40
モルヒネ	72, 78
門脈圧	205

ゆ

輸液制限	259

よ

予後栄養（判定）指数	171
四連刺激	33

——比	71, 77

ら

ラーニングカーブ	80
らせん入りチューブ	33, 55
ラピッドペーシング	101
卵円孔開存	108

り

リークテスト	261
リードロッキングデバイス	137
リクルートメント手技	179
両心室補助	110
両側反回神経麻痺	50
緑内障	195, 260
輪状軟骨圧迫	201

れ

レボブピバカイン	73
レミフェンタニル	39, 273, 274, 275

ろ

ロールアウト	82
ロクロニウム	71
ロックアウトタイム	78
ロピバカイン	73
濾胞性腫瘍	43
ロボットアーム	143
ロボット支援腹腔鏡下前立腺切除術	246
ロボット支援腹腔鏡下直腸切除術	189
ロボット支援胸腔鏡下前縦隔腫瘍摘出術	67
ロボット支援胸腔鏡下肺切除術	81
ロボット支援甲状腺摘出術	60
ロボット支援子宮全摘出術	229
ロボット支援前立腺摘除術	259
ロボット支援膀胱全摘術	259

わ

腕神経叢	76
——麻痺	62

最先端外科手術の麻酔管理 ＜検印省略＞

2016年6月1日　第1版第1刷発行

定価（本体7,600円＋税）

　　　　　　　　　編集者　稲　垣　喜　三
　　　　　　　　　発行者　今　井　　　良
　　　　　　　　　発行所　克誠堂出版株式会社
　　　　　　　　　〒113-0033　東京都文京区本郷3-23-5-202
　　　　　　　　　電話（03）3811-0995　振替00180-0-196804
　　　　　　　　　URL　http://www.kokuseido.co.jp

ISBN978-4-7719-0469-9　C3047　￥7600E　　印刷　新協印刷株式会社
Printed in Japan ©Yoshimi INAGAKI, 2016

・本書の複製権・翻訳権・上映権・譲渡権・公衆送信権（送信可能化権を含む）は克誠堂出版株式会社が保有します。
・本書を無断で複製する行為（複写，スキャン，デジタルデータ化など）は，「私的使用のための複製」など著作権法上の限られた例外を除き禁じられています。大学，病院，診療所，企業などにおいて，業務上使用する目的（診療，研究活動を含む）で上記の行為を行うことは，その使用範囲が内部的であっても，私的使用には該当せず，違法です。また私的使用に該当する場合であっても，代行業者等の第三者に依頼して上記の行為を行うことは違法となります。

・ JCOPY ＜（社）出版者著作権管理機構　委託出版物＞
　本書の無断複写は著作権法上での例外を除き禁じられています。複写される場合は，そのつど事前に（社）出版者著作権管理機構（電話03-3513-6969, Fax 03-3513-6979, e-mail：info@jcopy.or.jp）の許諾を得てください。